SPRINGER PUBLISHING COMPANY

（第3版）

护理领域的 变革型领导力

从临床专家到有影响力的领导者

[美] 玛丽昂·E.布鲁姆　　　　[美] 伊莱恩·索伦森·马歇尔　主 编
Marion E. Broome（PhD, RN, FAAN）　　Elaine Sorensen Marshall（PhD, RN, FAAN）

胡 雁　徐 蕾　成 磊　主译

U0397831

TRANSFORMATIONAL LEADERSHIP in NURSING:

From Expert Clinician to Influential Leader

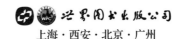
世界图书出版公司
上海·西安·北京·广州

图书在版编目(CIP)数据

护理领域的变革型领导力：从临床专家到有影响力
的领导者／(美)玛丽昂·E.布鲁姆，(美)伊莱恩·索
伦森·马歇尔主编；胡雁，徐蕾，成磊译. — 上海：
上海世界图书出版公司，2022.8
ISBN 978-7-5192-9196-9

Ⅰ.①护… Ⅱ.①玛… ②伊… ③胡… ④徐… ⑤成
… Ⅲ.①护理—管理—研究 Ⅳ.①R47

中国版本图书馆 CIP 数据核字(2021)第 240921 号

The original English language work：Transformational Leadership in Nursing,
third edition，9780826135049 by Marion E. Broome PhD，RN，FAAN and
Elaine Sorenson Marshall PhD，RN，FAAN has been published by：
Springer Publishing Company
New York，NY，USA
Copyright © 2021. All rights reserved.

书　　名	护理领域的变革型领导力：从临床专家到有影响力的领导者
	Huli Lingyu de Biangexing Lingdaoli：Cong Linchuang Zhuanjia Dao You Yingxiangli de Lingdaozhe
主　　编	[美]玛丽昂·E.布鲁姆　[美]伊莱恩·索伦森·马歇尔
主　　译	胡　雁　徐　蕾　成　磊
责任编辑	芮晴舟
出版发行	上海世界图书出版公司
地　　址	上海市广中路 88 号 9 - 10 楼
邮　　编	200083
网　　址	http://www.wpcsh.com
经　　销	新华书店
印　　刷	江阴金马印刷有限公司
开　　本	787 mm × 1092 mm　1/16
印　　张	19.25
字　　数	370 千字
印　　数	1 - 2000
版　　次	2022 年 8 月第 1 版　2022 年 8 月第 1 次印刷
版权登记	图字 09 - 2021 - 0818 号
书　　号	ISBN 978-7-5192-9196-9/R·610
定　　价	180.00 元

译 者 名 单

主 译

胡 雁 徐 蕾 成 磊

译 者

杨中方 荆 凤

编辑秘书

徐 蕾

编 者 信 息

玛格丽特(米吉)T.鲍尔斯,DNP,RN,FNP-BC,AACC,FAANP
美国杜克大学护理学院,副教授

玛丽昂・E.布鲁姆,PhD,RN,FAAN
美国杜克大学护理学院,教授,院长,杜克大学护理学院事务副校长

伊莱恩・索伦森・马歇尔,PhD,RN,FAAN
美国德克萨斯大学护理学院,教授,美国佐治亚南方大学护理学院教授

克里斯蒂・米勒,MSN,RN,CPN
美国辛辛那提儿童医学中心,临床项目总管

凯瑟琳・C.佩雷拉,DNP,RN,FNP-BC,ADM-BC,FAAN,FAANP
美国杜克大学护理学院博士项目主任,教授

玛丽・凯瑟琳・斯特汀,PhD,RN,CNS,FAAN
美国辛辛那提儿童医学中心,优质专业服务发展中心患者服务部副主任

布伦达・塔利,PhD,RN,NEA-BC
美国阿拉巴马大学 Huntsville 校区,临床型副教授

梅根・R.温克勒,PhD,RN,CPNP-PC
美国明尼苏达大学公共卫生学院,流行病学与社区健康系研究员

中 文 版 序

美国杜克大学护理学院玛丽昂·布鲁姆教授与德克萨斯大学护理学院伊莱恩·马歇尔教授在护理管理与领导领域有深入的研究和实践经验，她们主编的专著《护理领域的变革型领导力：从临床专家到有影响力的领导者(第3版)》是一本深入分析在卫生保健持续变革的大背景下如何提升护理领导力的专著，目前已是第3版，该书也是美国护理博士专业学位研究生(DNP)选用的教材之一。该书强调提高护理管理者的领导力以强化其提供健康照护服务的能力，正如书中所倡导的"领导力是指导、引导、动员和激励组织、群体和个体实现共同目标的一门科学和艺术，通过护理领导力动员护理组织和护理人员促进健康、维护健康的使命感和创造性"，本书通过对领导力理论深入的阐述，对护理领导力相关案例进行详尽的分析，为护理管理者应对卫生保健变革，提高领导力，促进护理管理水平提供了有力的借鉴。

本书获得翻译授权后，由复旦大学护理学院具有丰富护理管理与领导教学和研究经历的师资进行翻译。在翻译过程中团队成员以科学、严谨的态度及对护理管理和领导的专业热忱翻译该专著，多次研讨翻译的准确性，在翻译中结合我国护理管理的情境，努力使译文容易为我国护理管理者理解和接受。

本书可成为我国护理管理者开展护理管理与领导力相关培训，深化变革型领导力的实践，提升护理管理和领导力水平的参考书籍，也可成为护理学本科生、研究生在护理管理和领导力领域深入学习的教材。

恳请广大读者对本书存在的问题和不足提出宝贵建议。

胡 雁

2021 年 11 月

序

　　这本书是写给未来的护理领导者的。该书希望与正在发展自身领导者路径的照护专家对话。几位临床领导者在他们撰写的章节中提供了他们对此的见解，另外，来自实践的场景和实例也贯穿全书。本书为你开启走向变革型领导者的征程。无论是在社区的执业诊所还是在最复杂的医疗卫生系统，无论是在边远的乡村卫生院还是在城市的医疗中心，你都需要在这些不同的执业环境中发挥领导作用，打造创新的护理模式，以应对来自不同工作场所的患者与家庭的挑战。如果你正在阅读这本书，你可能已经为临床实践做好了准备。你可能是患者照护方面的专家，你可能是行政管理人员，或者你可能是临床教师。你现在面临的挑战是如何提高你的素养、能力和技术，成为一名有影响力的领导者。如果"成为"不是一种转变的经历，它将不足以让你准备好领导一个充满巨大挑战的未来。全球医疗卫生保健的未来均需要最好和最广泛意义上具有变革精神的领导人。作为领导者，需要有深思熟虑的、强烈的领导者角色意识，需要一种知识、实践和精神上的承诺，以改善临床实践，并引导他人同样在其专业发展征程中走向变革和提升。这需要勇气、知识和临床实践的基础，需要把握跨学科合作的机会，以及多学科之间倾听、理解和影响他人的能力。变革型领导要求远见和创意！

　　这本书的读者大多是临床博士项目学习的学生，例如护理博士专业学位研究生项目（DNP）项目。10 年前，DNP 以培养临床实践领导者的形式出现。美国护理学院协会发布的"DNP 精要"（AACN，2004）和关于 DNP 的立场声明呼吁"对从事高级护理工作的专业护理人员应接受的教育进行变革"（AACN，2006，P4）和"提高其领导力以强化其提供健康照护服务的能力"（AACN，2006，P5）。这种变革型领导者不仅关注提供直接护理的环境，而且关注整个系统和社区的医疗照护。本书出版时 2020版的"DNP 精要"正在开发中，但博士教育的核心价值观——知识转化、领导力和卓越实践——正是本书的核心概念。

　　本书不是医疗卫生保健领域领导力的全面百科全书，也不是护理管理领域的传统专著，该书的宗旨是明确与领导力发展有关、与医疗卫生保健领域变革型领导者密切相连的关键问题，并向作为临床专家并有意成为领导者的你介绍其中的重要议题。

该书可作为你成长为领导者过程中研究文献、成为临床专家、处理身边管理问题的参考文本和补充，可陪伴和指导你聚焦医疗卫生保健领域领导者面临的各种问题，并引导或开启你成为领导者的发展道路。

在这本书中你可读到有关变革型领导的理论、研究以及需要澄清的观点。尽管已有关于变革型领导力的定义和相关理论，但本书站在更广义的视角上分析该概念，不仅仅依据某一个特定的理论。本书各章节的内容都附有大量的参考资料，不仅提供引文，而且还引导你熟悉广泛的文献——包括前瞻性的和针对当前的。

作为本书的第 3 版，我们根据知识的进展与现代和未来读者的需求对内容进行了适当的更新，我们为学生提供更多的资源，例如通过 TED 演讲、博客和其他媒体的链接，了解不同领域领导者的思想。由于建立医疗卫生保健的全球视角对当今的领导者至关重要，本书中加入了全球视角。加强了对医疗卫生保健组织所处复杂背景的关注，并强调了当前的立法和概念，如旨在增加可及性、降低成本和提高质量的四重目标，无缝的健康照护服务提供模式，美国护理管理专业协会提出的胜任力要求等。患者安全基准、健康差距问题、护理人力资源问题以及患者和消费者满意度也得到了越来越多的关注。我们邀请专家就跨专业合作这一重大问题做出分析，为健康照护、卫生经济以及其他重要的领导力发展领域创建和营造多样化的交流环境。

这本书里的信息主要针对读者个体，你迈向变革型领导的征程是非常个性化的过程，它需要勇气和创造力。在整本书中，我们提供了"领导力行动"的案例，可帮助你了解与你一样的护士是如何发挥他们的优势、寻求导师、解决复杂问题的。最后，每章均提供了讨论问题和领导力轶事以引导你进一步思考。我们希望你从中获益，助力你发展自己的领导力。

玛丽昂・E.布鲁姆

伊莱恩・索伦森・马歇尔

参考文献

American Association of Colleges of Nursing. （2004）. *AACN position statement on the practice doctorate in nursing*. Washington，DC：Author.

American Association of Colleges of Nursing. （2006）. *The essentials of doctoral education for advanced nursing practice*. Washington，DC：Author.

前　言

　　我非常高兴为第 3 版的《护理领域的变革型领导力：从临床专家到有影响力的领导者》撰写前言。作为一名经验丰富的健康照护领域护理领导者，我深知提供医疗卫生服务的复杂性和面临的挑战，尤其欣赏高效的领导者在推进卓越中发挥的重要作用。

　　这本书针对这些复杂和挑战，为读者提供了一个充满活力的最新观点。该书提供了大量的理论和实践知识，使读者能够发展自己作为普通护士和领导者的有效影响力，从而最终能够对未来的医疗卫生服务产生积极的推动作用。这本书主要面向为卫生保健提供服务、希望成为高效和有影响力的领导者的护理人员。

　　当我第一次阅读该书的第 2 版时，我就意识到该书正是我希望用来教会护士成为高效领导者的专著。最近我的角色从卫生保健服务提供者转到护理博士专业学位研究生项目（DNP）的全职教育者，正在为一项崭新的 DNP 项目设计领导力课程，并希望能够找到一本合适的教材。

　　当我找到第 2 版时，我立刻被整本书的实用性所吸引。每一章都正好符合我的教学设计需要完成的内容。当我联系玛丽昂·布鲁姆（Marion Broome）教授和伊莱恩·马歇尔（Elaine Marshall）教授表达我对该书的兴趣和关注，并询问该书的第 3 版是否将尽快出版时，很高兴地听到该计划正在顺利进行中。玛丽昂·布鲁姆教授和伊莱恩·马歇尔教授在领导学术领域发展方面均有深入的专长和经验。她们是最适合担任编辑这一重要文本的人。当我读第 2 版时，这一点很明显。

　　本次的第 3 版在前一版基础上进行了调整，例如将领导力理论放在第一章进行全面概述，这本书鼓励读者根据他们个人独有的特征以及在医疗卫生系统中的角色理解和应用本书的知识。这本书是为实用而写的。它强调了领导者面临的关键挑战，并提供了基于证据的想法和策略，这些想法和策略可指导其计划、实施和评估工作战略和工作方法，以促进将工作做到卓越。书中有个人的小插曲、案例、反思性问题，以及全面的参考文献，可供读者进行进一步的探索。

　　这本护理领导学的书最有价值的是，该书针对当前医疗卫生系统的真实情形，阐述当今面临的问题和领导模式。在本次的新版中，增加或更新了当前医疗卫生服务中的关键优先的内容。例如，在增加了"设计、实施和评价创新型实践模式"的章节。另外，本书强调了促进人群健康策略的重要作用，全面讨论了识别、促进和创新卫生保健服务提供方式连续性的重要意义。本书同时也讨论了信息技术和机器学习的应用，以及未来技术促进个性化指导性护理发展的可能性。相信护理教师、护理学生、临床护士和高级护理实践专科护士（APRN）在阅读本书后都将发现该第3版对他们寻求改善护理质量的方式、提高其自身作为个人、护士和领导者的有效性都有非常重要的帮助。

作者使用"变革"一词，与其说是指一种特定的领导理论，不如说是通过认识到多样性的益处，鼓励创造力、创新和专业发展，以帮助改变实践环境和在其中工作的人。作者还要强调认识标准、政策、指南、共识、治理、规章制度、结构和过程的重要性非常关键，这个才能确保始终保持卓越。

作者在该书中还提出了这样一个观点：领导力是个体化的，也是一个终生的旅程，它是关于以同情、谦虚和善良来服务他人和自己。也就是说，这本书强调执行和结果。通过这种方式，《护理领域的变革型领导力：从临床专家到有影响力的领导者》一书非常实用，同时也具有哲理性，明确地为读者提供了一套价值观、原则和证据，通过这些促使人们开启人生变革之路。

帕特里夏·赖德·庞特，DNSc，RN，FAAN，NEA-BC
美国波士顿学院，威廉·康奈尔护理学院健康管理硕士项目临床兼职副教授
美国波士顿学院，威廉·康奈尔护理学院

目　录

第一部分

变革型领导力的相关背景

第一章

理论框架：如何成为变革型领导者

伊莱恩·索伦森·马歇尔和玛丽昂·E.布鲁姆

> 领导者带领人们去他们想要去的地方。而伟大的领导者则带领人们走向他们并非想要到达却应该到达的地方。
>
> ——罗莎琳·卡特(Rosalynn Carter)

本章目标

- 根据当今医疗卫生保健服务体系领导者面临的挑战和需求,分析如何将这些挑战转化为机遇。
- 回顾领导力发展的基本历史和理论背景。
- 讨论具有博士背景的护士在医疗卫生系统中的角色演变,以及他们作为领导者应如何在医疗卫生系统中发挥积极的影响。
- 探索领导力学科的理论背景,以指导变革型领导。
- 应用本书中的活动来提升领导能力、评估当前和未来的环境以计划变革,并塑造护理与卫生保健的未来。

医疗卫生环境为护理领导者提供了机会

世界需要有远见、有能力、有智慧的领导人。在今天的医疗卫生领域,这句话再正确不过了。领导极其重要,它对每个组织都很重要,不仅对护士的职业发展很重要,而且对她们为社会提升医疗卫生有效性也极为重要。医疗卫生改革的当前状态和步伐继续给个人、家庭、国家和世界带来前所未有的挑战。医疗卫生领域正在变得更复杂、更企业化、更昂贵和更膨胀。在美国,我们面临着系统复杂性、财务不稳定和资源分配不合理等紧迫问题，医疗卫生专业人员和提供者缺乏最新的专业知识，患者安全问题；以及面临着由谁来支付服务、服务的质量水平问题和服务成本的争论（Institute of Medicine，2010；Siwicki，2017）。此外，领导人还面临一系列健康问题和健康差距，例如，慢性病发病率上升、并发症、新发传染病的流行、阿片类药物滥用，以及脆弱人群、贫困人群和老龄化人口数量不断增加的问题。另外，人工智能、网络安全、灾难防范、药品价格和患者体验等重要问题给当今的领导者带来了进一步的挑战（Siwicki，2017）。与此同时，随着对当前医疗体系信心的减弱，社会在焦急地等待着。在立法机构、联邦政府、私营保险公司和卫生系统内部，对话变得更加尖锐，立场也变得更加两极分化。能带领我们度过这些动荡时期的变革型领导人在哪里？

过去几十年的医疗卫生行业专注于临床实践和实践的教育准备（Broome，2019）。社会要求临床专家掌握新兴的知识、研究、临床信息和技能。护士、医生和其他跨学科的卫生专业人员应对了这一挑战，他们成为高度专业化的临床专家。他们投入了多年的学习和实践，以实现临床卓越。尽管有多年的间歇性短缺，护理专业继续为临床培养一线注册护士，在急危重症护理环境中为患者提供照护和管理的高级临床专家，在初级卫生保健领域从事健康促进和慢性病管理的高级护理实践专科护士（APRN），以及领导卫生系统应对社会艰难要求的管理者。这些专业人员有效地满足了成千上万个人和家庭的卫生保健需求。如果你正在读这本书，你就是那些为护理提供做出重大贡献的护理专业人士之一。这个行业和社会将继续需要像你这样的临床专家。

在过去 10 年中，健康和卫生保健的背景都发生了巨大变化。我们现在认识到，患者大部分时间都在诊所和医院之外与疾病共存。我们过去的照护提供模式主要集中在高技术的住院患者场景。而现在的护理比以往任何时候都更广泛地扩展到社区和家庭。我们现在需要的是能够在系统和环境中工作和跨系统工作的领导者。你的临床经验，无论是在直接的患者照护、临床教育、研究或管理都是你在不断变化的医疗卫生环境中崭露头角的领导能力的基础。我们需要护士领导者能从基础的临床实践中与其他学科的领导者合作、与决策者和社区卫生保健中心成员共同构建新的解决方案以处理我们面临的问题，改善患者的生活质量，改变医疗卫生系统，激励下一代的领导者。

反思性问题

1. 请回想你目前的实践环境，其组织方式是否让患者和工作人员感到安全、受到照顾并能够表达问题？
2. 你准备好以不同的方式思考你的实践了吗？
3. 在实践中，你注意到哪些领域需要一种新的领导方式？
4. 你在实践中遇到了哪些新的挑战？

最高级别的实践准备必须包括领导能力的准备。世界需要专业的临床专业人员成为变革型领导者。世界需要你成为为下一代改变医疗卫生系统的领导者。

遗产和馈赠：护理领导者的历史观点

现代西方护理的历史始于一些伟大的领导者，从传统上讲始于弗洛伦斯·南丁格尔。尽管她的贡献通常不从纯粹的领导力角度来描述，但她的领导力的鼓舞和效力已经被称道了 150 多年。她在土耳其斯库台湖的工作，设计更安全的医院环境和医院结构，培训护士，利用流行病学数据改善健康状况，这些都可用"变革"(transformational)来形容。在护理实践的历史上，其他变革型领导者的名单还包括一些今天还未被承认的人。19 世纪著名的魅力型护理领袖包括创立了美国红十字会克拉拉·巴顿(Clara Barton)、为患者和囚犯争取权益的多萝西娅·迪克斯(Dorothea Dix)，甚至包括著名诗人沃尔特·惠特曼(Walt Whitman)，他在美国内战期间担任护士志愿者。

在我们的护理领导传统中，最知名和受人尊敬的典范包括 20 世纪初在北美的一些女性，她们被认为具有专业护理的远见：伊莎贝尔·汉普顿(Isabel Hampton)，玛丽·阿德莱德·纳丁(Mary Adelaide Nutting)，拉维尼娅·劳埃德·多克(Lavinia Lloyd Dock)和莉莲·瓦尔德(Lillian Wald)（见 Keeling，Hehman，& Kirchgessner，2018，护理发展史汇编）

- 汉普顿曾在巴尔的摩的约翰霍普金斯大学(Johns Hopkins)负责护士培训，也是后来的美国护理协会(American Nurses Association)的第一任主席。"她对护理的看法……需要变革……需要接受准则。[她的工作]证明了她有效领导变革的能力，并具备激励他人朝着她的事业前进的能力"(Keeling et al.，2018)。
- 纳丁是汉普顿在约翰霍普金斯大学的学生，是首批预见学术性护理教育作用的远见者之一，而不是仅仅在医院接受实习护士培训。她在哥伦比亚大学师范学院领导建立了第一个设在大学层面上的护理项目，并为此类项目获得了基金资助(Gosline，2004)。
- 多克是一位创造了很多"第一"的坚强的女性，多年来影响了护理行业。她坚信护士应该自我管理，并呼吁护士们团结起来，共同努力，争取社会地位。她是护士培训学校校长协会（Society for directors of Training Schools for Nurses）的创始人之一，该协会后来演变为美国护理联盟（National League for Nursing，2019)，她还是第一本护理发展史教材的作者之一。她鼓励护士和所有女性都要接受教育、参与社会问题讨论，并在国际上扩展他们的观点

(Lewenson，1996)。她被称为"激进的女性参政论者"，并支持广泛的社会改革，致力于争取护士的自治权和女性的投票权。

- 瓦尔德在独立执业成为一个监管问题之前的一个世纪，就树立了这一概念的典范。她在纽约亨利街(Henry Street)创立了第一家独立的公共卫生护理诊所。她不仅一生致力于照顾亨利街公寓里的穷人，而且还是第一个向护理学生传授公共卫生护理相关经验的人。她为移民的权利、女性的投票权、少数民族和联邦儿童局的建立而工作(Brown，2014)。

20世纪许多其他领导者勇敢地推动了护理职业的发展。其中包括玛丽·伊丽莎白·卡耐基(Mary Elizabeth Carnegie)，她于1943年在弗吉尼亚的汉普顿大学(Hampton University, American Association for the History of nursing, 2018)建立了首批护理学士学位课程之一。她成为第一位当选为州护士协会(佛罗里达州)董事会成员的非裔美国护士。她是《美国护理杂志》(*American Journal of Nursing*)的编辑，《护理视点》(*Nursing Outlook*)的高级编辑，《护理研究》(*Nursing Research*)的首任编辑。卡耐基是美国护理学会的主席，在她的职业生涯中获得了8个荣誉博士学位。她的领导力遗产包括使非裔美国护士的贡献在专业文献中可见(见Carnegie，2000)。

伊尔达乌拉·穆里洛-罗译(Ildaura Murillo-Rohde)是一名巴拿马裔美国护士、学者和组织管理员。她于1945年来到美国，在哥伦比亚大学学习。她是第一位获得纽约大学博士学位的西班牙裔护士。她的专业是心理健康护理，她是西班牙裔心理健康需求的杰出倡导者。穆里洛-罗泽是华盛顿大学的副院长，也是纽约大学的第一位西班牙裔院长。1975年，她创立了全国西班牙语护士协会，并担任了第一任会长。她被美国护理学会(National Association of Hispanic Nurses，2019)评为活着的传奇人物。

20世纪中期，现代领导力在高级护理实践推动了DNP学位的发展。科罗拉多大学的洛蕾塔·福特(Loretta Ford)和亨利·西尔弗(Henry Silver)的远见、勇气和领导才能在他们1965年建立美国第一个护士执业计划的开创性工作中得到了明显体现。20世纪90年代，高级护理实践的准备工作转移到硕士学位。如今，面对日益复杂的医疗卫生、其他医疗卫生学科向博士培养的趋势，以及对知识工作者和明智领导者的迫切需求，实践博士正成为高级实践护理的必要准备。

今天的医疗卫生领导人继承了不可忽视的勇气、远见和坚毅。我们站在过去英勇的护理领导人的肩膀上，他们留下了一个基金会，为今天的领导力研究奠定了有意义和传承的基础。他们是那些在他们的时代只是梦想的事业的富有远见的倡导者，但在今天是至关重要的。他们敢于超越当时的习惯和传统进行思考。这些领导人是真正的变革者。你们是推动医疗卫生更好地服务社会的先锋领袖之一。

反思性问题

　　在你所在医院、社区或机构里，请寻找护理和医疗卫生领域典型的领导轶事。

1. 他们是谁？
2. 他们如何改变了医疗卫生和健康照护？
3. 你/我们能从他们身上学到什么？

领导力领域的基本理论

　　尽管本书的主题是变革型领导，但重要的是本书的目的、内容和原则并不局限于某一特定变革型领导理论。如果希望全面深入领导学科，医疗卫生领域的变革型领导者必须从历史、文化、科学的理论语言和实践领域了解领导学科。我们将在本章讨论过去和现在的领导力相关概念框架，希望其中一些对你的职业生涯引起共鸣。

　　目前，关于领导力的特定理论的流行程度都有增无减，但其中一些领导力原则是永恒的。任何真正的变革型领导者都有一个坚实的基础，理解领导力理论和原则在实践中的价值。

　　领导力的首要原则是领导者必须以一套指导人类行为和活动的伦理原则及核心价值观为基础。无论战略多高明，行动多有成效，如果领导者不能获得他人的信任，不能按照服务对象的最大利益行事，那么他们就是不称职的。当今的医疗卫生保健和学术领域的领导者都必须处理各种伦理问题，他们必须以能够和有效领导的价值观为基础。护理领导者有责任应用领导学科的伦理标准知识（American Nurses Association，2015）和专业指南（Johns Hopkins Borman Institute of Bioethics，2014）塑造伦理文化（Broome，2015）。十多年前，约德·怀斯（Yoder Wise）和科瓦尔斯基（Kowalski）（2006，p.62）概述了伦理相关领导力的以下原则：尊重他人、行善、诚实、忠诚并信守诺言、不伤害他人、公正公平对待他人、自主（拥有并促进个人自由和选择权）。这些原则在今天的领导层中继续得到反映。

领导理论的回顾

　　全面回顾领导理论的发展和演变过程虽然不是本书的重点，但需要简要回顾经典的管理和领导理论是如何继续影响领导者的。早期的管理理论源自工业革命时期，因此，反映了工人生产力相关的工业化生产环境。这些经典管理理论或科学管理理论强调组织的正式过程而不是个人的特征或行为的。主要概念包括权力的等级链、决策的命令链、劳动分工以及规则和制度。这些经典管理理论起源于 20 世纪早期的工业革命思想家，如马克斯·韦伯、弗雷德里克·泰勒、穆尼和亨利·法约尔。管理的方法侧重于组织和过程。这些理论包括生产活动与时间的试验、机制分析、官僚体系研究。上述理论的优点是清晰的组织边界和以效率为目标。缺点包括僵化的规则、缓慢的决策、独裁主义和官僚主义（Garrison，Morgan，& Johnson，2004）。

行为主义和特征理论

在 20 世纪中期，管理的焦点从组织转向了组织中的人，这个阶段发展了行为科学管理理论和特质理论。即使新的焦点是人而不是组织，早期的行为科学管理理论仍然倡导线性思维、划分、功能性工作、过程导向、明确和固定的工作要求，以及可预测的效果（Capra，1997；Cook，2001；Wheatley，1994）

领导风格理论

其他早期的行为科学管理理论将焦点从人甚至是领导者本身，转移到对领导力概念的强调上。这时出现了领导风格的概念。领导风格被认为是基于人基于任务，或者两者的结合。这些风格包括专制主义、民主主义和自由放任主义（Lewin，Lippitt，& White，1939）。领导者被期望确定目标、发起行动，并提高员工的努力程度。这些早期的理论为现代目标管理理论奠定了基础（Williams，2017）。

领导行为或领导风格理论的问题与管理情景有关。例如，在危机最严重的时候，比如流感大流行时期，哪种风格最有效？ X 理论还是 Y 理论？风格是否描述了领导者的个性、性格、动机或行为的所有方面？行为风格能解释所有情况吗？哪一种风格（如果有的话）是唯一适用于医疗卫生行业领导者的？另一个重要的问题是，"每个人都对特定的风格有反应吗？还是下属需要一些调试的或混合的风格？"

领导特征理论

当前的领导特质理论似乎回到了以往的"伟人"模式，因为该理论针对的是领导者的智力、情感、身体和个人特征。特质理论认为，成功领导者的理想特质可能是学习或培养出来的。特质理论继续流行，只要路过任何一个机场的书店，你就会发现书架上摆满了商业或领导力自助书籍，这些书都是基于一些为成功而营销的品质、行为或习惯。成功的领导特质的概念是不可否认的，但在不同环境下预测最佳特质的科学仍未成熟。

高情商越来越被认为是一个有效和成功的领导者的重要特征。可在特质理论中考虑。情商包括自我意识、自我管理情绪、共情、有效的沟通和关系管理等。这些特点使领导者能够通过了解如何应对压力，如何调节愤怒和怨恨等情绪，以及如何做出决定并与他人沟通其决策的合理性，来应对医疗卫生体系中的日常挑战。自 1995 年戈尔曼关于情商的最初研究以来，其团队的研究继续影响着许多领域的领导者，在护理和医学领域的应用也越来越多（Carragher & Gormley，2017；Goleman，Boyatzis，& McKee，2002；Heckemann，Schols，& Halfens，2015；Johnson，2015；Lewis，Neville，& Ashkanasy，2017）。见表 1-1 行为科学领导理论和特征领导理论。

表 1-1　行为科学领导理论和特征领导理论举例

理　论	主　要　观　点	对领导力相关知识的贡献
X 理论、Y 理论（McGregor，2006） Z 理论（Ouchi，1981）	X 理论是一种命令式领导风格，其中领导者做决定，给出指示，并期望服从。下属的绩效与奖励和惩罚有关 Y 理论是一种参与式老师风格，其中领导者寻求共识。下属关注质量和绩效，并因解决问题而获得奖励 Z 理论强调提升员工的整体状况（Well-being），无论是工作时还是非工作时，强调高士气和满意度，稳定的就业状况，高绩效	领导是下属行为的激励者和角色榜样
领导属性（Gardner，1989）	领导属性包括身体活力和耐力，智力和行动导向的判断，渴望接受责任，任务能力，理解下属及他们的需求，与人相处的技巧，成就的需要，激励他人的能力，勇气和决心，可信赖、坚持、自信、果断和适应能力	该属性理论成分少，更多与概念、优选的特征与活动相关
八项习惯（Covey，1989，2004）	成功的领导的八项习惯： ● 积极主动，采取目标导向的行动，而不是对环境做出反应 ● 以目标为导向，从目标开始 ● 把重要的事情摆在首位——分清重要的还是紧急的 ● 思考双赢，相互协商如何受益 ● 先寻求理解他人，再寻求被理解，学会倾听 ● 协同——参与那些放大领导习惯中最有效的方面的活动 ● 磨好锯子——参与个人能力维护和更新的活动 ● 在愿景、纪律、激情和良知中找到自己并表达自己的声音	柯维将前 7 个习惯作为常识性原则编成了商业畅销书。后来又补充了"找到自己的声音"的第八个习惯
领导特征（Shirey，2006，2009，2017）	领导特征：真诚、真实、可靠、同情、可信	提供了有效领导的特征

续 表

理　　论	主　要　观　点	对领导力相关知识的贡献
领导胜任力(美国护理行政管理组织,2005)（American Organization of Nurse Executives，2005）	领导胜任力： 沟通能力和建立关系的能力 卫生保健环境相关知识 领导力 专业能力 经营能力	为护理领导力提供了特定的清单

情景领导理论和成分交互作用理论

情景理论在很大程度上是对特质理论的进一步反思，提出了相反的前提，即情境的特征，而不是个人特质造就了领导者（表1-2）。理论家们要求掌握一整套领导特质或风格，并为特定类型的情况定义合适的风格。卢因（Lewin）等人在1939年的研究基础上提出情境领导理论，认为在危机时期可能需要独断式领导，在团队建设或建立共识时需要民主式领导，在传统的单一目的、成熟的组织中需要自由放任式领导。

反思性问题

1. 你认为学习成功领导特质的理想情景是什么？
2. 作为一个地方公共卫生部门的领导人可能需要什么样的领导特质？这些特征与大型医院的护理部主任所需要特征相似吗？如果不同，不同处在哪里？为什么？
3. 你认为在一个特定的角色中，什么样的领导特质最能预测效率？
4. 哪一种理论最"适合"你对有效领导的看法？

表1-2　情景领导理论与领导的成分交互作用理论

理　　论	主　要　观　点	对领导力相关知识的贡献
路径-目标理论（House，1971）	在工作关系中，领导者对下属的动机做出回应 领导者识别并消除障碍，给予支持和指导，确保资源，并促进下属实现目标或任务 领导者关注下属的归属和控制的需求，澄清期望，提供支持性结构 关注交易型领导的行为是成就导向、指令性、参与性还是压制性的。这些都与情境因素和下属特殊有关	领导者影响下属对工作和目标的看法，并创造实现这些目标和目标期望的路径

续　表

理　论	主　要　观　点	对领导力相关知识的贡献
情景领导理论（Hersey & Blanchard，1977；Hersey，Blanchard，& Johnson，2008）	4 种情境及情境相关领导方式： ● 命令式——给予指示 ● 销售式——参与式辅导 ● 参与式——决策共享 ● 授权式——分配任务和目标达成的责任	拓展了领导力发生时应包括下属和情境的需要
量子和混沌情景的领导理论（Porter-O'Grady & Malloch，2011）	认识到不平衡、无组织或混乱的现象使自然进程走向新的秩序。不断地变化是一种存在方式 领导和组织可以在"从无序中产生有序"这一悖论中成长。 原则：● 合伙 　　　● 责任 　　　● 公平 　　　● 所有权	从物理学到领导力的"新时代"理论应用。容许超出领导控制范围的现象发展和出现
情商论（Goleman et al.，2002）	审视自我和他人的情绪感知。领域包括： ● 自我意识 ● 自我管理 ● 社会意识 ● 关系管理 成为领导者的五个步骤： ● 确定"理想自我" ● 确定"真实自我" ● 制定一个增强自己实力的计划 ● 实践计划 ● 建立信任并鼓励他人	扩展人际关系的社会情感方面的概念，以补充传统的企业管理和领导能力的内涵
服务型领导理论（Van Dierendonck，2011）	领导者的动机是服务和满足他人的需要。领导者不是指挥下属，而是鼓舞、激励、影响和授权。包括十大特征： ● 谦逊 ● 通过询问共情 ● 真实 ● 自省 ● 善于说服 ● 人际管理 ● 远见 ● 分散注意力 ● 致力于人们的成长 ● 共同构建学习/工作的环境	服务型领导者将领导的动机与服务他人的需要结合起来

　　因此，领导者会根据员工的经验、成熟度和动机来调整自己的领导行为。积极性不高的员工需要明确的任务焦点，而积极性高的员工则需要关注支持和关系。有关情境和成分交互作用的例子见表 1-2。

情境领导理论代表了希望同时考虑领导者和情境的观点。然而,过去几十年的研究大多是在典型的美国中产阶级男性组织中进行的,很少考虑考虑性别、文化、政治气候或特定类型的组织(如医疗卫生)的情况或风格。最近发展起来的以关系为基础的理论,为 21 世纪更多的变革理论铺平了道路,这些理论被认为是任何组织和领导者成功的关键。他们还扩展了思维,纳入了这样一个概念,即专注的下属是任何领导者有效性的重要组成部分。

什么是变革型领导力

当你思考之前的反思问题时,你有没有想过在你的经历中,某些人作为领导者比其他人更有效? 或者你是否问过自己一些基本的问题,如"什么是领导力?"或"我们需要的领导者是谁?"领导力是一个很难理解的概念,有时很容易识别,但却不容易定义。简单地说,领导力是指导、引导、动员和激励一个群体或组织实现共同目标的学科,也是一门艺术。它包括针对人员、信息和资源的动员和管理。它需要精力、承诺、沟通、创造力和信誉。它要求明智地使用权力。多年来许多学者都提出了对领导力的定义。

领导能力是一种引导他人的能力,无论他们是同事、同辈、客户还是患者,都能朝着理想的结果前进。领导者能够运用良好的判断力、明智的决策、知识、直觉的智慧和对人类不良处境的同情心(例如,苦难、痛苦、疾病、焦虑和悲伤等)。护理领导是敬业的、专业的,是健康和尊严的倡导者。

这时你也可能会问,"但是领导者是做什么的呢?"领导者"是那些清楚地知道自己想要实现什么以及为什么要实现的人"(Doyle & Smith,2009,p.1)。领导者通常通过头衔或职位来识别,通常与特定的组织联系在一起——但并不总是这样。领导者是信心、保证和指导的源泉。著名的领导力大师彼得·德鲁克(2011)列出了领导者要想卓有成效必须做的以下事情:

- 询问需要做什么。
- 问什么对本机构而言是正确的。
- 制定行动计划。
- 为自己的决定负责。
- 负责沟通。
- 关注机会,而不是问题。
- 召开富有成效的会议。
- 思考并说"我们"而不是"我"。

这些都是务实而高效的策略，可以激励他人，改善组织，并授权下属实现卓越。清单上没有一项是简单或直接的，但每一项都能激发思考和行动。如果一个人愿意学习，所有的行为都是可以学会的。

领导者很少是天生、造就或偶然出现的，而是当准备度、性格、经验和环境在需要的时候汇聚在一起时才出现的。领导者往往建立在他们一直拥有的坚实的领导特征之上。领导者通常都是普通人，但他们能够表现出非凡的勇气、能力并"产生重大影响的精神"（Kouzes & Posner，2007，p.xiv）。

所以，你可以做好准备，学习成为一名领导者。这是你寻求额外教育的原因之一。当你了解自己和自己的优势，尝试新的行为方式，拥有自己的未来时，你周围的其他人也将会支持、指导和引导你。本书的目的就是帮助你作为一个高级临床专业人员做好准备，成为一个变革型领导者。

变革型领导

简单地说，变革型领导是一个领导者通过改变他人对重要事物的理解来影响他人的过程（Broome，2013）。这里的关键字是**过程**。它不仅仅是一个属性或一组特征，而是一个动态和不断发展的风格，专注于自我、他人、情况和更大的背景。变革型领导者激励他人实现可能被认为是非凡的结果。领导者和追随者相互参与，互相激励，互相激励。变革型领导包括价值体系、情商和对每个人精神方面的关注。它与组织的灵魂相连，并尊重其人性。它提高了"领导者和被领导者的人类行为和道德期望，因此对双方都有变革作用"（Burns，1978，pp.4，20）。变革型领导者精力充沛、忠诚、有远见、鼓舞人心。他们是信任的榜样。他们的领导力是基于对共同价值观的承诺。十多年来，护理人员一直在讨论护理队伍需要变革型领导者。在护理和医疗领域，领导力在何处以及如何真正起到"变革"作用尚不清楚，但毫无疑问，这种领导力是非常必要的。

变革型领导的最初概念和基础理论起源于詹姆斯·麦格雷戈·伯恩斯（James MacGregor Burns）1978 年的著作，其他研究领导力的学者继续以这一原则为基础。巴斯（Bass）（1985）提出了交易型领导（transactional leadership）和变革型领导（transformational leadership）之间的连续统一体的概念。如前所述，戈尔曼（Goleman）进一步提出了包括情绪智力（emotional intelligence）方面的观点，如自我意识、自我管理、社会意识和关系管理（Goleman et al.，2002；Heckemann et al.，2015）。巴斯、阿沃利奥（Avolio）和荣格（Jung）（2010）构建了测量变革型领导力的工具，并在不同的环境和学科中开展研究，以测量不同群体中的领导力。由于本书不包含一个唯一的理论视角，变革型领导在这里被认为是最好的和最广泛的意义，是领导力这一概念发展的情景和背景。

变革型领导力的构成

虽然我们提到变革型领导是广义的，没有严格遵守特定的理论框架，但认识和回顾关于这个概念的基础性开创性工作是很重要的。变革型领导的一些核心概念，由理论家伯恩斯（Burns）和巴斯提出（Bass，1985，1990；Bass，Avolio，Jung，& Berson，2003；Bass et al.，2010；Bass & Riggio，2006；Burns，1978），其主要内容包括以下。

人格魅力或理想化的影响

变革型领导者常常为下属的价值观和抱负树立角色榜样。他（她）能激发人们对一项事业的信任和承诺。人格魅力在这里是指激发愿景的能力。与专注于自我的自恋型人格魅力不同，具有理想化影响力的人格魅力的人会从对他人的强烈信念中找到效力。人格魅力是一种影响他人的能力，它不仅激发人们追随他人的意愿，还激发人们对成功的期望，对成为比自我更伟大事物的一部分的期望。有魅力的领导者知道他们是谁，知道他们所领导的组织单位有潜力走向何方。他们在生活中有自己的主题和语录。一位领导保存了一个名为"梦想"的文件，里面有关于未来机遇的想法，另一位领导保存了她的"生命之树"的手绘图，显示了她的生活和未来的根、树干和分支。魅力型领导者，基于对价值观的承诺，影响他人，对世界产生积极的影响。医疗卫生领域需要这样的领导者。一项研究也表明，追随魅力型领导者的员工满意度和幸福感更高（Erez，Misangyi，Johnson，LePine & Halverson，2008）。另一方面，其他研究人员发现，高魅力型领导者可能效率较低，因为他们无法参与操作性活动。该研究的结论是，人格魅力不足会导致较少的战略性思考和行为，而魅力过多可能无法完成工作（Vergauwe，Wille，Hofmans，Kaiser，& DeFruyt，2018）

人格魅力型领导者往往出现在危急时刻。他们展现出吸引人们相信和追随他们的个人品质。如果他们是明智的，他们会以协同的方式激励下属，提供安全、方向、信念和超出其下属或领导者期望的行动。

有魅力并不意味着华丽。事实上，最成功的领导者"将极端的个人谦逊与强烈的专业意愿结合在一起"，他们往往是"谦逊的人，表现出为使［组织］伟大而竭尽所能的强烈决心"（Collins，2001，p.21）。在对 28 家精英公司（即那些从"良好到卓越"的公司）进行的研究中，柯林斯（Collins）和他的同事发现，第 5 级（变革型）领导者将他们的自我意识从自身转移到更大的目标——创建一家伟大的公司。他们雄心勃勃——但更多的是为了他们的组织而不是他们自己。一位魅力型领导者分享道："我希望有一天从我的门廊往外看，能够看到世界上最伟大的公司之一，并且能够说，'我曾经在这里工作过'"(Collins，2001，p.26)。柯林斯后来的成功也证实，稳步前进的承诺，如"转动飞轮"，为整个企业的成功创造了动力(Collins，2019)。

魅力可能指的是一种真诚、透明和信任的品质，这种品质能吸引他人与你分享愿景和朝着目标努力的意愿。库泽斯(Kouzes)和波斯纳(Posner)(2012)指出，这样的领导者可能是普通人，他们通过成为角色楷模而成为别人的榜样，并通过真实反映他人期望的、令人钦佩的行为来领导，从而取得了非凡的结果。

鼓舞和愿景

变革型领导者还会为理想的未来创造一个令人信服的愿景。库泽斯和波斯纳(2007，p.17)解释道："每一个组织，每一个社会运动，都始于一个梦想。梦想或愿景是创造未来的力量。"汤普森(Thompson)(2019)概述了成功的领导者如何创建一个共同的愿景：明确预期的目标，有远大的梦想，传达一个强有力的目标，并设定战略性目标。变革型领导者通过唤起人们对期望未来的憧憬以影响他人。他们设定标准，并向他人宣传乐观主义、意义感和对梦想、目标或事业的承诺。它们扩展了使命感和目的性意义，为实现目标提供了能量。他们以真理为基础上鼓舞人心。

智力刺激

变革型领导者是受过广泛性教育、见多识广的人，以新的方式看待旧问题。他(她)挑战界限，促进创造力，运用一系列的原则、想法和方法来找到解决方案，其中也包括了无畏和冒险。医疗卫生领域的变革型领导者广泛阅读，从临床实践之外的许多学科中吸取经验教训，并激励百姓参与到他们感兴趣的各种议题的公众讨论中。这样的领导者可能会从艺术和文学、人文、商业或其他科学中找到策略。他(她)咨询来自不同领域和背景的专家，以权衡组织面临的复杂问题。这样的领导者会对大大小小的问题提出疑问，可以让领导者了解问题"存在"的环境，他们可以召集团队一起解决问题，鼓励、期待并培养独立和批判性思维。变革型领导者认为人们愿意并且渴望学习和测试新想法。

个体化的考量

变革型领导者秉持谦逊的态度，超越自我，关注组织的使命和他人作为个人的工作价值。他(她)使用多种领导艺术，包括倾听、指导、同情、支持和认可下属的贡献。变革型领导者使其他人朝着共同的愿景行动。有效的领导者认可并促进他人的贡献，并在整个团队中创造一种共享、庆祝和团结的文化。谁得到表扬并不重要，重要的是团队成员如何肯定彼此的工作。

变革型领导者有效地建立在这些特征的基础上，并整合了来自各种领导理论和实用方法的原则，以推进、增强和扩展临床专业知识，从关注直接的个体患者护理到关注群体、组织以及各种环境下的整个人群。他们会同时考虑个人和群体。

最近,除了关于变革型领导和领导力的大量评论外,还有一些关于护理领导者如何展示变革型领导和影响下属的研究。费希尔(Fischer)(2016)发现护理领域的变革型领导包括"高效团队和改善患者照护",但这并不被认为是一套可以传授的技能或能力。马苏德(Masood)和阿芙萨尔(Afsar)(2017)发现,当结合最佳实践并分析错误知识时,变革型领导与创新工作行为之间存在正性相关关系。琳(Lin),麦克伦南(Maclennan),亨特(Hunt)和考克斯(Cox)(2015)发现了变革型领导与护士工作满意度和组织承诺之间的正相关关系。然而,除了对这些领导者的行动的描述,我们所知甚少(Broome, 2013; Disch, 2017a; Disch, Edwardson, & Adwan, 2004; Giddens, 2018)。哈钦森(Hutchinson)和杰克逊(Jackson)(2013)证实,在护理文献中少有关于变革型领导的应用性研究或评论性综述。对于变革型领导是如何运作的,以及它对护理人员和患者最终意味着什么,我们仍然知之甚少。下一代领导人应能够开展这样的研究,产生这样的角色榜样。你的工作是设想和阐明未来医疗卫生和健康照护领域变革型领导的原型,并测试其有效性。变革型领导者必须做出有意识的领导决策。通常,有能力的护士寻求机会进行监督或管理,但成功的领导者则选择带领。一些人会发现他们很快就能学到很多东西并以此为基础成为变革型领导者,而另一些人则发现领导的情感成本和时间投资与他们认为自己做出贡献的地方并不一致。在方框 1-1 和方框 1-2 中,我们分享了自己的个人领导力故事。

方框 1-1　行动中的领导力：个人经历的反思
伊莱恩·索伦森·马歇尔,博士,注册护士,美国护理学院会员

我还记得我被要求成为领导的第一个"正式"日子。我从护理学校毕业还不到一年,在一家大型医院的内外科病房做着一份我喜欢的工作。当时作为团队领导的护士长请了病假,其余可能承担护士长责任的护士轮流代替她的位置,但结果都不理想。护理部找到我说:"今天轮到你了,你是负责人。如果你需要什么,可随时联系我。"这天我负责管理另外一名注册护士、两名临床经验比我丰富的实践护士(practical nurses)、两名护理员和 22 名重病患者。我的心在一阵兴奋和恐慌中狂跳。在这里,我不会违反隐私规定,告诉你那天所有的濒死经历。但我可以说,这可能不是通向变革型领导的理想的第一步,但我几乎是立刻就知道了,在激励或影响他人方面,什么可行,什么不可行。最终,在我的一生中,我获得了作为一个变革型领导者的知识、洞察力和经验,但我总是会回想起那个夏日,我学习了领导力的"成败论"。我知道我的心是在正确的地方,我想要关心别人,我有一些与生俱来的能力去影响别人,我是一个天生的目标设定者,我有相当好的判断力做决定,其他人信任我。但我对如何领导没有具体的知识,没有做好当领导的准备,没有教练或导师,缺乏信心,对如何组织资源以应对未来没有太多的见解。我只知道我正处于需要一个领导者的情况下,就在那天,我被招募了,我挺身而出。

从那天起，我开始接受进一步的教育、专业的领导力培训，并开始了学术领域领导者的经历。我曾在私立医院、公立医院以及大型学术型医疗中心担任团队领导。我的快乐在于帮助别人成长，看着他们茁壮成长。

方框 1-2 行动中的领导力：个人经历的反思
玛丽昂·E.布鲁姆，博士，注册护士，美国护理学院会员

在我的早期职业生涯中，我学习如何成为一名称职的护士，然后是护理教育者，然后是护理研究者——始终专注于改善儿童及其家庭的护理。在我获得理学学士学位12年、完成博士学位2年之后，我开始担任我的第一个行政职务——担任负责研究的副院长。在我的护理生涯中，我第一次发现自己站在倾听组织中护士的抱怨、问题和需求的"一边"，在这个案例中，与支持专业人员的开展研究有关。我必须承认，我还没有完全准备好承担教师们给我带来的"解决问题"的责任。然而，一旦我开始重新定义问题——作为要解决的问题，要建立的系统，以便教师们能够成功——并磨炼我的倾听技能，专注于一个人真正想要的东西，我对这份工作的热情就增加了。我开始把自己看作是一个解决问题的人，一个需要对事情的发展有远见的人。令我惊讶的是，我喜欢解决问题，我喜欢思考如何让我们现有的系统更好地工作。我也很快了解到，虽然你可以告诉别人他们的问题已经解决了，但直到他们与办公室实际合作[提交基金申请书，制定研究方案的伦理审查申请(IRB)，或雇用研究助理]，事情进展顺利，他们才真正相信你。这看起来很简单(也很有趣)。对我来说，领导的真正满足感是看到别人在实现目标过程中遇到更少的麻烦、感受到更多的支持。然后他们就可以有更大更好的梦想，推动整个组织向前发展！

管理与领导：的确不同吗？

但人们热衷于推广魅力型变革型领导时，一些作者不幸地将管理者和领导者区分开来，似乎管理者是不受欢迎的，而领导者在所有情境下都更有效。詹宁斯(Jennings)，斯卡尔齐(Scalzi)，罗杰斯(Rodgers)和基恩(Keane)(2007)回顾了文献发现，阐述护理领导和管理能力之间区别的文献仍然不多。

传统上，管理者被认为关注于短期，依靠权威而不是影响力来控制和维护过程，而领导者则是有远见、有洞察力和有影响力的。管理者将风险最小化，领导者将机会最大化。在现实中，大多数领导者会告诉你，对组织中的流程有足够的了解是很重要的，这样才能决定采取什么样的新方向，以及如何评估一个单位的效率，以保存或重定向资源。这很可能是管理者或领导者两套能力之间的平衡问题，这对掌握这两套

能力至关重要。

变革型领导理论家将管理者的风格称为交易型领导（Bass et al.，2010）。交易型领导主要通过奖励和惩罚系统来激励他人。他们的权力很大程度上在于其地位的权威。如果管理者很少为变革提供方向或动力，把大多数决策留给员工，则被称为"放任型"管理者。而变革型领导者则关注发展、创新，专注于他人的进步，激发和创造信任，并持有长期、远大的目标和愿景。

事实上，任何一个团队的负责人都需要在不同情况下培养和运用管理者和领导者的特质以达到目标的智慧。威廉姆斯（Williamson）（2017，p.4）主张"护士被召唤去领导"，无论其职位头衔是领导者还是管理者。因此，在本书中，"管理者和领导者"这两个词可以互换使用，这并不是因为不够精确，而是因为有效的领导需要每个人的特点。高效的领导者（和管理者）依赖于广泛的风格，而不是专业化的技术。双方都不应该依靠自己的职位来激励或奖励他人。你必须能够区分什么时候需要激励/惩罚激励，什么时候需要魅力激励才能达到预期的结果，甚至什么时候仅仅达到"足够好"即可。在快速变化的医疗环境中，下一代领导者将需要融合艺术的管理和智慧的领导，所有这些都在不断进步中（Bolman & Deal，2013）。事实上，早期对战争中的连队（终极快节奏和压力环境）的研究表明，变革型领导和交易型领导都与团队凝聚力和团队表现呈正相关（Bass et al.，2003）。研究人员比较了变革型领导与其他领导风格的影响，发现所有领导风格与组织结局、员工满意度和变革管理之间的高度相关（Fischer，2016；Lin et al.，2015；Molero，Cuadrado，Navas & Morales，2007），证明不同的领导风格和方法可以在不同的角色和环境中有效（Burke，2017）。

专业型护理博士在组织和复杂系统领导中的作用

通过申请专业型护理博士学位（doctor of nursing practice，DNP），你已经向成为该行业的领导者迈出了一步。从建立 DNP 学位之初，发展专业性护理博士的领导力就一直是一个高度优先考虑的问题（Lenz，2005）。事实上，在最初讨论建立 DNP 时，护理行业需要在高级临床实践中做好准备的领导者就是重要的促发因素。自 DNP 启动以来，就一直在研究和推广领导角色，并认为这对护理实践和教育至关重要（Gosselin，Dalton，& Penne，2015；Malloch，2017；Morgan & Tarbi，2016；Smith，Hallowell，& Lloyd-Fitzgerald，2018；Tyczkowski & Reilly，2017；Walker & Polancich，2015）。布鲁姆（2012）提出，具有博士学位的护士将为其实践的多个方面带来独特的专长，包括创新的教育方法、患者管理的知识、专科的知识和理论、研究方法专业知识（定性和定量）、统计和分析专业知识，以及政治意识。DNP 还将为新的角色和职位打开大门，以在最高水平上护理特定的患者群体。

当护理教育的领导者在21世纪早期开发DNP项目时，我们加入了其他实践性学科，如医学、药学、眼视光学、听力学，以及物理治疗学等，这些学科通过培养最高的专业学位博士以提升其实践和领导能力。美国护理学院协会（2004，2015）肯定了培养DNP成为领导者这一基本需求，指出"在护理学科中提供领导能力所需的知识是如此复杂和迅速变化，因此需要专门的、博士水平的教育"。

在美国护理学院协会发布的《DNP要领》中（美国护理学院协会，2006，p.10）中列出DNP的能力之一是"质量改进和系统思考的组织和系统领导力"。具体来说，DNP的毕业生应该具备：

- 根据护理和其他临床科学，以及组织、政治和经济科学的发现，开发和评估满足患者群体当前和未来需求的护理服务提供方式。
- 确保对其工作的人群的医疗卫生质量和患者安全负责。
- 运用先进的沟通技巧或流程，在医疗系统中引导质量改进和患者安全措施。
- 运用运营、财务、经济学和卫生政策的原则，为实践层面和（或）系统层面的实践行动制定和实施有效的计划，以提高护理质量。
- 为实践计划制定和（或）监控预算。
- 权衡风险，分析医疗结局的实践计划及成本效益。
- 对不同的组织文化和人群（包括患者和提供者）具有敏锐的感受力。
- 开发和（或）评估管理患者照护、医疗系统、科学探究中出现伦理困境时的有效处理策略。

［美国护理学院协会（AACN），2006，pp.10-11］

DNP在其发展的早期也遭遇了一些争议（Chase & Pruitt，2006；Dracup，Cronenwett，Meleis，& Benner，2005；Joachim，2008；Otterness，2006；Webber，2008）。一些领导者认为"护理界面临的问题不再是DNP是'未来还是边缘'（Marion et al.，2003），而是我们如何共同前进（O'sullivan，Carter，Marion，Pohl，& Werner，2005）"。截至2020年，美国共有357个DNP项目，从2018年到2019年，美国DNP项目的学生人数从32678人增加至36069人（AACN，2020）。显然，DNP学位受到了许多护士的欢迎，他们希望将自己的职业生涯提升到一个新的水平，并提供领导力和专业知识来塑造护理服务。显然，需要由经过最高水平实践和教育准备的护理专家设计全新的护理模式（Mason，Martsolf，Sloan，Villarruel，& Sullivan，2019）。DNP项目的毕业生正在实现崭新的、高效的高级护理实践和健康照护领导者的期望。

综上所述，医疗照护系统的复杂性强调循证实践和信息管理以改善患者结局，而信息爆炸、技术的进步以及伦理问题都会呼吁培养基于专家临床实践的新型领导者。专业人士希望具备 DNP 教育背景的领导者提供最高水平的专业实践，并拥有将知识转化为证据的能力，以及将基于实践的证据转化为更好的患者和家庭照护结局（Zaccagnini & White，2017）。作为一名具有 DNP 教育背景的领导者，你将被要求指导和激励组织系统、质量改进、开展系统评估和分析、政策制定和转化到实践，并建立学科内部以及跨学科的合作，以改善患者的健康结局（Broome，2012）。许多重要的工作是在多学科合作的情境中完成的。我们在后面的章节中会详细阐述这一点，但在一开始将自己视为一名领导者时，很重要的是要理解跨学科合作的方式、动力和氛围（Agreli，Peduzzi，& Bailey，2017；Disch，2017b）以及基于团队的护理。

通过最高水平的实践准备，你将站在更高的视角去理解社会政治环境中资源管理，以影响政策决策，并利用你的影响力领导团队开发和测试新的护理模式。我们有充分的理由希望，你们将能够构建一种照护系统，以加强、纠正和改革我们现有的系统。你将与来自不同学科、不同准备度和不同背景的团队合作。团队合作的成功是变革型领导者的目标和责任。护理领域的变革型领导者包括那些在不同程度上做好充分准备的人。

具备 PhD 教育背景的护士在护理实践及领导中的作用

美国的一些医院，尤其是学术型医疗中心，常会聘用具有哲学博士（PhD）背景的护士来领导教育、专业发展以及研究部门。在大学、研究所等学术机构的护士往往具有 PhD 学位。你可能会问："这两个学位及其准备度有什么不同？我们将如何与之合作？"PhD 是众多学科中都设立的以研究为核心的学术型学位，而 DNP 是专业型博士。博士课程和学位要求学生理解科学的哲理和知识的本质，并通过研究掌握、扩展和生成本学科的知识。

PhD 项目让毕业生了解护理实践的执业环境，并为毕业生提升护理学科的科学性做准备（Broome & Fairman，2018）。PhD 项目的核心是理解护理，提升能力，以拓展支持护理学科和实践的科学（AACN，2010）。自 20 世纪 90 年代中期以来，医院和卫生系统聘请了护理科学家（nurse scientist）参与旨在改善患者结局的干预措施研发和测试。此外，PhD 背景的护士与其他学科的研究人员合作，开发和评估以证据为基础的举措，以改善健康照护提供模式。DNP 和 PhD 背景的护士多将发现自己是协作团队成员或团队领导，以开发、测试和转化有可能改善患者结果的知识（Broome，2012；Gilbert，Von Ah，& Broome，2017）。这两种角色的博士可相互补充，可以最大程度地提高干预的有效性和效率。

以博士背景护士的视角来提升领导能力：新角色的设计

高层次临床人员的专业背景为其思考传统的领导提供了独特的新视角，包括她们对领导者角色的展望。我们无法告诉你将设想或期望填补什么样的角色。我们可帮助你做好创造者和领导者的角色准备。你必须无所畏惧并富有创造性地设想这个角色。如果你深入自己的知识，并找到勇气超越旧习惯，这就正是你再设计并实现这一模式。

要成为变革型领导者，需要对真实世界的领导力有理论和概念上的理解。探讨护理理论不是本书的范围，但我们关注的是更广泛的领导理论。领导本身就是一门学科，它包含了大量的知识、理论、文化和专业实践。通过学习领导理论和原则，践行远见和勇气，你将成为领导者群体中的一员，以共同解决未来的问题。

作为一名临床专业人员和组织层面的领导者，你面临的主要挑战之一是将护理的视角从患者个体转向整个患者群体、专业人士、同行和其他利益相关者。你的世界会变得更宽广。这意味着你必须学习新的技能——特别是面对挑战时能否"放大和缩小"的能力（Kanter，2011）。缩小范围的能力毋庸置疑非常重要。

越来越多的证据表明，变革型领导者的影响力与改善的床旁护理质量以及提升患者结局有关（Lin et al.，2015；Masood & Afsar，2017）。在这一领域仍然需要更多的研究和实践成果，特别是以验证高效领导者如何影响患者结局和护理人员专业行为相关的研究和实践。

在组织领导者的位置上，高级专业人士的专业知识提供了一个宝贵的视角，审视专业和个人知识，以及实战经验，这恰恰是当今医疗卫生中常常缺乏的。例如，如果主管者并不是临床专业人士，则通常是护理部门的负责人提供临床领导的洞察、经验和模式。临床专业知识给领导职位带来了背景、可信度和现实性的程度把控。因此，医疗卫生的许多领域都将受益于临床领导角色。

反思性问题

1. 作为一个 DNP 背景的领导者，你的目标和梦想是什么？
2. 当你成为领袖时，你最关心的是什么？能利用现在和将来的哪些资源来解决这些问题？
3. 确定自己的目标和优势。可咨询网上的免费优势测试。然后回答以下问题：

   a. 你最大的优点是什么？

   b. 你如何在实践中运用这些优势？

   c. 在你读研究生的时候，这些资源将如何对你发挥帮助作用？
4. 请尝试采访一位从事招募护士或其他高级实践职位的护理主管，他（她）认为在组织中什么是 DNP 背景护士最适合的技能？

目前需要这些角色以实现提升护理的可及性、提高护理质量、降低成本和提升工作意义（Sikka，Morath，& Leape，2015）。在儿童保健和降低慢性疾病风险、衰老过渡、症状管理、安宁疗护和生命晚期照护等领域，均迫切需要新的领导者。在初级卫生保健、急危重症护理，以及社区护理和家庭护理中都很需要这样的领导者。我们需要领导者带领员工建立新型的综合预防筛查中心、移民健康、互联网和远程医疗，以及其他实践领域。在快节奏的复杂系统中大胆和有创造力的临床专家将创造新的角色，以领导护理团队、患者团体、公共利益团体和组织，可能更好地管理挑战、解决问题，并充分利用机会。

成为变革型领导

如前所述，变革型领导正日益成为医疗卫生组织实证研究的焦点。例如，一项研究调查了美国 50 个州 370 家医院不同部门的变革型领导、知识管理和质量改进举措之间的关系。结果表明，变革型领导和质量管理促进了知识管理的发展。研究人员得出结论，医疗卫生管理者的变革型领导技能可深化管理举措相关有效知识，从而促进质量改进。此外，变革型领导、知识管理和质量改进的整合与组织和患者结局（包括患者安全）密切相关（Gowen，Henagan，& McFadden，2009）。变革型领导理论的概念有时指的是一组不同的方法，这些方法聚焦于构建"积极的、适宜的组织结构，如希望、弹性、效能、乐观主义、幸福和福祉"（Avolio，Walumbwa，& Weber，2009，p.423），而不是传统领导模型。其中一些研究侧重于缩减偏差，或研究领导者的问题。目前变革型领导者是在其组织内启动智力和社会资本的最大希望，不仅可以改善患者结局，还可以改善专业护士的工作环境（Gilbert et al.，2017）。

从实证和理论的角度来看，变革型理论的有效性还有待进一步证明。这些理论继续在当代领导学科中占据重要地位。社会上似乎有一种对变革型领导者的积极希望和承诺的渴望。护理实践为学科提供了一个广受欢迎的研究基地来检验变革型领导相关的假设。护理实践是建立在关怀和利他主义的概念基础上的。护理学科已经吸引了那些渴望自我实现、成就和帮助他人的人，它包含整体主义的原则（Jackson，Clements，Averill，& Zimbro，2009）。这些原则与变革型领导的原则高度一致。

随着对知识和系统复杂性的飞速增长，我们已经从工业时代进入了信息时代。你可能被训练成一名临床专家，以应对不断增长的信息的挑战。未来学家满怀希望地预言，下一代将是智慧的时代。接下来需要的是关于如何最好地运用信息、资源和人员来满足复杂系统中的医疗卫生需求。领导力是可以学习和实践的，你在正确的时间和地点去学习它。评判性思维和临床判断、经过深思熟虑、明智的决策，以及领导力，都是现在最需要的。

对于护理领导者来说，未来10年的挑战是在复杂的医疗组织中为践行领导力建立一个实证基础。马洛赫（Malloch）和梅尔尼科（Melnyk）（2013）描述了高层管理者的能力和挑战，具体包括：

- 证据驱动的意识；
- 跨代沟通能力；
- 创新领导能力及专长；
- 工作与生活的平衡；
- 致力于终身学习；
- 跨学科合作，激励团队；
- 动态时间压力管理；
- 政策优化。

具有这种能力的领导者促进护理实践，但也必须在更大的医疗卫生领域中邀请跨专业的参与。高级临床专家承担组织领导角色将开启这个过程。特别重要的是要注意到，在复杂的医疗卫生系统中，一种经过经验检验的、专门用于临床领导的工作理论还有待开发和发现。

许多经典的理论解释或指导个体和组织的领导，但很少包括环境或情境，意味着情境与领导不相关。作为医疗卫生提供者，医疗卫生的环境具有独特的挑战性和复杂性。创新领导者可以从系统的角度考虑多学科专业人员、患者、社区和情境因素。他（她）不仅了解领导理论，还了解复杂性和复杂适应系统的理论。新的变革型领导者将为医疗卫生系统设计新的环境和系统，有些甚至我们都不敢想象。也许，过去的理论将被修正或证明完全无意义。世界在等待着你的创造力，去关心那些有需要的人，并激励其他领导者以新的思维和实践方式走到一起。未来变革型领导者将以新的视角看待世界，打破旧规则，发现或创造新规则，并在纷繁复杂的观点和论证中成长。创新需要有创造的空间和敢于犯错的勇气。错误和成功一样能教会我们很多东西。事实是，通常没有对错，只有变化性和多样性，以及帮助人们团结起来解决问题和帮助他人。

创新也许也是一个自相矛盾的悖论，需要愿意学习所有你可以学的东西，又需要你暂停学习和沿用经验去欢迎新思想，认识到不同的观点，接受混乱，分析必须保持什么，必须改变什么，并设置一个新课程。这不是一件容易的事情，但领导者必须鼓励他们所在环境中的人提出问题，并寻求新的和不同的解决方案，以应对医疗卫生领域反复出现的挑战。

对后面章节的介绍

接下来的章节将为你提供信息和学习活动、媒体（见方框 1 - 3）、案例以及该领域主要领导者的专业知识分享。你将了解到医疗卫生是一个变革型领导者不仅必须适应，而且必须领导其他人塑造一个更好的未来的环境。我们讨论关于变革管理、混乱和复杂组织的理论观点。我们考虑与技术、质量和安全、医疗卫生人力资源相关问题以及消费者和供应商满意度相关的当代挑战。我们还注意到，在实现增加获得可及性、降低成本、提高质量和在健康照护工作中找到意义这 4 项目标的成功过程中还存在其他问题，目标是改善所有人的健康状况。我们将分享自己的领导力历程的知识和经验，以及对领导者重要性的认识。

方框 1 - 3　新媒体：领导力

TED 演讲

Drew Dudley. "Everyday Leadership." https：//www. ted. com/talks/drew_dudley_everyday_leadership

Roselinde Torres，PhD. "What It Takes to Be a Great Leader." https：//www.ted.com/talks/roselinde_torres_what_it_takes_to_be_a_great_leader?language＝en

博客

Big Is the New Small：Scott Williams addresses solution-based（vs. problem-seeking）focus. He uses thinking from a variety of disciplines.

Healthcare Leadership Blog ＃hcldr：Joe Babaian brings in guest bloggers and provides minitutorials on relevant topics in healthcare.

播客

Leadership Development News：Drs. Cathy Greenberg and Reily Nadler.（2018.07.08）. "Encore：Leadership in Healthcare：Challenges for the Future."

Dose of Leadership：Richard Rierson（＃331）.（2017.12.08）"Being a Leader，Not Just an Achiever."

你还将了解财务运作模式如何影响医疗模式，经济学对医疗卫生的重要性（Platt，Kwasky，MacDonald，＆ Spetz，2019），并理解财务运作的复杂性和解决方案是如何成为成功领导者工作的一部分。我们还将讨论内部和跨专业团队成长和管理的重要性，以帮助实现组织目标，以及领导者如何影响团队合作。创建和塑造一个多样性不仅受到重视，而且受到欢迎的环境，并用以将所有人的个人贡献最大化，这是一个章节的重点，也是任何变革型领导者的主要工作。我们以护理的专业发展前

景作为结语，并提供一些指导，以供你在与你所在机构、社区和政策制定者之外的其他人合作时考虑。总之，我们希望这本书能在你开始下一次领导之旅时为你服务。本书的作者和编辑为读者提供领导力方面的最好知识和智慧，以助力你发展自身领导力，反思自己的历程、你已经在哪里和你希望到哪里。

参考文献

Agreli, H. F., Peduzzi, M., & Bailey, C. (2017). The relationship between team climate and interprofessional collaboration: Preliminary results of a mixed methods study. *Journal of Interprofessional Care*, 31(2), 184 - 186. doi: 10.1080/13561820.2016.1261098

American Association for the History of Nursing. (2018). *Mary Elizabeth Carnegie DPA, RN, FAAN (1916 - 2008)*. Mullica Hill, NJ: Author. Retrieved from https://www. aahn. org/carnegie.

American Association of Colleges of Nursing. (2004). *AACN position statement on the practice doctorate in nursing*. Washington, DC: Author.

American Association of Colleges of Nursing. (2006). *The essentials of doctoral education for advanced nursing practice*. Washington, DC: Author.

American Association of Colleges of Nursing. (2010). *The research focused doctoral program in nursing: Pathways to excellence*. Washington, DC: Author.

American Association of Colleges of Nursing. (2015). *The DNP fact sheet: June 2015*. Retrieved from https://www.aacnnursing.org/News-Information/Fact-Sheets/DNP-Fact-Sheet

American Association of Colleges of Nursing. (2017). *PhD programs*. Washington DC: Author. Retrieved from https://www.aacnnursing.org/News-Information/Research-Data-Center/PhD.

American Association of Colleges of Nursing. (2018). *DNP fact sheet*. Washington DC: Author. Retrieved from https://www.aacnnursing.org/News-Information/Fact-Sheets/DNP-Fact-Sheet.

American Nurses Association. (2015). *Code of ethics with interpretive statements*. Silver Spring, MD: Author.

American Organization of Nurse Executives. (2005, February). AONE nurse executive competencies. *Nurse Leader*, 3(1), 15 - 22. Retrieved from https://www. nurseleader. com/article/S1541 - 4612(05)00007 - 8/fulltext.

Avolio, B. J., Walumbwa, F. O., & Weber, T. J. (2009). Leadership: Current theories, research, and future directions. *Annual Review of Psychology*, 60, 421 - 449. doi: 10.1146/annurev.psych.60.110707.163621

Bass, B. M. (1985). *Leadership and performance beyond expectations*. New York, NY: Free Press. Bass, B. M. (1990). From transactional to transformational leadership: Learning to share the vision. *Organizational Dynamics*, 18(3), 19 - 31. doi: 10.1016/0090 - 2616(90)90061 - S

Bass, B. M., Avolio, B. J., & Jung, D. I. (2010). Re-examining the components of transformational leadership using the Multifactorial Leadership Questionnaire. *Journal of Occupational and Organizational Psychology*, 72(4), 441 - 462.

Bass, B. M., Avolio, B. J., Jung, D. I., & Berson, Y. (2003). Predicting unit performance by assessing transformational and transactional leadership. *Journal of Applied Psychology*, 88(2),

207 – 218. doi：10.1037/0021 – 9010.88.2.207

Bass, B. M., & Riggio, R. E. (2006). *Transformational leadership* (2nd ed.). Mahwah, NJ：Lawrence Erlbaum.

Bolman, L. G., & Deal, T. F. (2013). *Reframing organizations: Artistry, choice, and leadership*. San Francisco, CA：Jossey-Bass.

Broome, M. (2012). Doubling the number of doctorally prepared nurses. *Nursing Outlook*, *60*(3), 111 – 113. doi：10.1016/j.outlook.2012.04.001

Broome, M. (2013). Self-reported leadership styles of deans of baccalaureate and higher degree programs in the United States. *Journal of Professional Nursing*, *29*(3), 323 – 329. doi：10.1016/j.profnurs.2013.09.001

Broome, M. (2015). Nurse leaders can shape ethical cultures. *Nursing Outlook*, *63*(4), 377 – 378. doi：10.1016/j.outlook.2015.06.004

Broome, M. E. (2019). Practice makes perfect (or does it). *Nursing Outlook*, *67*(3), 207 – 208. doi：10.1016/j.outlook.2019.04.003

Broome, M., & Fairman, J. (2018). Changing the conversation about doctoral education in nursing. *Nursing Outlook*, *66*(3), 217 – 218. doi：10.1016/j.outlook.2018.04.011

Brown, A. (2014). *Brief history of the Federal Children's Bureau (1912 – 1935)*. The Social Welfare History Project. Retrieved from http://www.socialwelfarehistory.com/programs/child-welfarechild-labor/childrens-bureau-a-brief-history-resources/

Burke, W. W. (2017). *Organization change: Theory and practice* (5th ed.). Thousand Oaks, CA：Sage Publishers.

Burns, J. M. (1978). *Leadership*. New York, NY：Harper & Row.

Capra, F. (1997). *The web of life: A new synthesis of mind and matter*. London, UK：HarperCollins.

Carnegie, M. E. (2000). *The Path We Tread: Blacks in Nursing Worldwide, 1854 – 1994* (3rd ed.). Sudbury, MA：Jones & Bartlett Publishers.

Carragher, J., & Gormley, K. (2017). Leadership and emotional intelligence in nursing and midwifery education and practice：A discussion paper. *Journal of Advanced Nursing*, *73*(1), 85 – 96. doi：10.1111/jan.13141

Chase, S. K., & Pruitt, R. H. (2006). The practice doctorate：Innovation or disruption? *Journal of Nursing Education*, *45*(5), 155 – 157.

Collins, J. (2001). *Good to great*. New York, NY：HarperCollins.

Collins, J. (2019). *Turning the flywheel: A monograph to accompany Good to Great*. New York, NY：HarperCollins.

Cook, M. J. (2001). The renaissance of clinical leadership. *International Nursing Review*, *48*(1), 38 – 46.

Covey, S. R. (1989). *The seven habits of highly effective people*. New York, NY：Simon & Schuster.

Covey, S. R. (2004). *The eighth habit: From effectiveness to greatness*. New York, NY：Simon & Schuster.

Disch, J. (2017a). Leadership to create change. In G. Sherwood & J. Barnsteiner (Eds.), *Quality and safety in nursing: A competency approach to improving outcomes* (2nd ed., pp.301 – 314). Hoboken, NJ：Wiley-Blackwell Publishers.

Disch, J. (2017b). The long-term impact of networks and relationships. *Journal of Nurses in Professional Development*, *33*(4), 203 - 204. doi: 10.1097/NND.0000000000000359

Disch, J., Edwardson, S., & Adwan, J. (2004). Nursing faculty satisfaction with individ-ual, institutional, and leadership factors. *Journal of Professional Nursing*, *20*(5), 323 - 332. doi: 10.1016/j.profnurs.2004.07.011

Doyle, M. E., & Smith, M. K. (2009). Classical leadership. *The Encyclopedia of Informal Education*. Retrieved from http://www.infed.org/leadership/traditional_leader ship.htm

Dracup, K., Cronenwett, L., Meleis, A. I., & Benner, P. E. (2005). Reflections on the doctorate of nursing practice. *Nursing Outlook*, *53*, 177 - 182. doi: 10.1016/j.outlook.2005.06.003

Drucker, P. (2011). What makes an effective executive? In *On leadership* (pp.23 - 36). Boston, MA: Harvard Business Review.

Erez, A., Misangyi, V. F., Johnson, D. E., LePine, M. A., & Halverson, K. C. (2008). Stirring the hearts of followers: Charismatic leadership as the transferal of affect. *Journal of Applied Psychology*, *93*(3), 602 - 616. doi: 10.1037/0021 - 9010.93.3.602

Fischer, S. A. (2016). Transformational leadership in nursing: A concept analysis. *Journal of Advanced Nursing*, *72*(11), 2644 - 2653. doi: 10.1111/jan.13049

Gardner, J. W. (1989). *On leadership*. New York, NY: HarperCollins.

Garrison, D. R., Morgan, D. A., & Johnson, J. G. (2004). Thriving in chaos: Educating the nurse leaders of the future. *Nursing Leadership Forum*, *9*(1), 23 - 27.

Giddens, J. (2018). Transformational leadership: What every nursing dean should know. *Journal of Professional Nursing*, *34*(2), 117 - 121. doi: 10.1016/j.profnurs.2017.10.004

Gilbert, J, Von Ah, D., & Broome, M. E. (2017). Organizational intellectual capital and the role of the nurse manager: A proposed conceptual model. *Nursing Outlook*, *65*(6), 697 - 710. doi: 10.1016/j.outlook.2017.04.005

Goleman, D. (1995). *Emotional intelligence*. New York, NY: Bantam Books.

Goleman, D., Boyatzis, R., & McKee, A. (2002). *Primal leadership*. Boston, MA: Business School Press.

Gosline, M. B. (2004). Leadership in nursing education: Voices from the past. *Nursing Leadership Forum*, *9*(2), 51 - 59.

Gosselin, T. K., Dalton, K. A., & Penne, K. (2015). The role of the advanced practice nurse in the academic setting. *Seminars in Oncology Nursing*, *31*(4), 290 - 297. doi: 10.1016/j.soncn.2015.08.005

Gowen, C. R., Henagan, S. C., & McFadden, K. L. (2009). Knowledge management as a mediator for the efficacy of transformational leadership and quality management initiatives in U.S. health care. *Health Care Management Review*, *34*(3), 129 - 140. doi: 10.1097/HMR.0b013e31819e9169

Heckemann, B., Schols, J. M., & Halfens, R. J. (2015). A reflective framework to foster emotionally intelligent leadership in nursing. *Journal of Nursing Management*, *23*(6), 744 - 753. doi: 10.1111/jonm.12204

Hersey, P., & Blanchard, K. (1977). *The management of organizational behavior*. Upper Saddle River, NJ: Pearson Education.

Hersey, P., Blanchard, K., & Johnson, D. (2008). *Management of organizational behavior: Leading human resources* (9th ed.). Upper Saddle River, NJ: Pearson Education.

House, R. (1971). A path-goal theory of leader effectiveness. *Administrative Science Quarterly*, *16*, 321 – 339. doi: 10.2307/2391905

Hutchinson, M., & Jackson, D. (2013). Transformational leadership in nursing: Towards a more critical interpretation. *Nursing Inquiry*, *20*(1), 11 – 22. doi: 10.1111/nin.12006

Institute of Medicine. (2010). *The future of nursing: Leading change, advancing health.* Washington, DC: National Academies Press.

Jackson, J. R., Clements, P. T., Averill, J. B., & Zimbro, K. (2009). Patterns of knowing: Proposing a theory for nursing leadership. *Nursing Economics*, *27*(3), 149 – 159.

Jennings, B. M., Scalzi, C. C., Rodgers, J. D., 3rd, & Keane, A. (2007). Differentiating nursing leadership and management competencies. *Nursing Outlook*, *55*(4), 169 – 175. doi: 10.1016/j.outlook.2006.10.002

Joachim, G. (2008). The practice doctorate: Where do Canadian nursing leaders stand? *Nursing Leadership*, *21*(4), 4251.

Johns Hopkins Berman Institute of Bioethics. (2014). *A blueprint for 21st century nursing ethics: Report of the National Nursing Summit.* Retrieved from http://www.bioethic sinstitute.org/nursing-ethics-summit-report

Johnson, D. R. (2015). Emotional intelligence as a crucial component to medical education. *International Journal of Medical Education*, *6*(6), 179 – 183. doi: 10.5116/ijme.5654.3044

Kanter, R. M. (2011, March). Zoom in, zoom out. *Harvard Business Review*, *89*(3). Retrieved from http://www.hbs.edu/faculty/Pages/item.aspx?num=39994.

Keeling, A., Hehman, M. C., & Kirchgessner, J. C. (2018). *History of professional nursing in the United States: Toward a culture of health.* New York, NY: Springer Publishing Company.

Kouzes, J. M., & Posner, B. Z. (2007). *The leadership challenge* (4th ed.). San Francisco, CA: Jossey-Bass.

Kouzes, J. M., & Possner, B. Z. (2012). *The leadership challenge workbook* (3rd ed.). San Francisco, CA: Jossey-Bass.

Lenz, E. (2005). The practice doctorate in nursing: An idea whose time has come. *Online Journal of Issues in Nursing*, *10*(3), Manuscript 1. doi: 10.3912/OJIN.Vol10No03Man01.

Lewenson, S. (1996). *Taking charge: Nursing, suffrage and feminism in America, 1873 – 1920.* New York, NY: National League for Nursing Press.

Lewin, K., Lippitt, R., & White, R. (1939). Patterns of aggressive behavior in experimentally created social climates. *Journal of Social Psychology*, *10*(2), 271 – 301. doi: 10.1080/00224545.1939.9713366

Lewis, G. M., Neville, C., & Ashkanasy, N. M. (2017). Emotional intelligence and affec-tive events in nurse education: A narrative review. *Nurse Educator Today*, *53*(34), 34 – 40. doi: 10.1016/j.nedt.2017.04.001

Lin, P. Y., MacLennan, S., Hunt, N., & Cox T. (2015). The influences of nursing transformational leadership style on the quality of nurses' working lives in Taiwan: A crosssectional quantitative study. *BMC Nursing*, *14*, 33. doi: 10.1186/s12912 – 015 – 0082 – x.

Malloch, K. (2017). Leading DNP professionals: Practice competencies for organizational excellence and advancement. *Nursing Administration Quarterly*, *41*(1), 29 – 38. doi: 10.1097/NAQ.0000000000000200

Malloch, K., & Melnyk, B. M. (2013). Developing high-level change and innova-tion agents:

Competencies and challenges for executive leadership. *Nursing Administration Quarterly*，*37*(1)，60 - 66. doi：10.1097/NAQ.0b013e318275174a

Marion，L.，Viens，D.，O'Sullivan，A. L.，Crabtree，K.，Fontana，S.，& Price，M. M. (2003). The practice doctorate in nursing：Future or fringe? *Topics in Advanced Practice Nursing E-Journal*，*3*(2). Retrieved from http：//www.medscape.com/viewarticle/453247_4.

Mason，D. J.，Martsolf，G. R.，Sloan，J.，Villarruel，A.，& Sullivan，C. (2019). Making health a shared value：Lessons from nurse-designed models of care. *Nursing Outlook*，*67*(3)，213 - 222. doi：10.1016/j.outlook.2018.12.024

Masood，M.，& Afsar，B. (2017). Transformational leadership and innovative work behavior among nursing staff. *Nursing Inquiry*，*24*(4). doi：10.1111/nin.12188

McGregor，D. (2006). *The human side of enterprise，annotated edition*. Columbus，OH：McGraw-Hill Education.

Molero，F.，Cuadrado，I.，Navas，M.，& Morales，J. F. (2007). Relations and effects of transformational leadership：A comparative analysis with traditional leadership styles. *Spanish Journal of Psychology*，*10*(2)，358 - 368.

Morgan，B.，& Tarbi，E. (2016). The role of the advanced practice nurse in geriatric oncology care. *Seminars in Oncology Nursing*，*32*(1)，33 - 43. doi：10.1016/j.soncn.2015.11.005.

National Association of Hispanic Nurses. (2019). *Dr. Ildaura Murillo-Rohde，PhD，RN，FAAN*. Author. Retrieved from http：//nahnnet. org/NAHN/Content/Ildaura_Murillo-Rohde. aspx.

National League for Nursing. (2019). *History of NLN*. Washington DC：Author. Retrieved from http：//www.nln.org/about/history-if-nln.

O'Sullivan，A. L.，Carter，M.，Marion，L.，Pohl，J. M.，& Werner，K. E. (2005). Moving forward together：The practice doctorate in nursing. *Online Journal of Issues in Nursing*，*20*(3). Retrieved from http：//www. nursingworld. org/MainMenuCategories/ANAMarketplace/ANAPeriodicals/OJIN/TableofContents/Volume102005/No3Sept05/tpc28_416028.html

Otterness，S. (2006). Is the burden worth the benefit of the Doctorate of Nursing (DNP) for NPs? Implications of doctorate in nursing practice—still many unresolved issues for nurse practitioners. *Nephrology Nursing Journal*，*33*(6)，685 - 687.

Ouchi，W. G. (1981). *Theory Z: How American management can meet the Japanese challenge*. Reading，MA：Addison-Wesley.

Platt，M.，Kwasky，A.，MacDonald，D. A.，& Spetz，J. (2019). Exploring health economics course competencies' value for nurse administrators. *Nursing Outlook*，*67*(3)，270 - 279. doi：10.1016/j.outlook.2018.11.007

Porter-O'Grady，T.，& Malloch，K. (2011). *Quantum leadership: Advancing innovation，transforming healthcare* (3rd ed.). Sudbury，MA：Jones & Bartlett.

Shirey，M. R. (2006). Authentic leaders creating healthy work environments for nursing practice. *American Journal of Critical Care*，*15*，256 - 267.

Shirey，M. R. (2009). Authentic leadership，organizational culture，and healthy work environments. *Critical Care Nursing Quarterly*，*32*(3)，189 - 198. doi：10. 1097/CNQ. 0b013e3181ab91db

Shirey，M. R. (2017). Leadership practices for healthy work environments. *Nursing Management*，*48*(5)，42 - 50. doi：10.1097/01.NUMA.0000515796.79720.e6

Sikka, R., Morath, J. M., & Leape, L. (2015). The quadruple aim: Care, health, cost, and meaning in work. *BMJ Quality & Safety*, *24*(10), 608 – 610. Retrieved from https://qualitysafety.bmj.com/content/qhc/24/10/608.full.pdf

Siwicki, B. (2017, December 14). Here are the 12 healthcare issues that will define 2018, according to PwC. *Healthcare IT News*. Retrieved from https://www.healthcare itnews.com/news/here-are-12-healthcare-issues-will-define-2018-according-pwc

Smith, S., Hallowell, S. C., & Lloyd-Fitzgerald, J. (2018). AACN's DNP essential II prepares clinicians for academic leadership: Three DNP graduates share their leadership journey. *Journey of Professional Nursing*, *34*(1), 16 – 19. doi: 10.1016/j.profnurs.2017.05.003.

Thompson, P. (2019). Four steps to creating a shared vision that will energize your team. *Vunela Magazine*. Retrieved from https://magazine.vunela.com/4-steps-to-creating-a-shared-vision-that-will-energize-your-team-82b801e742ed

Tyczkowski, B. L., & Reilly J. (2017). DNP-prepared nurse leaders: Part of the solution to the growing faculty shortage. *Journal of Nursing Administration 47*(7 – 8), 359 – 360. doi: 10.1097/NNA.0000000000000494

van Dierendonck, D. (2011). Servant leadership: A review and synthesis. *Journal of Management*, *37*(4), 1228 – 1261. doi: 10.1177/0149206310380462

Vergauwe, J., Wille, B., Hofmans, J., Kaiser, R. B., & DeFruyt, F. (2018). The double-edged sword of leader charisma: Understanding the curvilinear relationship between charismatic personality and leader effectiveness. *Journal of Personality & Social Psychology*, *114*(1), 110 – 130. doi: 10.1037/pspp0000147

Walker, D. K., & Polancich, S. (2015). Doctor of nursing practice: The role of the advanced practice nurse. *Seminars in Oncology Nursing*, *31*(4), 263 – 272. doi: 10.1016/j.soncn.2015.08.002

Webber, P. B. (2008). The Doctor of Nursing practice degree and research: Are we making an epistemological mistake? *Journal of Nursing Education*, *47*(10), 466 – 472. doi: 10.3928/01484834 – 20081001 – 09

Wheatley, M. J. (1994). *Leadership and the new science: Learning about organization from an orderly universe*. San Francisco, CA: Berrett-Koehler.

Williams, D. (2017, June 26). *Management by objectives-communication theory: A phenomenon in management, supervisor, and employee objectives*. University of Phoenix. Retrieved from https://research.phoenix.edu/center-workplace-diversity-and-inclusion-research/blog/management-objectives-communication-theory

Williamson, E. (2017). Nurse manager vs. nurse leader: What's the difference? *Nurse.com Blog*. Retrieved from https://www.nurse.com/blog/2017/05/23/nurse-manager-vs-nurse-leader-whats-the-difference/

Yoder-Wise, P. S., & Kowalski, K. E. (2006). *Beyond leading and managing: Nursing administration for the future*. St. Louis, MO: Mosby Elsevier.

Zaccagnini, M. E., & White, K. W. (2017). *The Doctor of Nursing practice essentials: A new model for advanced practice nursing* (3rd ed.). Burlington, MA: Jones-Bartlett Learning.

第二章

变革型领导者：复杂性、变化性及战略规划

玛丽昂·E.布鲁姆和伊莱恩·索伦森·马歇尔

如果我们等着别人或其他时间，改变是不会到来的。我们就是我们一直在等待的人。我们就是我们所寻求的改变。

——贝拉克·奥巴马

本章目标

- 描述如何运用复杂性概念和复杂自适应系统理论解释当今医疗卫生环境的现状。
- 讨论个体领导者如何从系统的角度来管理复杂性。
- 将变化理论的规则应用于在特定环境下实施一种新的护理模式的案例。
- 描述战略规划的步骤，以及如何调动有才能的个人和团队，通过一个系统来响应持续的变化和新的需求。
- 找出为什么与组织中的其他人沟通和参与战略计划是重要的。

前言

在一个人工作和领导的动态环境之外，很少能学习、发展、实施或评估有效的领导能力。尽管可以构建一个可以领导的环境，但这很少是大多数当代领导人必须学会发挥作用的环境。相反，我们大多数人继承了一个我们期望成长和改善的环境。我们被要求提高效率，发展一种支持组织所有成员运作的工作文化。因此，作为一名变革型领导者，你必须具备一种能力，能够理解并有效地在你工作的实际背景和环境中发挥作用。

在当今社会生存和繁荣的当代医疗卫生系统继续发展和变化(方框2 1)。处于领导职位的个人被期望帮助其他人承担新的角色和工作模式，保持高水平的员工满意度，并激励其他人"做到最好"——即使"最好"是什么样子并不总是清楚(Romley，Goldman，& Sood，2015)。而且他们必须在一个更加受限的金融市场中这样做。新的行话再熟悉不过了：复杂性、成本效益、变化、价值、员工敬业度和人口，但这些术语对下一代领导人意味着什么呢？

方框 2-1　新媒体资源：医疗卫生系统中的变革

TED 演讲

Dave Isay. "Everyone Around You Has a Story the World Needs to Hear." https://www.ted.com/talks/dave_isay_everyone_around_you_has_a_story_the_world_needs_to_hear?language=en

Daniel Kraft, MD. "The Pharmacy of the Future? Personalized Pills，3D Printed at Home." https://www. ted. com/talks/daniel_kraft_the_pharmacy_of_the_future_personalized_pills_3d_printed_at_home

推特

Eric Dishman (@ericdishman)：He does healthcare research for Intel and studies how new technology can solve big problems in the system for the sick and the aging.

博客

Center for Creative Leadership：https://www.ccl.org/blog/

Health Affairs and Policy：https://www.healthaffairs.org/blog

在身体、社会或职业环境之外，我们的思维场景受到了挑战。容易的事已经做了，而健康照护领域的问题很复杂，我们的旧思维方式不会给我们带来解决办法，我们必须勇于采用新的方式思考。

健康照护系统的复杂性

几乎每一次关于健康照护领域当前问题和所处的场景的讨论都是以提及我们面临的问题的复杂性和我们必须实施的解决方案启动。复杂性已经成为健康照护当前和未来状态的必然以及理论解释。因此，复杂的自适应系统、员工的敬业度以及患者或客户在许多情况下被讨论，以至于它们已经成为行业的流行语，但却没有对其定义达成共识，更缺乏精确的应用。然而，仍然有很多文献阐述复杂的机构及其问题，很难说复杂性对我们的工作和领导方式没有真正的影响。因此，对于任何领导者来说，对这些方法应有一个基本的认识，以便在一个新的健康照护系统中进行深入思考和实践。本书没有足够的篇幅阐述混沌理论和复杂性理论，尽管很多新兴领导者期望了解这些理论。众多完全不同的学科都同样应用了这些概念，例如，生物学和艺术领域。这些理论也许无法应用于日常管理活动，但可为领导提供不同的研究和分析视角。正是因为这些理论经常在非健康照护领域进行讨论，这就为创新思维和变革领导提供了一个极好的学习和实践机会。

混沌、量子和复杂性理论

复杂性科学适用于许多领域，包括生物学、物理学、数学、经济学、社会学、管理学和医学。它考察了系统的多个相互作用成分的性质和过程，以及随后出现的秩序和（或）变化（Wall，2013）。复杂性科学应用于生命系统，研究不可预测的、无序的、非线性的、不可控的现象。重要的是，领导者必须明白，复杂的系统实际上是集成的，通常是可预测的，支持"通过创新行为出现"的智慧，以及明智使用"推倒重来"的创造性活动（Pesut，2008b，p.123，2019；Pesut & Thompson，2018）。复杂性科学关注系统中相互作用的元素，寻求确定原则和过程，以解释如何从系统内部的变化中建立秩序。人类渴望积极的改变，变革也是一种自然的、通过行动引发的存在方式。变革管理的关键原则是透明度、参与、沟通、支持、培训、反馈和体现价值（Hayes，2018）。系统内部的各部门之间经常存在反映高度依赖性的关系，这导致了非线性动态变化和相关结局（Goldstein，Hazy，& Lichtenstein，2010）。因此，了解健康照护系统的复杂性和变化性，并分析这些复杂性和变化性是如何影响组织中的个体（从高层领导到各层管理者、医疗卫生专业人员、患者）是至关重要的。

复杂适应系统理论

复杂适应系统理论作为复杂性科学的一个方面，增加了一个描述组织适应不断变化环境能力的维度（Goldstein et al.，2010）。这种适应性可驱动针对系统内问题形成创造性解决方案。复杂性是交互模式的结果，交互模式是对系统不断变化的需求的结果，也是系统中的个人和团队试图推导和测试问题的部分解决方案的结果。当这些部分的解决方案可以被利用，不同观点的个体可以聚集在一起从各个角度检查问题时，就会产生协同效应，从而产生创造性的方法以启动必要的变革并产生预期的结果。

当提到所有结构、场所和个体的复杂性时，健康照护系统的大多数研究者都提到了复杂性。"健康照护体系"一词本身有多种含义，它可能指整个医疗卫生行业，包括结构、流程和人员，也可能指单个医院、门诊、独立的急诊大楼、一个医疗集团下的多家医院，或这些实体中的任何一个系统。有些人可能会说，尽管医疗卫生很复杂，但它可能不是复杂适应系统的最佳实例。一个复杂的自适应系统的特点是灵活性和不断变化的模式，而不是基于机构层级或中央控制的预先确定的变化。

所有临床专业人员都可以列举出一长串的医疗卫生领域，这些领域固守其线性、分层范式和解决问题的方法。他们还可以指出，一线的照护提供模式出现很多演变，这些变化明显适应了复杂的新法规、费用补偿结构或患者人口统计特征，这些变化迫使组织得以生存。复杂性框架提供了各种模式，以分析当前医疗卫生系统中的现实问题，使之朝着更美好的未来进行有希望的变革。事实上，当前医疗卫生领域的一些问题可能与从传统思维向复杂视角的挑战转型有关。复杂系统有几个关键特征（Stroebel et al.，2005；Strumberg & Martin，2013）。它们包括：

- 出现紧急情况：行为、模式和秩序是组织中各元素或单元之间的交互性、非线性模式的结果。关联的范畴较窄，可在一个单位内互动的，或在一个更大的整体内部网络矩阵中的近邻之间发生。单元或部分是无法包含、确定或控制整体的。关系是非线性的，很少有因果关系，并且包含反馈循环。
- 来自系统内部的反馈可能是抑制（消极的）或放大（积极的），一个小的刺激可能有一个大而有力的效果，或者根本没有。
- 边界是开放的；能量和信息不断地跨越边界，创造出不断的变化。
- 共同进化是小单位和大组织环境的"相互转化的过程"。

"适应性关系"是一个组织如何适应与其他机构、单位或组织的独立/依赖性交互关系。表2-1包含了医疗卫生领域中这些特征的实例。

表2-1 医疗卫生领域中复杂适应系统的特征

复杂组织的特征	卫 生 保 健 实 例
出现	门诊系统有不同的部门，每个部门均为有不同照护需求和疾病状态的患者提供服务。它们需要跨越部门、提供者、患者和家庭的类似的沟通和监测系统
关系：非线性、短线、矩阵中一部分	患者护理单位的护士每天必须与许多不同层次的人进行互动，包括患者、家属、其他护士、医生、实验室人员、行政人员等
反馈环	在一个部门的患者护理模型中，任何一个角色的任务出现微小变化可能会影响到整个部门，并且必须得到承认、沟通和整合
边界开放	照护管理和质量改进的法规在持续变化，这就要求制定灵活和不断演变的政策，并从利益攸关方（如提供者、患者）的多样化投入中制定政策。
各系统之间元素的相互转化	两家小型社区医院与一家学术型医疗中心合并。随着新的系统和文化取代原有的个体组织，每个原有组织内的单元都必须发生变化

在这个系统中，领导者的角色是在这个系统中与各元素相互作用，以帮助其他人理解其在未来将如何与系统内的其他单位或代理相关联——所有这些活动的目的都是为系统中出现的复杂问题提供解决方案。

在负责健康照护系统中的护理领导者

大型复杂的医疗卫生保健系统的许多根深蒂固的文化因素可能起源于它们作为医院的历史。在20世纪的大部分时间里，医院是现代社会科学和技术进步、效率提高的有力象征。在中世纪的西方城市里，医院的建筑就像是社区中心的一座寺庙，人们来到这里，作为医学艺术和科学的信徒，并服从于其神圣的权威。而在现代社会，医院和医疗卫生系统更趋商业化，远远超出了传统的单一建筑。

在复杂的环境中，颠覆性创新的概念非常重要（Christensen，Raynor，& McDonald，2015；Fuller & Hansen，2019）。置身于复杂医疗卫生组织中的领导需要个人不断学习、具有灵活性，并专注于在其工作和行业中支持其他人，高效运作医疗卫生相关业务。领导者必须善于应对卫生保健领域的颠覆性创新、竞争、医疗服务支付模式的改变、法规和健康的社会决定因素等问题，这些因素共同影响着医疗服务系统的有效性。博斯东-弗莱施豪尔（Boston-Fleischhauer）（2016，p.487）指出，在医疗卫生领域，"颠覆性创新的最终目标是确保医疗卫生领域的创新符合不断变化的消费者和支付者的期望，同时确保安全性、可靠性和成本效益"。一个有远见的领导者能够预见并为组织启动有效的颠覆性创新（Pesut，2019）。

当前对医疗改革显示了整合性医疗体系的增长趋势，其边界涵盖急诊和急危重症护理、慢性疾病管理、初级卫生保健和人群护理管理。支持这种整合模式有效性的证据尚待确定。集成性系统可能是一个行业的答案，但可能不是整个医疗卫生体系改革的唯一解决方案（Strumberg & Martin，2013）。一般来说，整合性系统连接各种服务和体系，通过在过渡期间的无缝照护降低成本，潜在地提高价值和质量。在要求提高安全性、质量和基于价值的临床表现的社会环境中，这种系统的竞争越来越激烈。卫生保健服务专业提供者都期望具有开发新的照护模式的能力，以在综合护理模式的世界中蓬勃发展（Delany，Robinson，& Chafetz，2013）。

很明显，现在是护理领导人准备在以下领域的此类系统的最高级别发挥关键领导作用的时候了。

- 确保质量和患者结果。
- 促进执行层级的护理领导工作。
- 增强护士参与临床决策和组织临床护理系统的能力。

- 支持所有护士基于教育、认证和高级准备的临床进步计划。
- 创建一种文化，在这种文化中，医疗卫生提供者团队成员之间的合作关系是常态。
- 利用临床护理和信息系统的技术进步。

［美国护理学院协会（AACN），2016］

医疗卫生的复杂环境必须激发新的策略的发展，以指导专业人员和患者度过混乱和不确定性。该过程需要清晰的愿景、一些简单的规则，以及支持适应、演变和新生事物不断涌现的自由扩展。

我们认为在当代卫生系统中，护士领导者必须善于创造环境，使护士能够跨越医院围墙内外的边界照顾患者。然而，照护提供方式的任何改变都会在患者接受照护的环境中产生一些连锁反应。这种不同群体或单位之间的互动形成了反馈循环，将组织推向新的护理领域。重要的是，这种反馈回路的概念与传统系统或领导理论中的反馈回路不同，传统系统或领导理论中的反馈回路是用来支持内稳态的。相反，复杂性理论中的反馈循环则支持更大组织内的沟通，在整个组织内提供新的信息和创造性思维。重组实践的干预措施必须侧重于修改同行群体间的规范和期望，并根据团队与他人的表现为提供者提供反馈循环（Johnson & May，2015）。

因此，护理领导者的工作就是与在不同场所的健康照护提供者密切互动，明确不同单元之间和内部对相互联系的期望。熟练的领导者能够因此发挥其影响力促进最理想的健康照护。传统的临床人员和领导者习惯于可预测的和可控制的系统，在这种系统中变革往往是按照预设的方案由上至下地实施或者按照"最佳实践"实施，往往与组织有效性的新期望间进行磨合甚至斗争。

新一代护理人员的领导者将接受复杂性，并促进新生事物的积极涌现。西特丁（Sitterding）和布鲁姆（2015）描述了当代医疗卫生中固有的挑战，在其中临床专业人员不断受到信息及不断变化的预期和条件的冲击，所有这些都影响了照护的提供，并可能导致错误和遗漏。正是在这种环境下描述对一名"新的护理领导者"的要求。护理领导者应该是一名知识工作者，在一个动态变化的工作环境中管理竞争性需求，而这种工作环境的架构并不总是以降低复杂性的方式配置的。人们期望这些新的领导者能够帮助护士处理信息超载的复杂性。领导者可以通过以下方式做到这一点。

- 支持护士在高危或容易出错的情况下（如给药）集中注意力。
- 提醒护士避免依赖记忆，而是使用环境中的工具来促进记忆（如技术）。
- 识别和消除在一线护理过程中增加护理人员疲劳和工作量的因素。
- 确定哪些数据点和信息对护士来说是至关重要的，哪些其他数据点对其他人来说更有用。

我们工作环境的复杂性促进了整合性的独立自主权、问责制和实时预防（而不是导致)错误的行动机会。我们必须超越"复杂性导致错误"的观点。相反,我们需要使用"工具"(例如根源分析)来分析照护提供过程,以理解是什么触发了错误的发生,以及如何减少和纠正错误。在复杂性的挑战中,蕴含着创造力和能力的机会,可以立即做出关键的决定和行动,使工作变得更好,但是抓住这些机会需要个人的正直、责任感、承诺和创造性的领导能力。

反思性问题

1. 在你工作的地方,你认为传统环境和复杂性环境体现在哪些方面?
2. 请反思你当前的工作环境。确定在护理提供中导致挫折、成本增加、碎片化护理或潜在错误的反复出现的挑战。识别影响这些情景的诸方面因素(人员、过程等)。
3. 针对你已经确定问题形成多个解决方案。选择其中之一,绘制出需要探索、加强或连接哪些关系的,并开始计划实施你的解决方案。
4. 使用 3 个选项(无、很少、很多)的系统,评估解决方案或建立联系将花费多少时间。评估需要建立多少其他的联系以收集信息,探索影响因素,等等。估计分析需要多少精力、努力和时间。
5. 制定一项计划,解决给系统带来最大压力并有可能在护理中产生错误的连接(Linkage)。
6. 当你检查你的计划时,如果你是该领域的领导者,你会从哪里开始解决你已经确定的挑战?

组织和系统视角

习惯于关注单个患者的临床专业人员常常发现,获得更大的组织和系统视角是一个挑战。在很多方面,这就像学习一门新的语言或融入一种新的文化。要获得整个组织或系统的视角,需要用不同的方式思考事情为什么会发生,以及什么因素与事件相关。系统思维强调人与过程是如何关联的,它们是如何工作的,以及它们是如何连接的。正如你在完成反思练习后所了解到的,组织或系统思维考虑多个想法、活动和人员,而不是以一种循序渐进的线性方式来思考一个程序或问题。许多维度在同一时间上演。系统思维通常需要概念化能力,而不是线性思考。

系统思考是解决复杂和多维度问题的唯一希望。西普里(Cipriano)(2008,p.6)解释了为什么系统思考是当今卫生保健系统领导者的关键领导力:

> 系统思考者看到组织的各个部分是如何相互作用的,以及人们如何有效地一起工作……扩展思维让我们……想象解决问题的方法。

系统思维不是简单地把焦点从患者个体转移到病房、组织甚至机构。它需要一种从大局出发并把握整个系统的能力。根据笛卡儿的还原论，大多数科学家和临床专业人员已经社会化，能够通过演绎的逻辑思维从局部看整体。而系统思维是则建立在一个归纳的逻辑思维上，即局部是最容易被首先理解的，当局部与整体相关联时，可找到最好的解决方法。

系统是一个动态的、复杂的整体。波特-奥格雷迪（Porter-O'Grady）等人（Davidson, Weberg, Porter-O'Grady, & Malloch, 2017；Porter-O'Grady & Malloch, 2011, 2016）解释了作为机构的组成要素与整体的系统之间的区别，强调在机构内部，大部分可操作的工作都是从管理者的纵向和远端进行划分和组织的。要领导任何一个元素，领导者必须从整体观角度激发和引导下属的愿景。

系统思考者认为，系统是关于关系的、是矩阵化的，连接了社区和文化的。既要领导专注于完成多样化的工作/任务的个体，又要领导与健康、繁荣和组织未来发展相关的大型组织中的各种连接和关系，往往挑战较大。应理解复杂的社会系统在混乱的环境中进行自我组织的过程，但这种自我组织有时会导致额外的问题。

具备系统视角有多个优点。系统思维有助于对结构、模式和周期的分析，而不是仅仅将事物看成一系列孤立的事件。从这个角度来进行分析，解决问题的过程就会变得更加系统化，一个问题的解决会影响到系统内其他问题的解决。为了确保使用基于证据的方法提供最高质量的护理对患者是安全的，护理领导者必须理解和使用系统思维。系统性的解决问题不仅显示出即时或后续的协同效应，而且往往出现长期而非短期的积极影响。这意味着在现有权力结构的大背景下挑战边界，并努力改进流程以改善护理（Stalter & Moto，2018）。

为促进"过程改进"，护理领导者要与他人合作，改变解决问题的方法。德鲁克（2004，p.59），在他经典的解决问题策略中，概述了区分有效的管理者和增强系统思维的 8 个实践。这样的领导者着眼大局，从整个系统的角度采取行动。根据德鲁克的说法，这位领导人做了以下事情。

- 询问：需要做什么？
- 询问：机构应有的权利是多少？
- 形成行动计划。
- 承担决策的责任。
- 承担沟通的责任。
- 注重机遇而非问题。
- 召开定期、高效的面对面会议。
- 思考"我们"而不是"我"。

上述列举的行政管理者工作似乎很简单，其实在复杂系统中，上述行为非常需要。

复杂环境及变革管理

在变革环境中的发展

工作环境的不断变化是生活的现实，尤其是在今天的医疗卫生领域。随着健康照护提供者、患有复杂慢性疾病的患者的护理、培训和支持相关补偿相关的压力不断增加，以及数量不断上涨的规章制度——所有这些都在如何、何地和何时提供照护方面产生持续变化。对于领导者而言，学会如何帮助自己和他人在不断变化的环境中有效地工作，并在不确定和复杂的环境中取得成功，是一种必要的工作模式。有效的变革深刻地影响着组织的文化、结构和过程。改变的努力可以是计划内的或计划外的，也可以是战术的或战略的，或者是演变性的或革命性的。

我们已经离开了工业时代，现在正深入到信息和技术时代。所有的规则都发生了改变。40 岁以上的人与在数字时代成长起来的 30 岁以下的人（数字原住民）对信息来源的了解方式完全不同。所有的信息，在某些情况下太多的信息，总是在几分钟内就能得到。信息的来源是广泛的和高度可及的，选择的范围在无限扩展。几十年前，谁也不会想到我们可以用曾经是我们的手机的东西听音乐、收发电子邮件、发短信、看电影。我们有更多的渠道获取更多的信息，这是任何个人都无法承受的。二十多年前，德鲁克（2000，p.8）预测

> 在未来的几百年里，当我们从长远的角度来看待这个时代的历史时，历史学家看到的最重要的事件很可能不是技术电子，不是互联网，不是商务，而是人类历史上前所未有的变化，即有史以来第一次大量且迅速增长的人群开始有了自己的选择，这也将是他们第一次必须自我管理。而整个社会对此完全没有准备。

20 年后，德鲁克的上述阐述仍然具有现实意义。例如，鉴于医疗卫生系统的转变，个人和家庭对慢性病的自我管理承担了很大的责任，人们似乎仍然在为如何管理如洪水般涌来的、不断变化的信息和他们的自我照护责任而挣扎。

我们现在看到了这种持续变化和信息超载对卫生保健专业人员的影响和结果。许多观察人士认为多任务处理是管理超负荷的答案，有证据表明，人类有机体虽然能够多任务处理，但在这样做的效率不高、效果也不佳（Sitterding & Broome，2015）。事实上，信息超载常常导致错误。这对领导者如何领导有重大影响。变化是持续的，但领导者为了改善

结果而发起的某些环境变化却是快节奏的、突然的和破坏性的。因此，有效的领导者不仅要考虑改变如何影响人们，还要考虑改变如何实施，如何使员工的反应和表现有所改善。

在变革中支持他人

最近的财政现况给招募护理人员、护理实践和领导力均带来了不可预见的变化。与其他主要行业一样，医院和其他卫生保健机构也在进行重组，以管理成本（Hewner，Seo，Gothard，& Johnson，2014；Tsai，Joynt，Wild，Orav，& Jha，2015）。照护提供模式的重组包括更多样化的健康照护提供团队，从医生到高级实践护士、本科学位背景的护士，以及支持性护理助理。在最近的一项研究中（Pittman & Forrest，2015），调查了32个先进的护理组织中的18位领导者对护士角色及影响因素的看法，结果表明支付模式明显影响了护士在其组织中的角色。

这些角色的改变需要专业护士团队和其他非专业但训练有素的员工共同努力，在不同环境中提供护理。对专业护士和护理领导者而言，这些改变都需要她们不断更新知识和技能。例如，梅西基金会（Macy's Foundation）最近发布的一份关于注册护士在初级卫生保健中的角色的报告（Bodenheimer & Mason，2016）中，就对患者群体的责任提出了新的建议，建议具有本科背景的护士承担这些新的责任。这种角色的变化给大多数人带来了压力，他们必须适应和学习新的工作方式，并为他们的患者提供照护。而护理领导者必须不断意识到这种角色变化，并对他人如何看待变化做出反应，并进一步采取必要策略来支持他们。作为多学科专业团队的成员，这种角色的变化将为本科背景的护士提供更多的机会，使用评估、临床解决问题、沟通和慢性疾病管理技能来管理对患者群体的护理（Bodenheimer & Mason，2016）。

领导变革

变革意味着转变为不同的状态。领导变革就是以创新和提升照护质量为目标，创造和调动人们的才能和资源。变化包括第一阶段和第二阶段两部分。第一阶段的变化是对现有结构的调整，或多或少地做一些事情，并且是可逆的。而第二阶段的变化是变革性的，它需要更新认知和行为方式、学习方式，而且这是不可逆的。在第二阶段的变革中规则是不同的。这样的改变需要新的学习，创造一个新的故事（Pesut，2008a）。佩苏特（Pesut）进一步解释说，以问题为导向的变革着眼于什么是错误的，以及我们为什么以及如何受到问题的限制。采用鉴赏性质询的方法着重于分析在变革中什么是好的，什么已经在工作，什么是需要的，以及为了达到预期的结果具备哪些必不可少的资源（Cooperrider，Whitney，& Stavros，2008）。有计划的变更通常来自对组织使命陈述的意义和相关性的回顾，对新的系统或技术、新的决策模式、实践方式和政策制定方式有充分的分析和认识。

针对工作场所不断增加的紧张和压力，可采用鉴赏性质询检查和分析工作过程和工作相关互动（Khan，Rivera，Manzano，& Fitzpatrick，2018）。例如，使用鉴赏性质询来确定现有的优势和员工之间的积极互动，从而改善患者照护结局，这种方式可积极地改变对问题的态度，使得参与者能够专注于解决护理方面的差距，并通过充分利用团队积极的现有优势来解决这些差距所导致的问题。在变化的环境中，有效的领导者是创新的早期适应者。他们能够将变化视为一个学习和改进的机会，利用这种创造力以新的方式解决老问题（Pesut，2013）。领导人不会把变革的命令传下去。相反，他们明智地确定需求或方向。他们以一种能引起他人参与的方式来吸引他人，让他们知道需要什么，以及如何做出改变来改善现状。这种参与可以是一对一的非正式对话，也可以是在小组环境中，所有人都可以放心地分享自己的想法。

变革管理专家认为，如何引导变革，将决定组织协商变革的能力。领导变革的强大原则反映在 Kotter（2007）著名的组织转型八步。

1. 建立紧急意识
2. 构建有力的指导联盟
3. 构建愿景
4. 向组织内外宣传愿景
5. 授权他人践行愿景
6. 制订并形成短期的成就
7. 将提升固话，并策划性的变革
8. 制度化的新方法

然而，许多领导者忘记了，如果忽略了清单上的一个步骤（例如，沟通愿景），那么之后要重新获得动力、清晰的思路和其他人的参与将会非常困难。如果他们不清楚愿景或结果会是什么，就不可能授权他人按照发生变化的结果的愿景行动。在方框2-2中，阅读一位领导如何成功地在她的部门实施规模变化。

方框2-2　行动中的领导力：肿瘤外科患者的生命晚期照护案例

玛丽（Mary）是医院的外科主任。她担任主任4年，有4个单位向她报告，包括肿瘤外科服务。医院系统管理人员一直在讨论玛丽所在地区2个病房的一种新的护理模式。这一名为"缓和医疗综合学习单元"的新医疗模式将于9月实施。届时，20名本科毕业的注册护士将领导10个团队，每个团队包括3名家庭护理人员，他们将在医院和家庭护理环境中每天24小时照顾6~8名患者或家庭。该系统预计将雇佣和培训20名新的家庭护理人员，他们将在专业护士的指导和监督下在不同的照护场所工作。

山姆(Sam)是医院的部门经理，他刚刚在5月份获得了护理行政学硕士学位。他是6月份与玛丽主管会面后首次听说这一变化的。玛丽的领导风格通常是执行型(transactional)，她希望护士经理负责处理问题，提出解决方案，并呈交她批准。在这种情况下，她向山姆说明了情况，并要求其做好变革相关工作，她告诉山姆："你刚刚学会了管理变革和人员的所有新方法。"但她也提醒山姆，他只有3个月的时间筹备科室的变革，包括雇佣新家庭照护工作者、培训专业护士承担领导小组、制定计划来监测和评估照护模式的有效性以及对患者和家庭满意度的影响，还有其他照护结局，例如患者急诊就诊、再次住院、不良事件发生率等。

1. 在这种情况下，山姆应该认为什么是"紧迫感"？怎样才能合理地向他人传达这种紧迫感呢？你觉得这个部门的员工会有什么反应？

2. 山姆应该召集谁来组建联盟，以帮助他指导科室专业人员度过这种本质性的变革？这种联盟的最佳规模是多少？

3. 谁应该负责创建和沟通这一变革的远景？结果将是怎样的？愿景与评估计划之间如何建立联系？

4. 山姆与联盟成员应制定怎样的具体策略以在团队中建立赋权感？他们首先应该做什么？其次做什么？哪些短期的"胜利"可激励员工？

5. 谁应该参与招聘人员？你认为什么样的人最适合这种新模式？

6. 你将使用何种标准来评价变革模式的有效性？照护模式还是照护提供方式，或者员工满意度？

变革可以通过权力发生，通过授权他人参与并为变革做出贡献。它可以通过推理，或通过诉诸逻辑和理性，通过教育和再教育来提供知识和技能。变革也通过改变结构和过程发生。领导者必须确定哪一种方法是最合适的。例如，如果护理人员已经知道信息或具备技能，但感到无力做出决定，那么这时制定教育或培训项目将不会产生所需的变化。相反，需要赋予个人在决策过程中更多的独立性、自主性和责任感。

变革是一段与你及同事一起经历的历程。每个变革过程都是独一无二的。而且重要的是要记住，尽管你或你的组织可能是灵活的，变革通常需要比你预期的时间更长。

变革、反思性适应以及鉴赏性质询

有效的领导者应该明白，不是所有的组织都必须准备好，甚至在任何既定的时刻都需要立即转型。首先采取观察和等待的做法往往是明智的。有时候，对变革的抗拒之大，甚至可以打败最有魅力的领导者。即使你认为需要立即做出改变，特别是针对一个新的角色，这种变革也要花些时间进行评估——做一段时间的"首席倾听官"。

有时，没有任何行动比全面的"法庭压力"更好。至少在评估阶段。一个敏感的系统思考者，特别是在一个新的职位上时，都会被建议先花时间观察人们并与他们交谈。

　　本书的作者所使用的最有效的启动变革的策略之一就是前面介绍的鉴赏性质询。一旦确定并定义了一个挑战，就应召集利益关联者，参照"鉴赏性质询四部曲（four phases of appreciative inquiry）"开展工作，第一步是情景分析（图 2-1）。人工智能有助于加强优势，推动成功。往往专注于问题的人会继续发现更多的问题，并在更多问题的基础上建立，但拥有自豪感和感激性的组织将在他们认为是积极的和好的状况基础上进行建设。

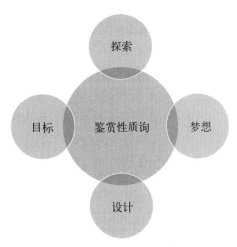

图 2-1　鉴赏性质询的步骤

图片来源: *Adapted from Broome's visualization of concepts and Cooperrider, D., Whitney, D., & Stavros, J.（2008）. Appreciative inquiry h ndbook（2nd ed.）. Brunswick, OH: Crown Custom.*

　　该模型包括 4 个概念：定义、发现、梦想、设计和交付，有时被称为"5D"（见 Center for Appreciative Inquiry，2019）。定义对于确定和达成关于情况和问题的共同协议是必要的；发现代表了"积极的核心"，基于在组织的核心某些东西运行良好的想法；梦的概念激发了想象力和想象，让我们想象什么可以变得更好；设计是指清晰地表达未来的价值、主张和计划；交付意味着实现梦想，实施计划，创造"未来"（Khan et al.，2018）。这种与组织合作以促进和实施变革的积极和建设性方法，使他们能够高度参与并认同该单元目前做得好的方面，创建一个使期望的未来成为现实的流程和程序，并参与思考如何维持变革并赋予他人权力。

　　反思性适应过程是概念化和促进局部变化的有益方法。使用鉴赏式询问过程可以帮助他人适应必要的改变，使用积极的框架，采用对话构建成积极的心态："我们能做什么好事？我们能创造什么益处？面对新方法的需要，我们每个人都有哪些优势？"

　　虽然复杂性和紧急变化对新的变革型领导者来说可能是有吸引力和令人兴奋的，但是一些计划、策略和相应的反思必须伴随着变革过程。以下 5 项指导原则支持成功的反思性适应过程：

- 在一个复杂的适应系统中，愿景、使命和共同的价值观是指导持续变革的基础过程。
- 为学习和反思创造时间和空间是一个复杂系统适应和计划变革的必要条件。
- 在复杂的适应过程中，适当的紧张和不适是必要和正常的系统改变。

- 团队改进包括在系统中纳入持有不同观点的人员。
- 系统变革需要积极参与变革过程的支持型领导，确保所有成员的充分参与，并确保反思时间(Daly，Hill，& Jackson，2014)。

通过反思性适应过程，领导者使用 5D 或 5 个欣赏式询问的核心过程(欣赏式询问中心，2019 年)。与其用"解决它"的模式来解决问题，欣赏式询问的第一步是选择问一个问题，关注当组织在某个特定领域进展顺利时，"看起来"会是什么样子。通过使用案例来说明程序什么时候会产生积极的结果，小组可以确定并创建一个"可能"的共享形象。然后，他们可以进行创新，以达到理想的解决方案状态。总的来说，5D 是定义、发现、梦想、设计和交付。

作为个体化的变革

医疗卫生的大环境有时会提出变革必要性，要求你作为领导者推动变革。任何变革都可能带来压力，因为变革往往要求我们放弃旧的行为方式，形成新的思维和行为方式。

当你发现自己处于一个大的变革环境中(无论你是变革的创造者还是接受者)时，管理你自己的时间和压力是很重要的。寻找一位能在工作中帮助你克服挑战的知己(通常最好的选择是公司之外能够客观的人)。这个人可以帮助你认识到在变革过程中你自己的领导风格及对他人的影响。坚持你自己的价值观，在你的头脑中保持你的变革模式，认识到你需要达到的变革是什么，并认识到可能还不是最终的目标。要抵制过度控制或"自己完成所有工作"的诱惑。做好以下内容。

- 当你确保变革活动支持组织的任务时，允许其他人在计划上添加他们自己的标记。
- 给你的团队时间和空间来谈论发生的变化和分享他们的担忧。
- 确定并分享早期积极应对和方法的成功经验。
- 请记住你是在改变过程或产品，而不是改变他人或他人的个性。
- 以个人已有的优势为基础。
- 建立责任制，并定期仔细监测流程。
- 与那些正在经历变化的人保持密切联系。
- 为每个人寻找学习的机会，并庆祝学习过程中大大小小的成绩。

面对变化的不确定性是个人的挑战，尤其是当你要为他人的生活和工作负责时。尽管可能会有抵制或拖延的诱惑，但通常找到一种权力感或安全感的最好方法是向前一步，让自己和他人参与到变化过程中。吉尔伯特(Gilbert)和布鲁姆(2015)概述了护理管理者和临床领导者希望协商变革的几种策略，包括：

- 学会释放你的控制欲。这是有风险的,因为你必须依靠别人来完成你认为你想要的改变,而且事情可能不会在你的时间表上发生。
- 学会适应边缘的生活。这需要你建立起强大的人际关系网络、沟通渠道,并信任组织内外的其他人。
- 走出数据陷阱。使用你的技能来识别哪些数据是重要的,以帮助参与者理解情况。清晰地传达长期目标与数据之间的关系。
- 学会帮助他人重新定义看起来特别危险的情况。采用系统思考。

临床领导者必须培养一种时间感,并愿意参与变化过程的节奏。它需要预期、反应、敏捷的行动,以及带领他人进入新现实的意愿。你可以成为他人改变的榜样,从而传达变革的启动和紧迫性。

变革领导最关键、讨论最少的一个方面是信任的基本原则。这种信任是通过一贯的道德行为和明确定义的价值观赢得的。无论我们把拥抱复杂和享受变革描绘怎样的生活方式,通常变化都是很难被人们接受的。员工往往害怕改变会"发生"在他们身上,有时会有一种不安的期待,认为改变会威胁到控制、自主、习惯或舒适。在人际关系中建立领导力的明智领导者会诚实地、透明地,并帮助他人确定他们可以控制的事情(例如,照顾个体患者或自由提供改进意见)。这样的领导者在发起变革时,总是会考虑人们的感受和人际关系的动态变化。只有当每个人都决定实施创新时,真正的变革才会发生。如果人们信任你的领导,你与员工分享明确的方向和愿景,将有意义的输入和贡献的机会扩展到变革的计划和流程中时,员工才会一同明确提高质量的最有效的路径,并将其与其个人的目标和组织承诺结合在一起。

反思性问题

1. 在组织的变革中,你是如何思考和感受的? 你最大的担忧是什么?
2. 在变革时期,你最大的优势是什么?
3. 你有什么个人习惯(如锻炼、冥想和阅读)可以帮助你减轻压力吗?
4. 你能在组织之外找到两个人吗? 他们能在你协商和支持重大变革时倾听你的想法和感受吗?
5. 你如何调动组织内的资源来帮助你支持其他人(例如,人力资源的促进者)?

变革中发挥个体的智慧

有效的变革不会发生在单一一位领导者的范围内。作为一名护士领导,你有自由和机会与来自各个学科的专家交流。有效的领导者学习语言、阅读文献、对不同学科(包括医疗卫生体系内外)的内部观点产生兴趣并主动了解。成功的组织将他们的成功归功于员工的奉献精神和创造力。在一天结束的时候，我们的进步和成功取决于彼此——同辈、同事、下属和陌生人。我们都是未来新世界的探索者。我们每个人都必须发展自己的专业领域，尊重他人的专业知识，并承认当我们谁也不知道所有答案时，我们必须共同努力。

在复杂的自适应系统的背景下，不要把你的想法局限于只与你在组织内部认识的人合作，甚至只是通过专业网络交流。不要仅限于与医疗卫生专业人员合作。作为领导者的兴趣之一，就是能够邀请广泛的职业朋友共同合作。当你简单地介绍自己并请求他们帮助时，人们的反应令人惊讶。在这个科技时代，当你欣赏专家的作品时，不要害怕写信或打电话。做好准备，有礼貌，有礼貌，具体说明你的需要。

当你建立自己的风格和技能以领导下一代时，可以考虑邀请商业、政治、人类学、地理、语言甚至艺术方面的专家。阅读其他学科的著作，包括当今伟大思想的著作。想想他们的想法会对你的工作有什么帮助。想象一下，你的世界将如何扩展，其他人将如何受益于你复兴医疗卫生领导地位的方法。在我自己的医疗卫生领导经验中，最鼓舞人心的导师（马歇尔）是一名律师、一名发展官员、一名音乐家和一位意大利研究教授。

当你从广泛的学科和社区中吸取经验，你就创造了生成关系，释放能量和创造力来支持改变(Pesut, 2013)。当有建设性的想法、问题、决策责任和各种观点的分享时，你的工作将变得更加充实和富有成效。它能产生善意、积极的变化、员工满意度，并为下一代领导者提供生成基础。很快，你就会惊奇地发现其他人会被你的领导和你的组织所吸引。他们会想成为你团队的一员。

在持续变革中的战略性计划

战略规划是指对整个组织的远景规划。在今天的医疗体系中，这不仅是一个组织生存的关键活动，还是组织蓬勃发展的关键。战略规划是扩展的和概念性的，而战术或操作规划涉及为更短期、更有针对性或是更大战略计划的一部分的局部计划设定目标或目标发展。这两种计划都是必要的，并且对于确保组织中包含所有涉众至关重要。某种类型的战略规划在团队、团体、单位或系统级别是有帮助的。从变革的角度来看，战略规划包括以最好的方式实现组织所支持的目标或原则的愿景、规划和执行。深思熟虑和仔细的计划有助于变革型领导者为组织和相关人员定义和明确目标。促使我们有机会确认价值观，定义原则，并建立通往更有效的组织的道路，使机构中的所有人员都能获得更高的个人满意度。它需要精确的表达和创新的思维。

战略计划是通往理想未来的路线图，因此它可能涉及未来1年、3年、5年甚至更长时间，但它必须规划到未来。战略计划有几个重要目的（Baker et al.，2000；Uzarski & Broome，2019）。

- 代表提高组织绩效的长远愿景。
- 为规划和实施成果管理的结构和过程提供一个模型。
- 反映和塑造企业文化和以客户为中心。
- 为每天艰难的操作选择提供决策支持。
- 整合和调整组织的工作。

有效的战略是建立在组织的愿景、使命和价值观之上的。愿景、使命和价值观已经成为战略规划的惯用手段。首先，记住使命、愿景和价值观代表着你所做的事情。它们是重要的符号和表达。他们是你的组织的声音，但可能不是你实际在日常运营基础上所做的。不管使命、愿景和价值观在当今的企业世界中被怎样过度使用，它们仍然是组织战略方向的基础。在这里对组织愿景和使命进行审查，可帮助你避免在自己的组织内遭遇冷嘲热讽。作为领导者，你的最大利益就是让组织愿景和使命成为你作为领导者工作的内在动力。

愿景应该清楚地确定你为什么要做你所做的事情。愿景让人们对所做的事情充满热情——它是组织中每一个员工的试金石。就如我们每天起床和上班的原因。斯涅克（2010）谈到了"伟大的领导者如何激发行动"，强调了每个领导者在试图与他人合作发展愿景之前，都要检查自己所做事情的"为什么"，这是多么重要。愿景陈述应该简短明了，能够激励他人。以下是一些关于非营利组织愿景陈述的例子。

- 没有阿尔茨海默病的世界（阿尔茨海默病协会）。
- 每个人都有像样的地方居住的世界（仁人家园）。
- 成为连接人类与野生动物和保护的世界领导者（圣地亚哥动物园）。
- 作为人道主义社会，所有的动物都受到尊重和善待（ASPCA）。
- 一个没有乳腺癌的世界（Alamo乳腺癌基金会）。

愿景是你理想未来的画面。它是理想主义的、优雅的、雄心勃勃的，但反映了工作和组织的使命。它设定了卓越的标准，反映组织的目的、方向和独特性，并具有激励性。

使命明确了你的目标和你作为一个组织的职责。使命是将"愿景"付诸实施的过程。应保持使命表述方式的简洁并符合组织最基本的本质活动。以下是一个自制的例子："肖菲尔德社区护理是一个以社区为基础的机构，由专业护士和志愿者组成，为史密斯县患有慢性或危及生命疾病的成人和儿童提供富有同情心的家庭健康和支持服务。"另一个例子是阿拉莫乳腺癌基金会（2016）的使命声明："通过帮助患者，向卫生专业人员和决策者提供信息，并通过教育和社区拓展知识，以终结乳腺癌。"

价值观是在执行使命和遵循愿景时的行为指南和行为原则。例如同情、关心、品质、尊重。价值观对人们来说很容易列出，但在日常生活中反思和实施价值观就不那么容易了。

制定战略计划的过程

在医疗卫生等行业不断变化的情况下进行战略规划，有点类似于在道路仍在建设的情况下驾驶汽车。未来的一些不确定性使得梦想和创造一个有意义的愿景变得困难。战略规划是一个有用的过程，可以引导组织走向理想的未来，但如果你和其他人不致力于它，它就仅仅是一个练习。只有当你是一个战略领导者，并让其他人参与计划时，它才能有效。

战略领导者不断从更高层次的角度思考组织，从更大的角度分析，展望未来。你必须进行概念性和创造性的思考，始终在更大的站位上检查组织内部运作。战略思维是前瞻性的。因此，它总是带有一些挑战和风险。这是一个挑战，既要着眼长远，又要兼顾当地当前的问题。战略计划包括以下步骤。

1. 收集相关数据、观点、基准信息和分析外部环境；

2. 邀请一组有代表性的个人来制定远景、使命和价值观声明草案；

3. 从组织中更大的群体中获取信息；

4. 制定战略、指标和实施计划（Uzarski & Broome，2019）。

随着组织变得更加复杂，战略规划的过程也变得更加复杂。但基本步骤很简单。深思熟虑的计划、有效的执行和持续的评估对于战略计划不仅仅是象征性的实践是至关重要的。

沙夫纳（Schaffner）（2009）概述了护理战略规划成功的 10 个步骤，我们将从更大的医疗卫生角度借鉴并适应这些步骤。

1. 委任一个策略规划指导委员会。这个团队应该包括适当数量的关键人员和组织的利益相关者。你需要一些有远见的思想家，一些现实主义者，一些来自你作为一个组织的影响的各个方面的代表，你必须有更高的管理部门的支持。使委员会成员熟悉他们的角色和战略规划本身的过程。

2. 使用战略分析来指导规划，使用关键指标。沙夫纳建议这一步骤可以"在幕后"完成。这通常是由外部顾问团队完成的，他们了解组织，有时间收集内部和外部的数据，并提交给指导委员会。这些数据可能包括与财务、人员、满意度和质量指标、社区人口统计、医疗卫生趋势、竞争对手的交付和业务范围以及任何其他在规划中被认为重要信息的相关信息。

3. 与主要利益相关者进行面谈，以评估对企业的看法。这一步骤在战略规划活动中经常被忽视，必须仔细地进行，以确保受访者知道他们的回答只会整体报告。沙夫纳建议使用一套标准的问题，但你应该在面试时广开网络。包括所有在你的企业中有既得利益的人。请记住，客户和（或）患者可能是这一步骤的重要组成部分。包括对更广泛人群的调查。最重要的是建立一幅基于数据的对当前形势的看法和对未来的展望的分析。

4. 分析对利益关联人的访谈和分析资料。参与规划的每一位成员均需要所有的基础信息。

5. 进行 SWOT 分析。这是任何战略规划过程中的关键步骤：检查与有效绩效或组织愿景实现相关的优势、劣势、机会和威胁。SWOT 分析只有在所有参与者都参与到过程中的某一点时才是有效的。根据访谈资料，指导委员会可以创建一个 SWOT 分析，并通过广泛审查，以获得广泛的员工反馈。对优势和劣势的评估必须是真实的，在所有讨论都是安全的环境中进行。这有助于领导和组织成员识别内部能力和挑战。对机会和威胁的评估包括对组织外部的可能性和挑战的考虑。它需要分析社区和整个行业内的问题，并识别组织领域外未来或正在出现的问题的迹象。威胁一词的使用可能并不总是准确的，因为分析的这个组成部分通常并不指对组织的任务或成功的实际威胁。威胁可能包括社区中的挑战、外部环境的变化或组织应该考虑的技术创新。

6. 对潜在的策略开展头脑风暴。首先需要完全开放和自由。给梦想留出时间和空间。记录所有的可能性；不要隐瞒或排除任何想法。其次是将梦想列表缩小到少于 6 个战略行动或目标，这些行动或目标与组织的使命和目标相一致，并与组织的愿景相吻合。上述过程可以由一个较小的小组完成，然后将其提交给较大的小组，以达成共识并确定优先次序。战略是在路线图或未来目标的框架内阐述的。这些战略需要暗示他们的成就将改变组织朝着预期的未来发展。

7. 围绕策略完成差距分析。分析新设计的战略与组织的现状之间的差异。这有助于团队制定战术目标。

8. 制定一个战术计划。通常情况下，在每个战略下都有一些特定的战术目标。也应该包括一个时间表和负责任的引领者或领导者。

9. 度量是反映每个目标和战略的成功或失败的估量。需要通过研究形成自己的基线数据。除了具体的措施外，评估计划还需要列出数据来源、何时和多久进行测量、谁负责以及将向谁报告结果。

10. 沟通，沟通，再沟通。该计划应在所有阶段广泛传播。它可以成为共享组织愿景、使命、价值观和方向的工具，也可以为变革获得内部和外部的支持。

战略计划从愿景出发，这是一面鼓舞人心的旗帜，反映了组织最崇高的身份和梦想。作为一名护士领导，你将与其他医疗卫生系统的领导者一起制定计划，该计划从广泛但可实现和可衡量的目标开始。它们可能与战略领导、系统和组织工作的具体方面有关。在每个战略目标下都列出了更多地方性的、具体的和可衡量的目标。此外，还确定了负责实现目标的团队或人员。实现目标的过程通常由某种时间轴或逻辑模型进行绘制。

实施战略性计划

一旦战略规划过程就位，显然，如果它被搁置到下一次委员会会议、年度静修或认证访问之前，将不会有任何好处。一个完善的战略计划可指导组织的方向，但这取决于领导者如何让它发挥作用。这需要领导者定期评估计划的进展。这可能是应用战略计划的框架进行的口头季度报告和(或)年度书面报告。

要实施战略计划，首先要广泛地传播它。以特定的格式或模板概述计划，实为有帮助的方式(Uzarski & Broome，2019)。模板可在组织内部应用，也可通过检查其他组织的战略计划找到这些模板。为计划的每个部分指派一名主管也是一个好的策略，他可以监督目标的实施和实现。此外，至关重要的是，每年对计划进行评估，以便如果出现新的计划，它们可以集成到现有计划中，而不会被忽略。对计划的一部分负责的人或团队开展评价是一种特殊情况。邀请员工阐明他们的绩效目标以及你对他们绩效的期望。记录和测量预期的实现情况。用数据跟踪进度。提供改进和跟踪的机会。对员工的评估不仅可以作为留任或晋升的绩效评估，还可以作为教学和成长的绩效评估。

执行工作的另一个重要组成部分是沟通该计划的进展。根据组织变化的程度，往往每6到12个月进行一次沟通会。市政厅、时事通讯和小型单位会议都是可行的沟通形式。

有效评价战略计划

战略计划目标的实现通过评价计划进行记录。大多数评价遵循某种逻辑模型，其中包括输入、活动、输出、中间结果和最终结果。最终结果必须反映组织的成功或失败的有形结果。也就是说，评价需要数据，数据分析的结果应反映工作的任务和目的。中间结果反映了实现最终结果的策略的成功。除了战略计划之外，评估计划还可以映射绩效计划、问责跟踪或其他数据收集和数据跟踪计划。组织的所有主要方面都应该包括在整个组织评价计划的某个地方。

每个目标都应该是可衡量的，评估计划应该包括具体的工具或措施，并包括责任制和对每个目标采取措施评价的指定时间间隔。避免使用太多工具或计划来衡量过程而不是结果。如果对结果导向的评价计划存在阻力，则这部分将是无意义的。因此，你们的评估活动应该包括激励、澄清和邀请参与。组织必须对评估进行投资，并利用评估结果改进其工作。

在当今针对结局和成果的文化中，评价包含的远不止与战略计划相关的措施。评价是针对每项医疗卫生活动的一部分。开始制定和维持一个评价计划时，应广泛咨询，所有相关的书籍，课程和专家都是可用的。我们评价资源、人员、患者结果、满意度、流程以及我们关心的每一件事。作为一名领导者，总是要考虑你将如何评价你所做的事情，谁应该为此负责，或者两者都要考虑。制定一个数据收集的总体计划，为你做出的评价决策提供证据。评价应该像研究一样系统地进行，有一个计划、具体的问题、数据、分析，并利用数据做出明智的决定。这与过程、结果和人有关。只有当愿景、计划、实施和评价的循环结束时，管理才是真正取得了进展。有关领导力的具体表现见方框 2-3。

方框 2-3　行动中的领导力：战略计划
实施：通过沟通参与

黛安娜·乌扎尔斯基(Diane Uzarski)，护理实践博士，注册护士
- 确定为什么在战略计划及其潜在挑战中与组织人员沟通并让他们参与其中很重要。
- 展示一个有说服力的沟通策略将如何导致计划参与和实施成功。
- 描述沟通战略计划实施的挑战和可能的解决方案。

介绍

我们的新战略计划就在我的桌子上，这份彩色印刷文件是 8 个月的利益相关者访谈、焦点小组和 100 多名学校社区成员参与的成果。我们已经制定了重点领域、愿景和任务、目标和战略，这些将指导我们的组织接下来 4 年的工作。我刚刚进入这所学校，负责领导战略计划的实施。这似乎是一项艰巨的任务。

我意识到，对我们的领导团队来说，重要的下一步是为我们的计划制定一个健全的过程和结构，而且应该是得到所有人支持的过程和结构。这个结构将成为建立成功的基础。我也认识到，我的项目管理经验将很好地帮助我进入下一个阶段。然而，我引用的一些出版物指出，沟通和参与是确保战略计划成功实施的两个关键因素。有效地沟通我们的计划和让我们的社区参与实施的任务似乎是有挑战的。

我挠了挠头，心想："我们该如何传达我们的战略计划，以促进这份印制的文件与我们的员工之间建立真实的关联？我们如何使战略计划成为我们的成员能够理解、联系和想要参与的？我们如何在团队中点燃我们的愿景和目标？这个计划将如何成为我们组织未来工作的工具？"

我不知道这些问题的答案，但我的直觉意识到，只有我们的社区成员理解这个计划，它与我们学校的成功的相关性，并渴望参与，我们才能体验到成功。一个组织（和它的计划）的核心是它的人员。我们需要帮助我们的成员将计划的目标和战略与他们自己的工作联系起来，并在未来 4 年通过我们的参与使我们的计划（和愿景）保持活力。

讨论：在你自己的工作单元或组织中实现战略计划的基本原则是什么？也就是说，对实施来说，什么会促进，什么会阻碍？

应用沟通策略以促进参与

任何成功实施战略计划的挑战都是沟通和参与。尽管我们的社区成员参与了计划的制定，但考虑到他们的工作量和角色的需求，要求他们持续从事这项工作可能是一个挑战。对于人们来说，在很长一段时间内参加会议和分配不同的任务是很困难的。此外，由于战略计划通常被认为是崇高的，成员可能不会看到对他们的直接重要性或感觉被授权在团队中工作。如果认为我们的社区会马上欣然接受我们未来的工作，那就错了。

我们的领导团队承诺建立对该计划的认识和理解的基础，同时承诺包容和透明。我们问自己："作为我们组织的一员，我需要了解关于战略计划的哪些方面，才能感到授权并愿意参与？"在与团队讨论之后，我制定了一套促进参与所需的目标和关键原则，一个关于我们的实施结构、核心价值、成功实施的建议，以及对参与的期望的图表。例如，我们采取措施，让我们的成员轮流参与任务小组，以证明在夏季可以休息一下，我们对每个季度 8～10 小时的团队工作时间要求非常明确。

我们意识到，我们的计划的"品牌化"将有助于把它与我们的社区和独特的文化联系起来。我们的沟通团队成员一起，通过多种方式精心制作和传播信息，包括社交媒体、数字监控标识、电子通讯、网站，以及在社区会议上的演讲。把我们的战略计划和相关的形象放在学校的"前沿和中心"帮助我们接触到我们的会员。我们的愿景和核心价值被放在画架、横幅和数字显示器上。一个视频帮助我们的社区理解了我们的计划是如何与我们组织的未来相关的。作为一个社区，我们用一个展示和咖啡杯活动来庆祝战略计划实施的启动。在我的脑海中，我想："我们是否清晰地传达了一致的信息，以吸引组织内不同的成员？"我经常从我们的会员那里得到反馈，帮助我根据需要调整我们的信息。

我们确定了对我们的成功至关重要的另一个沟通方面。我们制定了战略计划，作为一种蓝图，向组织外的利益相关者团体阐明学校的愿景，以获得支持，促进参与，并发展伙伴关系。我利用每一个机会与外部利益相关者分享，并给他们反馈的机会。

这包括我们的学术实践伙伴团队的成员，我们的顾问委员会，我们的校友会等利益关联群体。我也鼓励我们的成员在对他们的民众讲话时使用战略计划。这种方法证明了护理的价值，并允许我们的护理人员在场、影响和协作促进变革的能力。

我们一直在感谢成员的努力工作和对计划的持续支持，我们每年庆祝我们取得的成绩。我们的社区成员和外部利益相关者每年都会收到一份年报，其中详细介绍了我们的集体成功。

讨论：作为一名护士长，你如何利用可用的资源与你的员工沟通，并让他们参与到战略计划的工作中。

评价战略计划的作用

我们正在执行我们的 5 年战略计划的过程中，我们正在反思我们的成功和今后的工作。到目前为止，我们有超过 200 名社区成员自愿贡献了数千小时来推进该 3 年前确定的计划。我们作为一个团体庆祝这些成绩，我们的工作还在继续。最近，超过 60% 的成员参与了焦点小组讨论，并对中期检查做出了回应。我们收到了关于如何进入我们的社区，如何继续参与，以及如何编辑我们的策略以更积极地应对当前挑战的良好反馈。我们已经编辑了基于这些输入的目标、策略和指标，并且我们已经与组织分享了我们的发现。

反思

我们战略计划实施的前 3 年，对我和整个领导团队来说都是一次学习的经历。我很快意识到利用团队、专家和相关文献的知识的价值。对计划保持警惕很重要，但也很有挑战性，因为组织有多个优先级。我学会了与人建立关系和信任是多么重要、用心和有意的价值，掌握社区脉搏的重要性，寻找治疗方法，找出什么是有效的，什么是无效的，并反思反馈。我带领我们的组织通过战略计划实施的工作是令人满意的，这帮助我挑战自己，发展灵活性和创造力。

对于当今医疗卫生环境中的领导者来说，理解环境的复杂性、变革过程的有效性以及制定战略规划原则是至关重要的。挑战可能是令人生畏的，但回报对作为领导者的你和你的组织来说是伟大的。没有什么比在一个复杂的环境中茁壮成长，帮助人们通过改变享受积极的结果，规划和实现一个新的未来更令人满足的了。

参考文献

Alamo Breast Cancer Foundation. (2016). *About us: Mission*. Retrieved from www.alamobreastcancer.org

American Association of Colleges of Nursing. (2016). *Hallmarks of the professional nurs-ing practice environment*. Washington DC: Author. Retrieved from http://www.aacn.nche.edu/publications/white-papers/hallmarks-practice-environment

Baker, C., Beglinger, J., Bowles, K., Brandt, C., Brennan, K. M., Engelbaugh, S., LaHam, M.

(2000). Building a vision for the future: Strategic planning in a shared governance nursing organization. *Seminars in Nursing Management*, 8(2), 98-106.

Bodenheimer, T., & Mason, D. (2016). *Registered nurses: Partners in transforming primary care. Proceedings of a conference sponsored by the Josiah Macy Jr. Foundation in June*, 2016. New York, NY: Josiah Macy Jr. Foundation.

Boston-Fleischhauer, D. (2016). Nurse executives wearing 2 hats as strategic leaders. *Journal of Nursing Administration*, 46(10), 487-489. doi: 10.1097/NNA.0000000000000390

Center for Appreciative Inquiry. (2019). *Inspire positive change in individuals and organizations.* Retrieved from https://www.centerforappreciativeinquiry.net/

Christensen, C. M., Raynor, M. E., & McDonald, R. (2015, December). What is disruptive innovation? *Harvard Business Review.* Retrieved from https://hbr.org/2015/12/what-is-disruptive-innovation

Cipriano, P. F. (2008). Improving health care systems thinking. *American Nurse Today*, 3(9), 6.

Cooperrider, D., Whitney, D., & Stavros, J. (2008). *Appreciative inquiry handbook* (2nd ed.). Brunswick, OH: Crown Custom.

Daly, J., Hill, M., & Jackson, D. (2014). Leadership and health care change management. In J. Daly, S. Speedy, & D. Jackson (Eds.), *Leadership and nursing* (2nd ed., pp.81-90). Sydney, NSW, Australia: Elsevier.

Davidson, S., Weberg, D., Porter-O'Grady, & Malloch, K. (2017). *Leadership for evidencebased innovation in nursing and health professions.* Burlington, MA: Jones & Bartlett.

Delany, K., Robinson, K., & Chafetz, L. (2013). Development of integrated mental health care: Critical workforce competencies. *Nursing Outlook*, 61(6), 384-391. doi: 10.1016/j.outlook.2013.03.005

Drucker, P. (2000). Managing knowledge means managing oneself. *Leader to Leader*, 16. Retrieved from http://rlaexp.com/studio/biz/conceptual_resources/authors/peter_drucker/mkmmo_org.pdf

Drucker, P. (2004). What makes an effective executive? *Harvard Business Review*, 82(6), 58-63.

Fuller, R., & Hansen, A. (2019). Disruption ahead: Navigating and leading the future of nursing. *Nursing Administration Quarterly*, 43(3), 212-221. doi: 10.1097/NAQ.0000000000000354

Gilbert, J., & Broome, M. E. (2015). Leadership in a complex world. In M. Sitterding & M. E. Broome (Eds.), *Information overload: Framework, tips, and tools to manage in complex health care environments* (pp. 53-71). Washington, DC: American Nurses Association.

Goldstein, J., Hazy, J. L., & Lichtenstein, B. B. (2010). *Complexity and the nexus of leadership.* New York, NY: Palgrave Macmillan.

Hayes, J. (2018). *The Theory and Practice of Change Management* (5th ed.). London, UK: Palgrave Macmillan.

Hewner, S., Seo, J. Y., Gothard, S. E., & Johnson, B. J. (2014). Aligning population-based care management with chronic disease complexity. *Nursing Outlook*, 62(4), 250-258. doi: 10.1016/j.outlook.2014.03.003

Johnson, M. J., & May, C. R. (2015). Promoting professional behaviour change in health-care: What interventions work, and why? A theory-led overview of systematic reviews. *BMJ Journals*, 5(9), e008592. doi: 10.1136/bmjopen-2015-008592

Khan, B., Rivera, R. R., Manzano, W., & Fitzpatrick, J. J. (2018). Appreciative inquiry: A program to enhance positive nurse-to-nurse interaction. *Nurse Leader*, *16*(1), 54 – 57. doi: 10.1016/j.mnl.2017.06.007

Kotter, J. P. (2007). Leading change: Why transformation efforts fail. *Harvard Business Review*, January: 92 – 107.

Pesut, D. J. (2008a). Change agents and change agent strategies. In H. R. Feldman et al. (Eds.), *Nursing leadership: A concise encyclopedia* (pp. 103 – 105). New York, NY: Springer Publishing Company.

Pesut, D. J. (2008b). Complex adaptive systems (chaos theory). In H. R. Feldman et al. (Eds.), *Nursing leadership: A concise encyclopedia* (pp. 123 – 124). New York, NY: Springer Publishing Company.

Pesut, D. J. (2013). Creativity and innovation: Thought and action. *Creative Nursing*, *19*(3), 113 – 121. doi: 10.1891/1078 – 4535.19.3.113

Pesut, D. J. (2019). Anticipating disruptive innovations with foresight leadership. *Nursing Administration Quarterly*, *43*(3), 196 – 204. doi: 10.1097/NAQ.0000000000000349

Pesut, D. J., & Thompson, S. A. (2018). Nursing leadership in academic nursing: The wisdom of development and the development of wisdom. *Journal of Professional Nursing*, *34*(2), 122 – 127. doi: 10.1016/j.profnurs.2017.11.004

Pittman, P., & Forrest, E. (2015). The changing roles of registered nurses in Pioneer Accountable Care Organizations. *Nursing Outlook*, *63*(5), 554 – 565. doi: 10.1016/j.outlook.2015.05.008

Porter-O'Grady, T., & Malloch, K. (2011). *Quantum leadership: Advancing innovation, transforming health care* (3rd ed.). Sudbury, MA: Jones & Bartlett.

Porter-O'Grady, T., & Malloch, K. (2016). *Leadership in nursing practice: Changing the landscape of health care* (2nd ed.). Burlington, MA: Jones & Bartlett.

Romley, J., Goldman, D., & Sood, N. (2015). U.S. hospitals experienced substantial productivity growth during 2002 – 2011. *Health Affairs*, *34*(3), 511 – 517. doi: 10.1377/hlthaff.2014.0587

Schaffner, J. (2009). Roadmap for success: The 10-step nursing strategic plan. *Journal of Nursing Administration*, *39*(4), 152 – 155. doi: 10.1097/NNA.0b013e31819c9d28

Sinek, S. (2010, May 10). How great leaders inspire action. *TED talks*. Retrieved from https://www.ted.com/talks/simon_sinek_how_great_leaders_inspire_action?language=en

Sitterding, M., & Broome, M. E. (2015). *Information overload: Framework, tips, and tools to manage in complex health care environments*. Washington, DC: American Nurses Association.

Stalter, A. M., & Mota, A. (2018). Using systems thinking to envision quality and safety in healthcare. *Nursing Management*, *49*(2), 32 – 39. doi: 10.1097/01.NUMA.0000529925.66375.d0

Stroebel, C. K., McDaniel, R. R., Jr., Crabtree, B. F., Miller, W. L., Nutting, P. A., & Stange, K. C. (2005). How complexity science can inform a reflective process for improvement in primary care practices. *Joint Commission Journal on Quality & Patient Safety*, *31*(8), 438 – 446. doi: 10.1016/S1553 – 7250(05)31057 – 9

Strumberg, J. P., & Martin, C. (Eds.). (2013). *Handbook of systems and complexity health*. New York, NY: Springer Publishing Company.

Tsai, C. T., Joynt, K. E., Wild, R. C., Orav, E. J., & Jha, A. (2015). Medicare's bundled payment initiative: Most hospitals are focused on a few high-volume conditions. *Health Affairs*,

34(3)，371 - 380. doi：10.1377/hlthaff.2014.0900

Uzarski, D.，& Broome, M. E. (2019). A leadership framework for implementation of an organization's strategic plan. *Journal of Professional Nursing*，*35*，12 - 17. doi：10.1016/j. profnurs.2018.09.007

Wall，K. (2013). Complexity science and innovation：Interview with Curt Lindberg. *Innovation Management. se.* Retrieved from http：//www. innovationmanagement. se/2010/06/14/complexity-science-and-innova

第三章

复杂的医疗机构当前面临的挑战和四重目标

凯瑟琳·C.佩雷拉和玛格丽特·T.鲍尔斯

文化不会因为我们想要改变而改变。当组织变革时，文化会发生变化。文化反映了人们每天共同工作的现实。

——弗朗西丝·赫塞尔宾

本章目标

- 理解当前推动美国医疗服务提供的挑战。
- 描述四重目标。
- 理解医疗团队和模型。
- 识别与健康素养相关的挑战。
- 区分医疗卫生领导者面对的各种环境和情景。
- 检查生产力、有效性和安全性及其对优质护理的影响。
- 描述高级护理实践注册护士在不同环境中领导初级卫生保健行动以改善结局的独特作用。
- 阐明健康的社会决定因素的重要性。

引言

21 世纪美国的医疗卫生受到许多因素的影响和挑战，包括立法、公共政策和消费者的要求。在 2010 年实施《患者保护和平价医疗法案》（Affordable Care Art，ACA）和首次引入三重目标的过程中，这些因素都结合在了一起（McClellan，McKethan，Lewis，Roski，& Fisher，2010；Whittington，Nolan，Lewis，& Torres，2015）。这些改革旨在使消费者和患者能够更容易获得、负担得起更高质量的医疗卫生，从而更好地控制他们的医疗卫生。通过强制医疗保险全覆盖，ACA 广泛地关注中低收入人群。ACA 最显著的影响体现在两个不同的领域：① 扩大联邦医疗补助计划；② 增加 18～30 岁成年人的覆盖率(Long et al.，2015)。不利的一面是，扩大医疗补助计划产生了不同的影响，因为这取决于各州是否采纳扩大先前未参保人群覆盖范围的方案(Long et al.，2015)。在 29 个实行医疗补助扩大计划的州中，未参保人数减少了 38.3%(Miller & Wherry，2017)。有人认为，为那些没有保险的人提供保险将改善健康结局和减少贫富差距。迄今为止，ACA 的实施似乎提高了慢性病的诊断率和治疗率，增加了获得预防和健康筛查服务以及获得和遵从处方服务的机会。然而，在某些特定方面并未改善预期结果，如高血压、测量糖化血红蛋白或胆固醇水平，或改善急诊服务的利用率(Sommers，Gawande，& Baicker，2017)。ACA 最近的变化，包括取消强制所有公民都有的医疗保险，可能导致这些短期收益进一步不稳定。有关新媒体资源见方框 3-1。

方框 3-1 新媒体：美国医疗卫生现状

TED 演讲

简·德内克(Jan Denecker)，联合包裹服务医疗物流总监."How to Do More With Less in Healthcare." https://www.ted.com/talks/jan_denecker_how_to_do_more_with_less_in_healthcare

播客

艾姆·里希·曼昌达(Aim Rishi Manchanda)，医学博士，公共卫生硕士，医疗卫生改善研究所，首席医疗官.2016 年 12 月 15 日."WIHI：Moving Upstream to Address the Quadruple Aim." http://www.ihi.org/resources/pages/audioandvideo/wihi-moving-upstream-to-address-the-quadruple-aim.aspx

哈尔·沃尔夫(Hal Wolf)，医疗卫生信息和管理系统协会(HIMSS)总裁兼首席执行官.2017 年 12 月 27 日."Tackling Healthcare Challenges With Information and Technology，Differently." https://www.himss.org/valuesuite/tackling-healthcare-challenges-information-and-technology-differently

网站

Agency for Healthcare Research and Quality(医疗卫生研究和质量机构)，"Transforming Hospitals：Designing for Safety and Quality." https://www.ahrq.gov/professionals/systems/hospital/transform/index.html

---

四重目标

ACA 通过注重"价值高于数量"和最大程度地提高医疗系统的绩效，对美国医疗卫生服务产生了影响(Shirey & White Williams，2015)。医学研究所(Institute of Medicine，IOM)定义的三重目标包括以下原则：① 人群健康；② 医疗卫生成本管理；③ 提高患者护理体验，包括质量和满意度(Whittington et al.，2015)。三重目标的追求，包括广泛实施电子健康记录(electronic health record，EHR)，引发一些卫生保健服务提供者的担忧，包括工作倦怠和资源需求，以维持服务者的弹性，来保持以患者为中心的护理。因此，博登海默(Bodenheimer)和辛斯基(Sinsky)(2014)提出了四重目标，建议包括改善工作策略的第四个目标，重点是服务提供者的体验(Morrow，Call，Marcus，& Locke，2018)。

为了实现这些目标，医疗卫生领导者必须确定新的优先事项，不仅是医疗卫生服务，而且要改善医疗卫生团队成员的工作状态。变革型领导力是一种战略，其重点在于通过超越自身利益和挑战性假设来激励追随者实现超出预期的目标(Mitchell，2014；Tepper et al.，2018)。

四重目标的成功实施取决于影响医疗卫生环境的几个重要因素。其中包括：

- 新兴医疗卫生团队的成功。
- 提高患者群体的健康素养。
- 有效使用电子健康记录。
- 与生产力、有效性和安全性相关的问题。
- 护理人力资源的开发。
- 健康的社会决定因素。
- 服务提供者。

服务提供者影响到医疗卫生人力资源的招聘和保留，也是四重目标的关键组成部分。虽然这份清单并非详尽无遗，但它提供了一些重要的例子来说明这里所讨论的问题。

当前医疗卫生的影响因素

2014 年，医疗卫生改善研究所(Institute for Healthcare Improvement，IHI)引入了四重目标的概念，旨在扩展医疗卫生框架，将医疗卫生目标联系起来，并解决对服务提供者的影响(Bodenheimer & Sinsky，2014；IHI，2016；Whittington et al.，2015)。卡普兰(Kaplan)(2015)提出了一个全面的概述原则，涉及有关医疗成本，以及三重和四重目标对医疗卫生服务的影响。价值的衡量应该以患者为"分析单位"。卡普兰提出，衡量价值包括关注与成本相关的健康结局。这个模型可以应用于从健康到疾病以及整个护理周期。这一进程必须透明，卫生部门必须对结果负责。确定适当的结果度量必须有条不紊地进行，而不是一个迅速的过程。波特（Porter）和卡普兰（2016）提出了基于价值的捆绑支付策略，通过在一个医疗周期内为特定的医疗条件提供单一支付来实现四重目标。关节置换是一些最常见的捆绑支付，并可以节省成本。纳瓦什（Navathe）等（2017）指出，3 942 例接受关节置换术的患者总成本节省了 5 577 美元（20.8%），节省的费用来自两个关键领域：植入装置的选择、用品和术后护理。

在这一新范式中，责任护理组织（Accountable Care Organizations，ACOs）的创立是开创性的医疗卫生服务模式。大约 1 000 个不同规模和复杂程度的组织现在作为 ACOs 运作。一些是大型卫生系统的一部分，而另一些则是医院和私人机构合作的结果。奖励是该计划的一个关键组成部分，到目前为止，只有不到 50% 的组织达到护理标准而获得奖励。其原因包括缺乏实质性的经济激励，符合基于价值护理服务要求的患者太少，组织缺乏对如何最佳实施护理模式的知识，以及在组织内部实施变革的长期挑战（Lewis，Fisher，& Colla，2017）。要克服 ACOs 面临的组织挑战，需要团队中包括具备变革理论、财务和创业技能的高级护理实践注册护士。四重目标的实现将包括：一个更健康的人群，重点放在预防而不是治疗疾病上，减少获得护理服务和护理质量的差距，患者满意度和参与社区医疗卫生服务，降低成本，减轻临床医生的技术负担，并改善服务提供者对工作满意度。

医疗卫生团队和模式

多学科医疗卫生团队在各种环境中被证明了临床有效性，是医疗卫生模式的一部分（Okun et al.，2014）。跨专业合作实践的核心能力已得到关键卫生专业组织的发展和认可。这些能力侧重于价值观和道德、角色和责任、跨专业沟通、团队和团队合作（Mackintosh et al.，2014）。跨专业团队在临床情况和护理环境中以动态方式运作。例如，在帮助患者从急症护理环境向长期护理的过渡时，社工可能是团队领导。药剂师可能在一个医疗复杂患者护理的重症护理环境中成为团队领导。成功的团队平衡了成员的个人优势和整个团队的需求。

综合护理模式，即为从一个护理场所过渡到另一个护理场所的个人提供无缝护理，被认为可以改善护理结果，减少冗余，降低医疗成本。一个例子是将心理健康服务与初级卫生保健相结合。应用该模式后发现急诊就诊显著减少，血压维持正常率提高，对糖尿病护理指标的依从性提高（Reiss-Brennan et al.，2016）。最近提出的另一种模式将患者和家庭护理者作为团队的关键成员，以建立有效的医疗卫生伙伴关系（Okun et al.，2014）。这些关键团队成员的加入符合"四重目标"的宗旨，他们专注于与患者合作，以实现医疗卫生的关键价值：以经济高效的方式获得满意的体验和积极的结果。

当医疗卫生团队的组成受到组织裁员的影响时，挑战就出现了。组织结构调整可能导致提供直接护理所需的熟练人员数量出现缺口。在一个充满活力的医疗卫生体系时代，有很多领导力的机会来弥合这些差距。基尔帕特里克（Kilpatrick）、拉沃伊·特伦布莱（Lavoie Tremblay）、里奇（Ritchie）和拉莫思（Lamothe）（2014）提出，高级护理实践注册护士应利用这些领导机会。作为临床专家、教育工作者、研究人员和领导者，高级护理实践注册护士可以在初级卫生保健和急性护理环境中对医疗卫生团队产生积极影响（Kilpatrick et al.，2014）。除了裁员带来的挑战外，急症护理环境中的高级护理实践注册护士在融入医疗卫生团队方面也面临障碍。使用有效的领导力策略，高级护理实践注册护士可以在专注于提供以患者为中心的优质护理服务的医疗卫生团队的不同成员之间架起沟通桥梁。资源的有效利用是高级护理实践注册护士如何在临床护理中发挥领导作用的一个例子（Kapu, Kleinpell, & Pilon, 2014）。在一项对二次资料的回顾性分析中，卡普（Kapu）等人发现，对一个住院护理团队增加开业护士（NPs）可通过总收入和成本效益、缩短总住院时间和标准化实践来提高护理质量，从而增加收入。

得士安（Tetuan）等（2014）描述了一个侧重于人口健康和成本降低的模式。这是一家护士管理的诊所，每年进行健康检查，以提升目标医疗保险人群进行乳房 X 线摄片检查和结肠镜检查的依从性。该模式要求在长期护理随访时，患者有机会表达他们的个人健康信念，并讨论其对健康筛查的担忧（Tetuan et al.，2014）。实施这种护理模式后结果显示，患者对乳房 X 线摄片检查建议的依从性增加，结肠镜检查有增加的趋势。通过早期发现和预防乳腺癌或结肠癌，可以更有效地管理慢性病，可以降低病死率和总护理费用，提高治愈率。

高级护理实践注册护士作为变革型领导者，有潜力通过满足患者传统临床实践领域之外的特殊需求，而在护理流程再造中发挥关键作用。在协调护理和确定提供护理服务的替代方法方面，高级护理实践注册护士应发挥领导作用。普罗维登斯健康与服务公司总裁兼首席临床官埃米·康普顿·菲利普（Amy Compton Phillips）介绍了在特定环境下关注护理、治疗和协调未来医疗卫生重新设计的机会（see Compton-Phillips，2015）。

引入新的护理模式有助于提高效率、降低成本，并最终提高生产力。在初级卫生保健机构中，高级护理实践注册护士并没有像他们的医生同事一样始终获得相同水平的临床支持。例如，尽管医疗助理（MAs）可以完成基本的临床任务，但他们通常只被分配支持医生而不是高级护理实践注册护士。刘（Liu）、芬克尔斯因（Finkelstein）

和波格斯扬(Poghosyan)(2014)创建了排队模型来分析高级护理实践注册护士利用率，以确定服务提供率。通过关注提供者的服务率，他们考虑到在不同实践环境下服务提供者之间存在的差异。刘等人(2014)比较了有无医疗助理支持的高级护理实践注册护士的实践，以确定哪种模式的成本效益好，以及何种医疗助理与高级护理实践注册护士的比例能产生最具成本效益的护理，同时能增加获得护理的机会。他们发现，当护士得到医疗助理的帮助时，高级护理实践注册护士的生产力和成本效益显著提高。随着高级护理实践护士数量的大幅增加，医疗卫生系统需要评估人力资源组合，以确定哪种模式能够最大程度地扩大各水平服务提供者的执业范围。高级护理实践注册护士提供者数量的增加应能改善获得护理的机会。如果得到医疗助理的支持，高级护理实践注册护士可以以一种经济高效的方式最大限度地提高生产力。

目前，越来越强调扩大注册护士在初级卫生保健中的角色范畴。然而，传统的为获得护士执照设置护理教育课程多关注满足急重症的护理能力而非初级卫生保健的要求。2016梅西基金会大会，注册护士：变革初级卫生保健的合作伙伴，建议在慢性疾病管理、护理协调、人群健康的技能需要、初级保健机构中的临床经验纳入本科护理课程。为此，需要重新设计系统，包括将初级卫生保健内容纳入注册护士执照考试(NCLEX-RN)，创建跨专业门诊临床经验，以及学生接触注册护士主导的护理模式(Bodenheimer & Mason，2016)。

作为一门学科，护理学旨在提升促进健康和解决人类对健康和疾病的反应。具有博士学位的高级护理实践注册护士准备成为变革的推动者，以检查护理系统和新的护理模式所需的领导力。作为护士，高级护理实践注册护士带来了独特的视角，需要迎接挑战，领导实践变革计划，做医疗卫生团队的重要成员。护理对医疗服务模式的实施和研究的贡献是这些模式成功的关键。因此，高级护理实践注册护士需要在这一过程中发出积极的声音。

反思性问题

1. 作为变革型领导者，高级护理实践注册护士如何影响护理的重构？
2. 如何才能最好地利用临床型护理博士的技能来创建有效的医疗卫生模式？
3. 高级护理实践注册护士需要什么策略或技能才能成功地促进四重目标？

提高健康素养，提高医疗安全和患者参与度

实现四重目标的一个重要因素是提高广大社区的健康素养。当增加患者参与护

理,重要的是要考虑如健康素养这些因素。健康素养,连同健康计算技能,可以影响整个范围内的医疗服务提供的质量,并对维持患者参与自己的健康至关重要。健康素养的定义是"个人有能力获得、处理和理解基本健康信息的程度,这些信息是做出适当的健康决策和预防或治疗疾病所需的服务所必需的"[Health Resources and Services Administration(HRSA),2015],并可以促进理解和护理服务的安全。健康计算能力是"理解和使用定量健康信息所需的个人技能水平,包括基本计算技能、使用文档和非文本格式(如图形)信息的能力以及口头交流的能力"(Berkman,Sheridan,Donahue,Halpern,& Crotty,2011,p.99)。这2项技能对于提高医疗服务的质量和安全性至关重要。有关新媒体资源见方框3-2。

方框3-2 相关新媒体资源:健康素养

TED演讲

Dr. Lisa Fitzpatrick,MD,MPH,MPA,on Health Literacy. "Are You Confused About Health Information? You Are Not Alone." https://www.youtube.com/watch?reload=9 &v=-x6DLqtaK2g

Steven Duggan,Director of Worldwide Education Strategy at Microsoft Corporation. "Sickness: Illiteracy as a Fatal Illness?" https://www.youtube.com/watch? v = ETAslvke4Uo

---

据估计,在美国只有12%的成年人有足够的健康素养技能(Berkman et al.,2011),这意味着有能力阅读和理解药物标签说明。健康素养较低的人可能健康状况更不佳,并有增加病死率的相关风险(Bostock & Steptoe,2012)。健康素养较低的人也不太可能自己寻找数字健康信息(Manganello et al.,2017)。许多具有功能性识字技能的人并不一定具有功能性算术技能。低计算能力与较差的健康结果、较高的住院率或再住院率相关,以及无法自我管理慢性病(Sheridan et al.,2011)。糟糕的计算能力可能会影响患者如何解释疾病风险、阅读自己电子健康记录中的图表和执行实际计算,如确定分量、计算糖类(碳水化合物)和解释峰值流量读数。由于患者需要发展更强大的自我管理慢性病的技能,算术技能必须和读写技能一样得到重视。

健康素养低在服务不足和资源不足的人群、老年人和较低社会经济群体人群中更为常见(HRSA,2015)。因此,健康素养低是造成这些人群健康差异的原因之一。对患者来说,另一个层面的素养挑战包括电子健康记录和数据的复杂性。与电子健康记录相关的联邦政府规定鼓励患者注册电子健康记录系统和使用患者电子客户端,例如查看健康信息并通过客户端与医疗卫生提供者交流。此外,研究人员刚刚开始探索电子健康记录的全球实施如何成为提供者或患者沟通的首选形式。读写和认知能力、语言或记忆能力较低的人可能会发现登录门户和身份验证过程是无法克服的问题（Hemsley，Rollo，Georgiou，Balandin，& Hill，2017）。随着电子健康记录应用得越来越广泛，口头交流越来越被书面交流所取代，电子健康记录设计将需要采用新的策略，以确保这项技术在识字水平上的广泛可用性。在可用性测试中纳入不同种族、多种语言电子健康记录数据的可用性，使用增强的视觉和视频说明都将提高患者对电子健康记录数据的理解（Lyles，Schillinger，& Sarkar，2015）。

消除理解障碍将使更多的人积极参与健康促进活动。提供者还需要获得技能，以便向患者准确传达医疗卫生信息。2000 年通过的《简明语言法》规定，在政府文件和材料中使用通俗易懂的语言，以提高阅读者的理解能力。医疗卫生研究和质量机构开发了"健康素养普及预防措施工具包"，以帮助组织系统地评估患者教育材料的有用性，然后使用适当的策略改进诊所和其他医疗卫生组织的材料（Brega et al.，2015）。

罗特（Roter）（2011）采用了一个模型，成功地通过 3 个简单的结构来提高患者对复杂口头交流信息的理解。第一个"剥离（strip it down）"，包括限制使用医学术语和复杂的解释。第二个"阐述（bring it home）"是指为患者提供与上下文相关的信息和个性化的信息。最后一个结构是"混合"（mix it up），避免与患者进行独白和冗长的解释，转向对话式的信息交流（Roter，2011）。提高计算能力的干预措施在糖尿病患者中的研究最为频繁。糖尿病是一种需要多种计算能力才能成功参与自我护理的疾病。胰岛素滴度、阅读食物标签、计算食物量和胰岛素泵治疗等技能对那些算术能力较低的人来说尤其具有挑战性。改善糖尿病教育的伙伴关系（PRIDE）工具包提供了 30 个学习单元，可根据患者个人技能水平定制，并提供英语和西班牙语版本，重点是患者和提供者之间的共同目标设定。为满足读写和计算能力较低的人的需要，提供了色码说明、视觉辅助工具以及用于部分估计和胰岛素滴定的替代方法（Wolff et al.，2016）。

医疗卫生提供者可能低估了患者的健康素养挑战。因此，在许多组织中提高对问题的认识可能是提高能力的第一步。在健康专业培训中，增强学生健康素养相关知识的策略包括在模拟学习环境中使用标准化患者，练习避免行话的沟通技巧，以及使用"回教"方法（Coleman，2011；Coleman，Hudson，& Maine，2013）。将健康素养状况纳入患者评估和护理计划，教导实践者考虑到这是每个互动的重要组成部分。持续的挑战包括由于紧急和危机情况所致的健康素养缺失（Diviani，van den Putte，Giani，& van Weert，2015）。

一些国家组织促进并向医疗卫生领导者提供资源，以提高健康素养，包括医疗卫生研究和质量机构(2018)以及疾病控制和预防中心(2016)。医疗研究院确定了具有健康素养的医疗卫生机构的 10 个属性(Brach et al.，2012)，这些属性能够在患者参与医疗系统时真正支持他们(方框 3-3)。

方框 3-3　具备健康素养的医疗卫生机构的十大特征

1. 奖励型领导力，使健康素养成为其使命、结构和运作的组成部分。
2. 将健康素养纳入计划、评估措施、患者安全和质量改进中。
3. 使员工具备健康素养，并追踪其提升程度。
4. 包括在卫生信息服务的设计、实施和评估中所服务的人群。
5. 满足不同健康素养人群的需求，同时避免歧视。
6. 在人际交流中使用健康素养策略，并在所有接触点确认理解。
7. 提供方便的健康信息和服务以及导航帮助。
8. 设计和分发易于理解和操作的印刷、视听和社交媒体内容。
9. 解决高风险情况下的健康素养普及问题，包括照护过渡和有关药物的交流。
10. 清楚地传达健康计划所涵盖的内容以及个人需要为服务支付的费用。

来源：Brach, C., Keller, D., Hernandez, L. M., Baur, C., Dreyer, B., Parker, R., ... Schillinger, D. (2012). Ten attributes of health literate health care organizations. Washington, DC: Institute of Medicine. Retrieved from http://www.a healthy understanding.org/Portals/0/Documents1/IOM_Ten_Attributes_HL Paper.pdf

---

反思性问题

你正在一家新开张医院领导一个新开设的肿瘤输液中心。社区人群中有很大比例的老年人和讲西班牙语的人。需要选择和实施用于化疗后护理的患者教育材料。电子健康记录包含标准化的患者教育材料。可能需要实施哪些流程或评估，以确保这两类人群充分理解了重要的患者护理说明？

当前和未来医疗卫生情景

现实情况是，医疗卫生的未来服务点将继续延伸到医院以外。这对我们坚持将医院视为医疗卫生系统基础设施中心的传统思维提出了挑战。鉴于此，考虑实践设置的多样性是很有价值的。回顾从预防到治疗相关护理设置的广泛目的，以及它们所面临的独特挑战，有助于我们思考领导力需要的潜在适应性。不同的设置呈现出特定的目的、复杂性以及为领导者支持和塑造文化与环境的多种方式。分析结果见表 3-1。

表 3 - 1　实践环境：机遇与挑战

设　　置	领　导　机　会	技　术　挑　战	质　量　与　安　全
初级卫生保健	初级卫生保健提供者短缺：高级护理实践注册护士满足这一需求	服务提供者的满意度和工作流程	协同护理 护理过渡
社区和乡村环境	在偏远地区提供护理，成为社区的领导者	促进远程医疗服务	补偿模式与护理协调
居家养老	提供者之间的护理协调	为突发状况开发创新的记录系统	补偿模式与护理协调

初级医疗卫生保健环境

初级医疗卫生保健通常被视为人们进入医疗卫生系统的第一级接触。最好将其概念化为一种提供医疗卫生的方法，而不是一系列具体服务（Shi & Singh，2015）。在美国医疗卫生体系中，初级卫生保健环境日益受到关注。影响初级医疗卫生保健成功的问题包括初级保健医生的短缺（Mann，2017），目前美国的倡议是让所有美国人拥有医疗保险和获得医疗卫生的机会，以及在大型医疗卫生系统中采用越来越具有企业家精神的方法，以获得小型、独立的初级卫生保健实践（Sealover，2015）。充足的初级卫生保健仍然是当今最大的医疗挑战之一（see Marshall，2011，p.189；Winkler & Marshall，2017，pp.248 - 249）。护理在美国初级卫生保健中的作用仍然是机遇和困难并存。

美国有 17.2 万名开业护士正在积极实践。其中，约有 13 万人提供初级卫生保健服务（AANP，2019）。然而，在多达 28 个州，与医疗平等的实践范围和监管的严重限制仍在继续（Buerhaus，2018）。预计到 2025 年，开业护士将占初级卫生保健人力资源的 29％（Bodenheimer & Bauer，2016）。开业护士在一系列健康指标上始终表现出与医生同事相似或更好的结果（Buerhaus，DesRoches，Dittus，& Donelan，2015；Hing，Hooker，& Ashman，2011；Newhouse et al.，2011；Stanik-Hutt et al.，2013）。然而，"仅仅增加开业护士的数量并不能解决初级卫生保健服务方面的不足，因为许多政策和实践设置的障碍会影响开业护士在其全部教育准备和能力范围内提供服务的能力"（Poghosyan，Boyd，& Clarke，2016，p.146）。此外，医生和高级护理实践注册护士之间关于各自在初级卫生保健中的角色（Donelan，DesRoches，Dittus，& Buerhaus，2013）以及患者和公众如何看待这些角色的分歧不断扩大（American Academy of Family Physicians，2012；Budzi，Lurie，Singh，& Hooker，2010；Maul et al.，2015）。这些和其他独特的挑战，如注册护士在初级卫生保健中的作用和责任，促进与医生合作的方法（McInnes，Peters，Bonney，& Halcomb，2015），以及护士在以患者为中心的医疗院中的作用（American Academy of Nurse Practitioners，2016；American Nurses Association，2010；Carver & Jessie，2011；Robezneiks，2012），这对于领导者来说至关重要，因为他们努力为患者和家属提供最好的预防、急性和慢性疾病的护理（见 Marshall，2011，p.189；Winkler & Marshall，2017，pp.248 - 249）。

社区和乡村环境

社区护理领导者声称从莉莲·沃尔德（Lillian Wald）着手建立亨利街（Henry Street）定居点并正式启动公共卫生护理的那刻起，这是一段鼓舞人心的历史。今天的基于社区的护理中心，从基于学校的诊所和学术推广中心到基于信仰的组织，都反映了这一传统。这些中心由了解这些情况是如何由健康的社会决定因素造成的从业人员领导，服务于城市和乡村环境中的穷人、服务水平低下和边缘化者。预计对此类中心的需求只会增加，领导层确定最佳的方式来照顾生活在这些不同环境中的人和人群至关重要（see Marshall，2011，pp.189 - 190；Winkler & Marshall，2017，pp.249 - 250）。

重要的是，美国和世界上大部分地区的人口都居住在乡村环境中，每种环境都对领导提出了独特的挑战。举几个例子来说，这些挑战包括乡村医院的财务生存能力下降、独特的患者群体和老龄化社区、有限的专业服务、患者类别和数量问题、劳动力短缺、药物滥用、护士人力资源问题以及沟通挑战等（Hall & Owings，2014；MacDowell，Glasser，Fitts，Nielsen，& Hunsaker，2010；Wakefield，2018）。在这些社区，与城市家庭相比，乡村居民的健康状况普遍较差，获得专业照护的机会较少（Wakefield，2018；Weaver，Geiger，Lu，& Case，2013）。此外，乡村环境中的医疗卫生从业者和领导者往往因服务领域与同事之间存在距离而被孤立，从而限制了相互间领导力的支持（see Marshall，2011，pp.189 - 190；Winkler & Marshall，2017，pp.248 - 249）。然而，尽管面临这些挑战，乡村医疗卫生领导者仍有机会优化资源，改善社区卫生状况。个人、文化和家庭对乡村社区的依恋通常很强烈，一些人表现为对社区的特殊依恋和家的感觉（Douthit，Kiv，Dwolatzky，& Biswas，2015）。挖掘这种对地方的忠诚和依恋可能是一条重要线索，由于领导者试图解决一些先前列出的人员配置和基础设施挑战。领导者和从业者还需要一种多面手的护理方法，以及创造力、灵活性和广泛的知识基础，以满足这些社区的不同需求。此外，领导者需要他们自己的支持系统，并应通过与其他环境的领导者合作，努力克服他们的地理距离。与其他领导者接触和联系有助于促进① 从存在于砖瓦和水泥建筑中的传统护理服务模式转向移动和家庭护理（Wakefield，2018）；② 随着更大的医疗系统通过远程医疗向患者提供专业护理，建立额外服务的伙伴关系（Marcin，Rimsza，& Moskowitz，2015）；以及③ 协助实施乡村卫生环境中的一些核心领导能力，例如了解指定的补偿机制和培养处理多学科管理团队的领导技能（see Marshall，2011，pp. 189‐190；Winkler & Marshall，2017，pp.248‐249）。

居家养老

患者或家庭是领导力寻求定义的另一个护理环境。家对每个人、群体和人口都有特殊的含义，它不一定局限于住所，而是可以被视为一个家庭、邻里、社区、文化或民族。家的含义是多样的，从个人权力、安全和保障、团聚，或自我和解的离散场所，到实现人地融合的过渡过程（Molony，2010；see also Marshall，2011，pp.191‐194；Winkler & Marshall，2017，pp.250‐251）。

传统上，家庭是医疗卫生的起点，是婴儿出生的地方、患者得到照顾的地方、临终者和死者家属得到安慰的地方。医生和护士在家中作为客人提供帮助，家庭成员是主要照顾者。最终，科学技术使医疗卫生正规化，并将其从家庭转移到机构。在 20 世纪的大部分时间里，医院一直是医疗中心。然而，为了应对医疗费用和效率的增加，护理又开始向家庭转移；缩短住院时间；增加对慢性病和残疾的非正式治疗；减少对精神疾病、身体残疾和老年人的收容；以及越来越多的姑息治疗和临终关怀运动（Landers et al.，2016）。这一转变如疼痛和伤口护理对患者结局有重要改善（Data. Medicare.gov，2015），但同时也遇到了政策制定者降低家庭医疗卫生服务的支付率，以及强调数量大于价值的美国联邦医疗保险对家庭健康支付的持续分散方式（Lee & Schiller，2015）。此外，照护再次分配给家庭成员。作为护理的一部分，时间和财务责任以某种方式重新分配给这些护理人员（Dybwik，Tollali，Nielsen，& Brinchmann，2011），可能会对家庭护理者自身的幸福和财务安全带来影响（AARP Public Policy Institute，2009；Dybwik et al.，2011；see also Marshall，2011，pp.191‐194；Winkler & Marshall，2017，pp.250‐251）。

因此，家庭环境对医疗卫生的影响比人们想象的要大得多。患者或家庭是整个患者护理和治疗范围的一部分。关注家庭环境对护理的复杂影响对于促进临床实践干预、政策和认识到家庭和健康环境的各个方面领导力至关重要；接受患者的所有方面和家庭经历；支持患者和家庭的力量和韧性；减轻非正式照顾者的负担；减轻家庭经济困难；保护家庭的隐私和神圣感；促进社会全体成员的整体健康。领导者如何处理患者家庭的问题体现了他们对照护环境的远见和敏感性（see Marshall，2011，pp.191‐194；Winkler & Marshall，2017，pp.250‐251）。

医疗卫生实践设置和扩展

尽管越来越多的护理转移到家庭和社区，大部分护士（63.2%）继续在医院提供护理（HRSA，2013），联邦预测到 2020 年，医院对注册护士的需求将上升 36％〔American Association of Colleges of Nursing（AACN），2019b〕。因此，你们中的许多人可能会发现自己在这些以住院和门诊为基础的医院环境中处于领先地位。在这些环境中，管理层的领导需要医疗卫生环境的多种技能和知识，以实施战略操作，并指导和实施文化变革。对于那些发现自己处于最高级别行政职位的人，如副总裁、首席护理官或首席执行官，领导力至关重要。因为这些人不仅负责制定战略，促进临床护理、教育和研究方面的卓越实践，同时确保战略和实践符合组织的使命、愿景和价值观（Hader，2009；see also Marshall，2011，p.195；Winkler & Marshall，2017，pp.251 - 252）。

在医疗卫生以外的其他地方，专家医生可能会发现自己发挥的领导作用，例如，在保险公司，为客户创造更实惠、更易获得的保险（Campaign for Action，2015）；或者在学术机构，帮助教育下一代护士、高级护理实践注册护士和医疗卫生领导者。此外，随着法律和政治问题知识的增加，专家医生在制定国家甚至国际卫生政策方面处于理想状态（Hanks，Starnes-Ott，& Stafford，2018）。事实上，正是那些通过临床实践了解情况的领导者，才能继续在医疗改革方面做出重大贡献，以满足美国和全球公民需求。在尚未想象到的领域和环境中，创新机会比比皆是。有待发明全新的行业、模式和环境，以预防疾病、减轻痛苦和促进康复，而正是临床专业知识和领导力才能有助于创造或维持这些开创性的医疗卫生方法（见 Marshall，2011，p.195；Winkler & Marshall，2017，pp.251 - 252）。

生产力、有效性和安全性：对优质护理的影响

在当前的医疗卫生环境下，衡量生产力和有效性的范围给整个医疗卫生行业带来了新的挑战。保险公司、供应商、政策制定者和消费者都会影响生产力和有效性的衡量和评估。

美国心脏病协会和美国心脏病学院发表了一份关于在心脏病领域实施临床实践指南和绩效评估的成本及价值的声明。该声明重点介绍了成本效益和价值评估作为临床实践指南的组成部分（Anderson et al.，2014）。这一声明与四重目标的前提是一致的，四重目标侧重于在患者和提供者满意度的背景下衡量医疗卫生的价值。提出资源利用率和价值作为术语，以确保对成本的关注不是衡量绩效的主要标准。将价值纳入医疗卫生决策是一个新兴概念，但其只是实施临床指南的一个方面（Anderson et al.，2014）。医疗卫生提供者在平衡医疗决策与资源利用的价值时，可能会面临临床和伦理问题。从历史上看，这些问题出现在资源稀缺的情况下，比如器

官移植。考虑到价值，临床实践指南的实施需要考虑资源分配。

实施四重目标的实践含义会影响生产力和临床效果。例如，电子健康记录的实施对旨在降低成本和患者并发症的临床实施项目产生了重大影响。上述举措侧重于减少医院获得性感染，包括导管获得性尿路感染（CAUTI）、导管获得性血流感染和呼吸机相关肺炎。

谢泼德（Shepard）等人（2014）的一项研究中，又有一个案例显示了新方法对患者安全的挑战。在 5 个月的时间里，用电子健康记录监测成年人群的导管相关尿路感染。他们开发了一个电子算法来简化导管相关尿路感染监视的过程。这项单中心干预包括在 6 个月的时间内对超过 6 000 例阳性尿培养进行分析。通过使用这种电子算法，该研究地点能够将导管相关尿路感染监测要求降低 97%（Shepard et al.，2014）。这种干预措施成本低，而产生的生产率和有效性高，可以整合到不同的电子健康记录系统中。

众所周知，在过去 30 年中，美国的医疗卫生支出呈指数级增长，但发病率和病死率超过了医疗卫生支出较少的国家（Kaplan & Witkowski，2014）。随着医疗卫生服务模式的不断发展，财务结构和支付模式也在不断发展。相对价值单位根据程序和诊断为患者分配治疗成本，并没有提供成本与患者结局之间的真实核算。

卡普兰（Kaplan）和维特科夫斯基（Witkowski）（2014）重申了基于价值的医疗卫生的变化，并敦促我们准备这种新的护理模式，包括在一个护理周期内捆绑支付，同时促进对于测量结果的提供者和系统的问责制。护理重新设计是这一模式的重要组成部分，它依赖于提高效率、制定护理标准，以及在整个护理周期中不断地地衡量结果。在这种结果的衡量中，越来越重要的是保证患者的安全。见方框 3-4"行动中的领导力"和方框 3-5"相关新媒体资源"。

方框 3-4　行动中的领导力：门诊环境中的抗生素管理

众所周知，门诊每年所有抗生素处方中有 30% 是不必要的（Fleming-Dutra et al.，2016）。在一个高就诊量的紧急护理诊所中，临床型护理博士 Kayla Fisk 实施了新批准的性传播感染（沙眼衣原体和淋病奈瑟菌）即时医疗（POC）检测，以减少不适当的抗生素处方。与传统测试相比，即时医疗测试将时间从原来的 3～5 天缩短到 90 分钟。

快速的性病检测结果显示，即时医疗组 100% 的患者接受了适当的抗生素治疗，而预实施组 53% 的患者需要 3～5 天才能得到结果（$P = 0.000$）。在预实施组中有 40% 的患者出现了经验性抗生素过度治疗，而即时医疗组为 0。财务分析显示，即时医疗检测还将通过适当的收费和对异常值的编码为诊所带来收入。

成功地减少不必要的经验性抗生素处方需要实施实践指南、最新的精确检测模式、对变革理论的理解、财务建模能力和强大的领导技能，彰显了临床型护理博士护士变革实践和改善医疗卫生系统实践的能力（Fisk, Holm, Hicks, & Derouin, in press）。

护理人力资源问题

临床一线护士

各种因素可能影响所需护士的适当数量。2003—2013 年,美国护理劳动力总数大幅增长,护理毕业生数量翻了一番,从 76 727 人增至 155 098 人。因此,预计 2014—2030 年的护理供应将超过需求,预计到 2030 年将有 293 800 注册护士的盈余(HRSA, 2017)。注册护士的供应可能因州而异,一些州和地区出现大量盈余或更高的需求。此外,护士执业的环境也将发生变化,重点将继续转向门诊和社区环境以及其他护理服务模式。虽然整体护理人员队伍可以维持,但医疗卫生机构中护士的更替是常见的,20% 的护士在就业的第一年内离职。此外,ACA 的实施导致了拥有医疗保险的人数增加(USDHHS, 2017),这意味着对护士的需求增加。

高级护理实践注册护士

在过去几年中,全国性的高级护理实践注册护士供应稳步增长,但由于人口老龄化、人口增长以及根据 ACA 获得医疗卫生的参保患者增加,预计未来 10 年对初级卫生保健提供者的需求将继续增长。目前的预测包括,到 2035 年,初级卫生保健医生的缺口将达到 33 000 人(Petterson, Liaw, Tran, & Bazemore, 2015)。预计 2013—2025 年,开业护士劳动力将大幅增长 93%[U.S. Department of Health and Human services (DHHS), 2016 年]。开业护士已准备好满足这一需求,但仍存在许多障碍来维持高级护理实践注册护士的供应。执业权限的范围因州而异,妨碍了许多高级护理实践注册护士的工作流动,同时联邦政府也对高级护理实践注册护士的执业进行了限制。例如,开业护士比其他提供者提供家庭护理服务更频繁,但联邦政府仍然规定家庭护理订单只能由医生签署。高级护理实践注册护士专业组织和教育工作者也越来越一致认为,到 2025 年,所有高级护理实践注册护士都需要临床型护理博士学位作为实践的入门（National Organization of Nurse Practitioner Faculty，2018）。这项授权的支持者认为，美国医疗卫生体系日益复杂是这项建议的驱动力。反对者认为，临床型护理博士学位所需的额外成本和时间可能会增加维持劳动力需求的难度，医疗卫生机构需要更好地理解具备临床型护理博士学位的高级护理实践注册护士的价值（Broome，2017）。对高级护理实践注册护士学生（和其他医学专业学生）临床学习场所和导师的限制，对于许多限制招生能力的培训项目来说，是一项长期的挑战（Broome，2015；Forsberg，Swartwout，Murphy，Danko，& Delaney，2015）。

解决护理研究生教育师资短缺的新方法是使用模拟教学提升学生批判性思维能力并评价其胜任力。关于模拟教学的相关研究主要集中在尚未未取得执照的学生上，已经使得获批的模拟教学可取代临床学时。但这在高级护理实践教育中还不被允许，需要研究证明模拟教学在提高高级护理实践注册护士能力方面的有效性以及作为可替代传统临床实践的经验（Nye，Campbell，Hebert，Short，& Thomas，2019）。

在这个医疗卫生服务快速变化的时期，领导者必须在适当的情况下动员护理人员，同时培养创新的跨专业伙伴关系以及与其他医疗卫生机构的伙伴关系。护理领导力是团队测试创新和节省成本的护理模式的关键部分。建立强大的团队，成功的可能性很大，在促进护理愿景塑造这些创新的同时，将成为护理领导者的一个重要的角色。其中许多模式包括护士作为促进成功的关键角色，而领导者必须作为变革的推动者和倡导者，为他们所领导的人服务。

师资短缺

为了保持专业的强大，护士需要专家级的教师，他们是制定卫生政策、产生新知识、促进知识转化和推进创新课程设计的领导者。护理人力资源面临的最大威胁之一是培养学生的护理教师人数下降。2014—2015 年，由于师资短缺和其他资源短缺，包括缺乏临床学习场所、预算支持不足和教学设施不足，护理学校拒绝了 68 936 名合格的学士和研究生申请者。在过去 10 年中，美国护理学校的教师空缺呈稳步上升趋势。预计 2015 年所有护理教师中有 1/3 将在 2016—2025 年退休，年龄在 50～59 岁的教师将取代退休的教师（Fang & Kesten，2017）。72% 的护理教师年龄在 50 岁以上，14% 的超过正常退休年龄，在 65 岁或以上。相比之下，只有 4% 的 40 岁以下护士在学术界工作（Budden，Zhong，Moulton，& Cimiotti，2013）。保持师资的多样性也是一项挑战，目前少数族裔只占护理教师的 11%。

大多数护理教师（约 2/3）报告称，他们的职称较低，大多数人拥有助理教授的头衔，这反映出预备在护理学院承担更复杂领导角色的师资不足。虽然许多护理教师发现自己的工作很有成就感，但他们报告说，由于长时间工作（平均每周 48 小时），会出现情感耗竭的症状。约半数年龄在 50 岁以下的在职教师正在考虑在未来 5 年内离职（Yedidia，Chou，Brownlee，Flynn，& Tanner，2014）。师资短缺也造成了教师过度工作和缺乏教学支持的恶性循环，这可能促使他们在仅仅几年后就决定离开教学岗位。

师资短缺的一个主要原因是尽管有越来越多的护士报名参加博士研究生项目，但是仍缺乏博士学位的师资队伍。2014—2015 年，共有 18 352 名学生注册临床型护理博士项目，比上一年增长 26.2%。同样，2014 年，以研究为重点的博士生项目的招生人数比上一年增加了 3.2%，达到 5 290 人。然而，临床型护理博士毕业生的数量超过了护理哲学博士，2016 年，4 855 名护理博士毕业生中只有 733 名是护理哲学博士。在哲学博士水平上接受教育的护理科学家需要在专业中创造新的知识，哲学学位博士和临床型博士之间的不平衡可能会变得更加明显。

很明显，临床型护理博士毕业生的快速增长导致了具备临床型护理博士水平的护理教师数量显著（Smeltzer et al.，2014），同时也伴随具备哲学博士学位的教师。这种新的师资组合应被视为围绕学术、教学、共享资助活动和共享师资任命开展合作活动的机会。同样，哲学博士和专业博士应该在求学期间安排好机会，以减少学位"空缺"，了解每个学位的不同之处以及如何相互补充。最近一所研究密集型的护理学术学校的学生博士组织提供了一个更大的共享关系网络，促进了合作，并确定了学生之间的共同临床和研究兴趣（Travers，Weis，& Merrill，2018）。

许多临床型护理博士毕业生对毕业后将教学融入临床角色感兴趣（Smeltzer et al.，2015）。学术界的薪水可能是具备博士学位的高级护理实践注册护士寻找教师工作机会的一个障碍。高级护理实践注册护士的平均年薪为 93 310 美元，而具备博士学位的护理教师的平均年薪为 73 333 美元，为期 12 个月（AACN，2014）。另一个障碍是，许多大学排除了临床型护理博士的教师参与终身教职，只有 11% 的临床型护理博士项目提供课程设计和教育理念方面的正式培训（Udlis & Mancuso，2012）。此外，完成博士学位所需的时间以及费用，继续为许多有兴趣攻读更高学位的护士制造障碍。最后，一些学校不向高级护理实践护士提供正式的实习机会，来确保专业认证，因此这些教师往往发现自己在晚上和周末的工作地点与大学脱节，又增加了角色压力。

解决护理师资短缺的有效策略是什么？由于许多教师只有初级职称，护理学校有必要为教师发展和继任规划做出的努力。许多机构忽视了继任规划，只有 38% 的护理学校报告了实施的战略（Wyte-Lake，Tran，Bowman，Needleman，& Dobalian，2013）。人们也越来越认识到有必要对教师进行正式的专业领导能力培养。美国国家机构现在更加重视职业本身和学术界的领导力发展。例如罗伯特·伍德·约翰逊基金会（RWJF）的未来护理学者计划，该计划旨在通过奖学金、指导、领导技能培养和博士后研究资助来培养攻读博士学位的护士。其他组织，包括美国护理联盟、美国护理院校协会、Sigma Theta Tau 国际、美国护理科学院和强生护士领导力计划，已经为各级护士制定了护士领导力计划。在大学的卫生系统中，学术实践伙伴关系以及薪酬的增加、其他激励措施和对教师支持的增加也被用来吸引更多的护士追求更高的学位（Wyte-Lake et al.，2013）。联邦护士教师贷款计划作为增加护理师资渠道的另一项努力，为攻读博士学位的护士提供贷款，如果毕业生毕业后在护理教育领域工作4年，则可免除85％的贷款，作为增加护理教师贷款渠道的另一项努力。

健康的社会决定因素

"健康的社会决定因素是造成健康不平等的主要原因——国家之间在健康状况方面存在的不公平和可避免的差异"（World Health Organization，2011 年）。在美国，获得医疗卫生一直被视为改善人口健康的一个办法，但不能把获得医疗卫生与健康的社会决定因素问题分开。健康是由个人生活方式的选择与身体、社会和经济环境之间错综复杂的相互作用所决定的。众所周知，如吸烟、不运动、不良饮食和饮酒等行为会增加疾病的风险，在不同的社会和种族群体中有所不同。经济无保障和社会支持系统不健全的长期压力也会造成生理变化，已被证明会增加患心血管疾病、心理健康问题和加速衰老等疾病的可能性。这种慢性压力也会降低面对健康问题的弹性（Adler & Stewart，2010）。有关新媒体资源见方框 3-6。

方框 3-6　相关新媒体资源：健康不平等

TED 演讲
Health Inequity：America's Chronic Condition?
Esteban López, MD, MBA, Chief Medical Officer and Southwest Texas Market President for Blue Cross and Blue Shield of Texas
https://www.youtube.com/watch?v=56ZKfSNkcJc

预防性服务对于改善国家健康、降低医疗卫生成本和维持个人生产力至关重要。健康的行为和风险预防更可能发生在较高的收入和较高的教育水平的人群中。18岁及以上未完成高中学业的人吸烟率较高（Garrett，Dube，Winder，& Caraballo，2013）。与非西班牙裔白人相比，非西班牙裔黑人 75 岁前心血管疾病病死率高出50％。非西班牙裔黑人的婴儿病死率是非西班牙裔白人的两倍以上（Meyer et al.，2013）。教育水平低（尤其是未完成高中学历）、低收入人群和少数民族有更多的慢性健康问题，如糖尿病。27％的美国人无法方便地接触到健康食品零售商，老年人和主要由非西班牙裔黑人组成的社区居住在被称为"食品荒漠"的地理区域的可能性增加

(Grimm，Moore，& Scanlon，2013)。

目前重点正在转向创新方法和健康公平。罗伯特·伍德·约翰逊基金会成立了一个委员会,旨在建设一个更健康的美国,以确定为什么一些美国人比其他人更健康,以及为什么美国的健康状况比其他许多国家差。委员会建议政府提供资金,以强调建立更健康社区、丰富儿童发展服务和建立更安全社区的努力。优先事项包括加强幼儿发展服务,为食物得不到保障的家庭提供营养方案,以及建立公私合作伙伴关系,为食品荒漠中的杂货店提供健康的选择。要求从幼儿园到12年级对儿童进行体育锻炼的教育,学校里要选择健康的食物,这促使人们相信健康的孩子更有可能成为健康的成年人。其他优先事项,如社区卫生伙伴关系、提供安全健康的当地住房和就业机会的倡议,增加了健康行为的可能性。图3-1说明了医疗卫生如何依赖于对健康的其他直接和间接影响(Braveman，Egerter，& Williams，2011)。

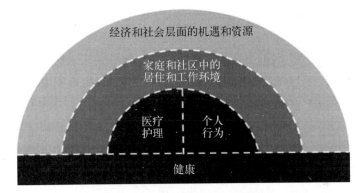

图 3-1　健康的社会决定因素

资料来源:Braveman, P., Egerter, S., & Williams, D. R. (2011). The social determinants of health: Coming of age. Annual Review of Public Health, 32, 381-398. Reproduced with permission of Annual Review, © by Annual Reviews, http://www.annualreviews.org

为了充分提供和协调护理,提供者必须了解每个人独特的社会决定因素,并将这些信息纳入护理决策。大型卫生系统现在正转向整合电子健康记录筛查工具,以评估这些决定因素,包括社会疏离、教育、种族或族裔群体、压力和财务资源紧张等因素(LaForge et al.，2018)。

费城提供了一个令人兴奋的例证,说明了广泛传播的社区—政府—企业伙伴关系的影响。犯罪、住房不足、贫困、就业率低、学校条件不理想、健康食品供应有限,使得城市的一部分地区成为美国最不健康的生活场所。健康费城是一个全市性的倡议及与食品信托基金会的合作伙伴关系。项目领导者与900多家零售商合作,在餐馆、农贸市场和杂货店增加健康食品的选择。指定"认证健康食品店",来增加广告和他们的对健康食品的选择。其他激励措施包括购买新鲜水果和蔬菜的奖励食品券、更安全的运动区、烹饪比赛、关于含糖饮料的教育活动，以及在所有城市支持的活动中提供更健康的选择。这种多管齐下的方法使儿童肥胖率在 3 年内下降了 4.7%（RWJF，2015）。继续进行此类示范项目的障碍包括所需的政治和经济支持。

　　一些观察人士认为，培养更加多样化的护理和医疗卫生队伍，可能会对改善服务不足地区的医疗卫生产生影响。最近的估计指出，少数民族占护理劳动力的 19%，而少数种族/民族占美国人口的 37%（AACN，2019a）。一个重要的趋势是，尽管少数民族在护理学校的院系中所占比率偏低，但是少数民族现在比白人更容易获得护理学士学位或研究生学位。来自种族、社会经济和民族多样性地区的个人可以提供更具文化能力的护理。拥有服务于不同种族人群所需的语言技能的护理人员也可以加强健康教育和对健康状况的了解，同时增强信任。来自不同种族背景的患者可能更容易信任一个不是由单一种族或种族群体组成的医疗卫生系统。没有人会说，高级护理实践注册护士和其他护理领导者面临的挑战是巨大的。在过去的 10 年中，临床型护理博士教育已经证明了领导者的发展和成长，护士现在掌握了领导力、学术和实施变革方面的额外技能，这将使他们成为关键的团队领导者，能够为医疗卫生领域的这些问题提供解决方案。解决这些问题不能孤立地进行，需要护士、高级护理实践注册护士和各级医疗服务和政策制定的所有医疗卫生领导者的积极参与。

　　每一位护士，尤其是每一位高级护理实践注册护士，在考虑成本、获取和人群健康的同时，都必须按照最高标准提供以患者为中心的优质护理。高级护理实践注册护士更有可能在乡村和服务不足的地区实践，并关注社区的需求。他们正准备成为解决重要问题和改善医疗卫生的下一代领导者。

反思性问题

1. 假设美国已经决定所有的美国人都应该得到医疗服务。作为一个领导者，你认为护理服务系统应该是什么样子，你在护理服务系统中的角色是什么？
2. 作为跨专业医疗卫生团队的护士或高级护理实践注册护士成员，你将如何运用你的领导力技能？
3. 随着美国全民医疗保险目标的到来，你认为这将如何改变护理领导者在组织中的作用？健康的社会决定因素将如何挑战实现四重目标的能力？
4. 健康素养挑战如何影响四重目标的成功实施？考虑到健康素养，组织如何创建和操作系统？
5. 你是否经历过职场欺凌或不文明行为？如果是这样，这对工作环境的士气和生产力有何影响？
6. 跨专业团队和教育活动的成功实施是否有助于减少工作场所的不文明行为？
7. 护理人员的变动如何影响护理服务？吸引和留住更多护士担任教师角色的一个解决方案是什么？

参考文献

Adler, N. E., & Stewart, J. (2010). Preface to the biology of disadvantage: Socio economicstatus and health. Annals of the New York Academy of Sciences, 1186(1), 1 - 4. doi: 10.1111/j.1749 - 6632.2009.05385.x

Agency for Healthcare Research and Quality. (2018). Health literacy. Retrieved fromhttps://www.ahrq.gov/topics/health-literacy.html

American Academy of Family Physicians. (2012, March). Patient perceptions regarding health care providers. Retrieved from https://www.aafp.org/dam/AAFP/documents/about_us/initiatives/PatientPerceptions.pdf

American Academy of Nurse Practitioners. (2016). Fact sheet: The medical home: What is it? How do nurse practitioners fit in? Austin, TX: Author.

American Association of Colleges of Nursing. (2014). Nursing faculty shortage. Washington, DC: Author.

American Association of Colleges of Nursing. (2019a). Enhancing diversity in the workforce. Washington, DC: Author. Retrieved from https://www.aacnnursing.org/News-Information/Fact-Sheets/Enhancing-Diversity

American Association of Colleges of Nursing. (2019b). Nursing fact sheet. Retrieved from https://www.aacnnursing.org/News-Information/Fact-Sheets/AACN-Fact-Sheet

American Association of Nurse Practitioners. (2019). Position statements. Retrieved from https://www.aanp.org/advocacy/advocacy-resource/position-statements

American Association of Retired Persons Public Policy Institute. (2009). Beyond 50.09 chronic care: A call to action for health reform. Retrieved from https://assets.aarp.org/rgcenter/health/beyond_50_hcr.pdf

American Nurses Association. (2010). Solving the crisis in primary care: The role of nurse practitioners, certified nurse-midwives, and certified midwives (ANA Issue Brief). Retrieved from https://www.nursingworld.org/~4af0e3/globalassets/docs/ana/ethics/pcp_march_2011_ls.pdf

Anderson, J., Heidenreich, P., Barnett, P., Creager, M., Fonarow, G., & Gibbons, R., ... Shaw, L. J. (2014). ACC/AHA statement on cost/value methodology in clinical practice guidelines and performance measures: A report of the American College of Cardiology/American Heart Association Task Force on Performance Measures and Task Force on Practice Guidelines. Journal of the American College of Cardiology, 63, 2304 - 2322. doi: 10.1016/j.jacc.2014.03.016

Berkman, N. D., Sheridan, S. L., Donahue, K. E., Halpern, D. J., & Crotty, K. (2011). Low health literacy and health outcomes: An updated systematic review. Annals of Internal Medicine, 155(2), 97 - 107. doi: 10.7326/0003 - 4819 - 155 - 2 - 201107190 - 00005

Bodenheimer, T., & Bauer, L. (2016). Rethinking the primary care workforce—An expanded role for nurses. New England Journal of Medicine, 375 (11), 1015 - 1017. doi: 10.1056/NEJMp1606869

Bodenheimer, T., & Mason, D. (2016, June). Registered nurses: Partners in transforming primary care. Proceedings of a conference sponsored by the Josiah Macy Jr. Foundation, Chicago. Retrieved from https://macyfoundation.org/publications/registered-nurses-partners-in-transforming-primary-care

Bodenheimer, T., & Sinsky, C. (2014). From triple to quadruple aim: Care of the patient requires care of the provider. The Annals of Family Medicine, 12(6), 573 – 576. doi: 10.1370/afm.1713

Bostock, S., & Steptoe, A. (2012). Association between low functional health literacy and mortality in older adults: Longitudinal cohort study. British Medical Journal, 344, e1602. doi: 10.1136/bmj.e1602

Brach, C., Keller, D., Hernandez, L. M., Baur, C., Dreyer, B., Parker, R., ... Schillinger, D. (2012). Ten attributes of health literate health care organizations. NAM Perspectives. Discussion Paper, National Academy of Medicine, Washington, DC. doi: 10.31478/201206a

Braveman, P., Egerter, S., & Williams, D. R. (2011). The social determinants of health: Coming of age. Annual Review of Public Health, 32, 381 – 398. doi: 10.1146/annurev-publhealth-031210 – 101218

Brega, A. G., Freedman, M. A., LeBlanc, W. G., Barnard, J., Mabachi, N. M., Cifuentes, M., ... West, D. R. (2015). Using the health literacy universal precautions toolkit to improvethe quality of patient materials. Journal of Health Communication, 20 (Suppl. 2), 69 – 76. doi: 10.1080/10810730.2015.1081997

Broome, M. E. (2015). Collective genius. Nursing Outlook, 63(2), 105 – 107. doi: 10.1016/j.outlook.2015.02.004

Broome, M. E. (2017). Ideology, evidence and the business case for the doctor of nursing practice. Nursing Outlook, 65(4), 351 – 352. doi: 10.1016/j.outlook.2017.07.002

Budden, J. S., Zhong, E. H., Moulton, P., & Cimiotti, J. P. (2013). Highlights of the national workforce survey of registered nurses. Journal of Nursing Regulation, 4(2), 5 – 14. doi: 10.1016/S2155 – 8256(15)30151 – 4

Budzi, D., Luri, S., Singh, K., & Hooker, R. (2010). Veterans' perceptions of care by nurse practitioners, physician assistants, and physicians: A comparison from satisfaction surveys. Journal of the American Academy of Nurse Practitioners, 22, 170 – 176. doi: 10.1111/j.1745 – 7599.2010.00489.x

Buerhaus, P. (2018). Nurse practitioners: A solution to America's primary care crisis. Washington, DC: American Enterprise Institute.

Buerhaus, P., DesRoches, C. M., Dittus, R., & Donelan, K. (2015). Practice characteristics of primary care nurse practitioners and physicians. Nursing Outlook, 63(2), 144 – 153. doi: 10.1016/j.outlook.2014.08.008

Campaign for Action. (2015, October 21). Champions of nursing: Aetna and Cigna. Retrieved from https://campaignforaction.org/champions-nursing-aetna-cigna/

Carver, M. C., & Jessie, A. T. (2011, May 31). Patient-centered care in a medical home. Online Journal of Issues in Nursing, 16(2), Manuscript 4. Retrieved from http://ojin.nursingworld.org/MainMenuCategories/ANAMarketplace/ANAPeriodicals/OJIN/TableofContents/Vol – 16 – 2011/No2-May – 2011/Patient-Centered-Care-in-a-Medical-Home.html

Centers for Disease Control and Prevention. (2016). Health literacy. Retrieved from http://www.cdc.gov/healthliteracy/index.html

Coleman, C. (2011). Teaching health care professionals about health literacy: A review of the literature. Nursing Outlook, 59, 70 – 78. doi: 10.1016/j.outlook.2010.12.004

Coleman, C. A., Hudson, S., & Maine, L. L. (2013). Health literacy practices and educational competencies for health professionals: A consensus study. Journal of Health Communication, 18

(Suppl. 1)，82－102. doi：10.1080/10810730.2013.829538

Compton-Phillips, A. (2015). Care redesign. New England Journal of Medicine (NEJM) Catalyst. Retrieved from Catalyst.nejm.org/videos/the-three-cs-of-care-redesign/

Data.Medicare.gov. (2015). Home health care —National data. Retrieved from https://data. medicare.gov/Home-Health-Compare/Home-Health-Care-National-Data/97z8-de96

Diviani, N., van den Putte, B., Giani, S., & van Weert, J. C. (2015). Low health literacy and evaluation of online health information: A systematic review of the literature.Journal of Medical Internet Research, 17(5), e112. doi：10.2196/jmir.4018.

Donelan, K., DesRoches, C. M., Dittus, R. S., & Buerhaus, P. (2013). Perspectives of physicians and nurse practitioners on primary care practice. New England Journal of Medicine, 368, 1898－1906. doi：10.1056/NEJMsa1212938

Douthit, N., Kiv, S., Dwolatzky, T., & Biswas, S. (2015). Exposing some important barriers to health care access in the rural USA. Public Health, 129(6), 611－620. doi：10.1016/j.puhe.2015.04.001

Dybwik, K., Tollali, T., Nielsen, E. W., & Brinchmann, B. S. (2011). "Fighting the system: " Families caring for ventilator-dependent children and adults with complex health care needs at home. BMC Health Services Research, 11, 156. doi：10.1186/1472－6963－11－156

Fang, D., & Kesten, K. (2017). Retirements and succession of nursing faculty in 2016－2025. Nursing Outlook, 65(5), 633－642. doi：10.1016/j.outlook.2017.03.003

Fisk, K., Holm, G., Hicks, L., & Derouin, A. (in press). Antimicrobial stewardship: Theimpact of point-of-care testing for gonorrhea and chlamydia in the urgent care setting.Journal of Nurse Practitioners.

Fleming-Dutra, K. E., Hersh, A. L., Shapiro, D. J., Bartoces, M., Enns, E. A., File, T. M., ... Lynfield, R. (2016). Prevalence of inappropriate antibiotic prescriptions among USambulatory care visits, 2010－2011. JAMA, 315(17), 1864－1873. doi：10.1001/jama.2016.4151

Forsberg, I., Swartwout, K., Murphy, M., Danko, K., & Delaney, K. R. (2015). Nurse practitioner education: Greater demand, reduced training opportunities. Journal of the American Association of Nurse Practitioners, 27(2), 66－71. doi：10.1002/2327－6924.12175

Garrett, B. E., Dube, S. R., Winder, C., & Caraballo, R. S.; Centers for Disease Control and Prevention. (2013). Cigarette smoking—United States, 2006－2008 and 2009－2010. Morbidity & Mortality Weekly Report (MMWR), Supplements, 62(3), 81.

Grimm, K. A., Moore, L. V., & Scanlon, K. S. (2013). Access to healthier food retailers—United States, 2011. CDC Health Disparities and Inequalities Report—United States, 62(3), 20.

Hader, R. (2009). Is being a chief nursing officer in your future? Imprint, 56(1), 33－35. Hall, M. J., & Owings, M. R. (2014). Rural residents who are hospitalized in rural and urban hospitals: United States, 2010 (NCHS Data Brief No. 159). Retrieved from https://www.cdc. gov/nchs/data/databriefs/db159.pdf

Hanks, R. G., Starnes-Ott, K., & Stafford, L. (2018). Patient advocacy at the APRN level: A direction for the future. Nursing Forum, 53(1), 5－11. doi：10.1111/nuf.12209

Health Resources and Services Administration. (2015). Health literacy. Washington, DC: Author. Retrieved from https://www. hrsa. gov/about/organization/bureaus/ohe/health-literacy/ index.html

Health Resources and Services Administration. (2017). Supply and demand projections of the nursing workforce: 2014 – 2030. Retrieved from https://bhw. hrsa. gov/health-workforce-analysis/research/projections

Hemsley, B., Rollo, M., Georgiou, A., Balandin, S., & Hill, S. (2017). The health literacy demands of electronic personal health records (e-PHRs): An integrative review to inform future inclusive research. Patient Education and Counseling, 101(1), 2 – 15. doi: 10.1016/j. pec. 2017. 07.010

Hing, E., Hooker, R. S., & Ashman, J. J. (2011). Primary health care in community health centers and comparison with office-based practice. Journal of Community Health, 36(3), 406 – 413. doi: 10.1007/s10900 – 010 – 9322-x

Institute for Health Improvement. (2016). The IHI triple aim. Retrieved from http://www.ihi.org/Engage/Initiatives/TripleAim/Pages/default.aspx

Kaplan, R. S. (2015, April). Under the microscope: Advancing health care value through greater transparency. Hewitt Health Care Lecture presented to Harvard Medical School, Boston, MA.

Kaplan, R. S., & Witkowski, M. L. (2014). Better accounting transforms health care delivery. Accounting Horizons, 28(2), 365 – 383. doi: 10.2308/acch – 50658

Kapu, A. N., Kleinpell, R., & Pilon, B. (2014). Quality and financial impact of adding nurse practitioners to inpatient care teams. Journal of Nursing Administration, 44(2), 87 – 96. doi: 10.1097/NNA.0000000000000031

Kilpatrick, K., Lavoie-Tremblay, M., Ritchie, J. A., & Lamothe, L. (2014). Advanced practice nursing, health care teams, and perceptions of team effectiveness. Journal of Trauma Nursing, 21 (6), 291 – 299. doi: 10.1097/JTN.0000000000000090

LaForge, K., Gold, R., Cottrell, E., Bunce, A. E., Proser, M., Hollombe, C., ... Clark, K. D. (2018). How 6 organizations developed tools and processes for social determinants of health screening in primary care: An overview. The Journal of Ambulatory Care Management, 41(1), 2. doi: 10.1097/JAC.0000000000000221

Landers, S., Madigan, E., Leff, B., Rosati, R. J., McCann, B. A., Hornbake, R., ... Lee, T. (2016). The future of home health care: A strategic framework for optimizing value. Home Health Care Management & Practice, 28(4), 262 – 278. doi: 10.1177/1084822316666368

Lee, T., & Schiller, J. (2015). The future of Home Health Project: Developing the framework for health care at home. Home Healthcare Now, 33 (2), 84 – 87. doi: 10. 1097/NHH.0000000000000193

Lewis, V. A., Fisher, E. S., & Colla, C. H. (2017). Explaining sluggish savings under accountable care. NEJM, 377(19), 1809 – 1811. doi: 10.1056/NEJMp1709197

Liu, N., Finkelstein, S. R., & Poghosyan, L. (2014). A new model for nurse practitioner utilization in primary care: Increased efficiency and implications. Health Care Management Review, 39(1), 10 – 20. doi: 10.1097/HMR.0b013e318276fadf

Long, S. K., Karpman, M., Kenney, G. M., Zuckerman, S., Wissoker, D., Shartzer, A., ... Hempstead, K. (2015). Taking stock: Gains in health insurance coverage under the ACA as of March 2015. Washington, DC: Urban Institute, Health Policy Center. Retrieved from http://hrms. urban. org/briefs/Gains-in-Health-Insurance-Coverage-under-the-ACA-as-of-March – 2015. html

Lyles, C., Schillinger, D., & Sarkar, U. (2015). Connecting the dots: Health information technology expansion and health disparities. PLoS Medicine, 12(7), e1001852. doi: 10.1371/

journal.pmed.1001852

MacDowell, M., Glasser, M., Fitts, M., Nielsen, K., & Hunsaker, M. (2010). A national view of rural health workforce issues in the USA. Rural & Remote Health, 10(3), 1531.

Mackintosh, S., Meyer, S. M., Robinson, D., Rouse, L. E., Sorensen, A. A., Viggiano, T. R., & Wathington, D. (2014). Core competencies for interprofessional collaborative practice: Report of an expert panel. Minneapolis, MN: Interprofessional Education Collaborative. Retrieved from https://nexusipe. org/informing/resource-center/core-competencies-interprofessional-collaborative-practice-report-expert

Manganello, J., Gerstner, G., Pergolino, K., Graham, Y., Falisi, A., & Strogatz, D. (2017). The relationship of health literacy with use of digital technology for health information: Implications for public health practice. Journal of Public Health Management and Practice, 23 (4), 380 – 387. doi: 10.1097/PHH.0000000000000366

Mann, S. (2017). New research shows shortage of more than 100,000 doctors by 2030. Washington, DC: Association of American Medical Colleges. Retrieved from https://www.aamc. org/news-insights/research-shows-shortage-more – 100000-doctors – 2030

Marcin, J. P., Rimsza, M. E., & Moskowitz, W. B.; Committee on Pediatric Workforce.(2015). The use of telemedicine to address access and physician workforce shortages. Pediatrics, 136(1), 202 – 209. doi: 10.1542/peds.2015 – 1253

Marshall, E. S. (2011). Transformational leadership in nursing: From expert clinician to influential leader. New York, NY: Springer Publishing Company.

Maul, T. M., Zaidi, A., Kowalski, V., Hickey, J., Schnug, R., Hindes, M. J., & Cook, S. (2015). Patient preference and perception of care provided by advance nurse practitioners and physicians in outpatient adult congenital clinics. Congenital Heart Disease, 10(5), E225-E229. doi: 10.1111/chd.12273

McClellan, M., McKethan, A. N., Lewis, J. L., Roski, J., & Fisher, E. S. (2010). A national strategy to put accountable care into practice. Health Affairs, 29(5), 982 – 990. doi: 10.1377/ hlthaff.2010.0194

McInnes, K. S., Peters, K., Bonney, A., & Halcomb, E. (2015). An integrative review of facilitators and barriers influencing collaboration and teamwork between general practitioners and nurses working in general practice. Journal of Advanced Nursing, 71(9), 1973 – 1985. doi: 10. 1111/jan.12647

Meyer, P. A., Penman-Aquilar, A., Campbell, V. A., Graffunder, C., O'Connor, A. E., & Yoon, P. W. (2013). Conclusion and future directions: CDC health disparities and inequalities report—United States, 2013. Morbidity & Mortality Weekly Report (MMWR), Supplements, 62 (3), 184 – 186. Retrieved from http://www. cdc. gov/mmwr/preview/mmwrhtml/ su6203a32.htm

Miller, S., & Wherry, L. R. (2017). Health and access to care during the first 2 years of theACA Medicaid expansions. New England Journal of Medicine, 376(10), 947 – 956. doi: 10.1056/ NEJMsa1612890

Mitchell, R. (2014). Transformation through tension: The moderating impact of negative affect on transformational leadership in teams. Human Relations, 67 (9), 1095 – 1121. doi: 10. 1177/0018726714521645

Molony, S. L. (2010). The meaning of home: A qualitative meta-synthesis. Research in

Gerontological Nursing, 3(4), 291 – 307. doi: 10.3928/19404921 – 20100302 – 02

Morrow, E., Call, M., Marcus, R., & Locke, A. (2018). Focus on the quadruple aim: Development of a resiliency center to promote faculty and staff wellness initiatives. Joint Commission Journal of Quality & Patient Safety, 44(5), 293 – 298. doi: 10.1016/j.jcjq.2017.11.007

National Organization of Nurse Practitioner Faculty. (2018). The Doctor of Nursing practice degree: Entry to nurse practitioner practice by 2025. Retrieved from https://cdn. ymaws. com/www. nonpf. org/resource/resmgr/dnp/v3_05.2018_NONPF_DNP_Stateme.pdf

Navathe, A. S., Troxel, A. B., Liao, J. M., Nan, N., Zhu, J., Zhong, W., & Emanuel, E. J. (2017). Cost of joint replacement using bundled payment models. JAMA Internal Medicine, 177 (2), 214 – 222. doi: 10.1001/jamainternmed.2016.8263

Newhouse, R. P., Stanik-Hutt, J., White, K. M., Johantgen, M., Bass, E. B., Zangaro, G., ... Weiner, J. P. (2011). Advanced practice nurse outcomes 1990 – 2008: A systematic review. Nursing Economics, 29(5), 230 – 250.

Nye, C., Campbell, S. H., Hebert, S. H., Short, C., & Thomas, M. (2019). Simulation in advanced practice nursing programs: A North-American survey. Clinical Simulation in Nursing, 26, 3 – 10. doi: 10.1016/j.ecns.2018.09.005

Okun, S., Schoenbaum, S. C., Andrews, D., Chidambaran, P., Chollette, V., Gruman, J., ... Henderson, D. (2014). Patients and health care teams forging effective partnerships. Washington, DC: Institute of Medicine.

Petterson, S. M., Liaw, W. R., Tran, C., & Bazemore, A. W. (2015). Estimating the residency expansion required to avoid projected primary care physician shortages by 2035. Annals of Family Medicine, 13(2), 107 – 114. doi: 10.1370/afm.1760

Poghosyan, L., Boyd, D., & Clarke, S. P. (2016). Optimizing full scope of practice for nurse practitioners in primary care: A proposed conceptual model. Nursing Outlook, 64(2), 146 – 155. doi: 10.1016/j.outlook.2015.11.015

Porter, M. E., & Kaplan, R. S. (2016, July-August). How to pay for health care. Harvard Business Review. Retrieved from https://hbr.org/2016/07/how-to-pay-for-health-care

Reiss-Brennan, B., Brunisholz, K. D., Dredge, C., Briot, P., Grazier, K., Wilcox, A., ... James, B. (2016). Association of integrated team-based care with health care quality, utilization, and cost. JAMA, 316(8), 826 – 834. doi: 10.1001/jama.2016.11232

Robert Wood Johnson Foundation. (2015). Leaders from cities, states with declining childhood obesity rates share strategies for success. Retrieved from https://www. rwjf. org/en/library/articles-and-news/2013/07/leaders-from-cities-states-with-declining-childhood-obesity-rates-share-strategies-for-success.html

Robezneiks, A. (2012). Sore subject. Nurses react as AAFP report backs doctor-led medical homes. Modern Healthcare, 42(41), 17.

Roter, D. L. (2011). Oral literacy demand of health care communication: Challenges and solutions. Nursing Outlook, 59(2), 79 – 84. doi: 10.1016/j.outlook.2010.11.005

Sarkar, U., Karter, A. J., Liu, J. Y., Adler, N. E., Nguyen, R., L.pez, A., & Schillinger, D. (2010). The literacy divide: Health literacy and the use of an internet-based patient portal in an integrated health system—Results from the Diabetes Study of Northern California (DISTANCE). Journal of Health Communication, 15(Suppl. 2), 183 – 196. doi: 10.1080/10810730.2010.499988

Sealover, E. (2015, November 23). Merger creates metro Denver's largest group of primary-care doctors. Denver Business Journal. Retrieved from https://www. biz journals. com/denver/news/2015/11/23/merger-creates-largest-group-of-primary-care. html

Shepard, J., Hadhazy, E., Frederick, J., Nicol, S., Gade, P., Cardon, A., ... Madison, S. (2014). Using electronic medical records to increase the efficiency of catheter-associated urinary tract infection surveillance for National Health and Safety Network reporting.

American Journal of Infection Control, 42(3), e33-e36. doi: 10.1016/j.ajic.2013.12.005 Sheridan, S. L., Halpern, D. J., Viera, A. J., Berkman, N. D., Donahue, K. E., & Crotty, K. (2011). Interventions for individuals with low health literacy: A systematic review. Journal of Health Communication, 16(Suppl. 3), 30 – 54. doi: 10.1080/10810730.2011.604391

Shi, L., & Singh, D. A. (2015). Delivering health care in America: A systems approach (6th ed.). Burlington, MA: Jones & Bartlett.

Shirey, M. R., & White-Williams, C. (2015). Boundary spanning leadership practices for population health. Journal of Nursing Administration, 45 (9), 411 – 415. doi: 10. 1097/NNA.0000000000000223

Smeltzer, S. C., Sharts-Hopko, N. C., Cantrell, M. A., Heverly, M. A., Nthenge, S., & Jenkinson, A. (2015). A profile of U.S. nursing faculty in research-and practice-focused doctoral education. Journal of Nursing Scholarship, 47(2), 178 – 185. doi: 10.1111/jnu.12123

Sommers, B. D., Gawande, A. A., & Baicker, K. (2017). Health insurance coverage and health—What the recent evidence tells us. New England Journal of Medicine, 377, 586 – 593. doi: 10.1056/NEJMsb1706645

Stanik-Hutt, J., Newhouse, R. P., White, K. M., Johantgen, M., Bass, E. B., Zangaro, G., ... Weiner, J. P. (2013). The quality and effectiveness of care provided by nurse practitioners. Journal for Nurse Practitioners, 9(8), 492 – 500. doi: 10.1016/j.nurpra.2013.07.004

Tepper, B. J., Dimotakis, N., Lambert, L. S., Koopman, J., Matta, F. K., & Man, H. (2018). Examining follower responses to transformational leadership from a dynamic, person-environment fit perspective. Academy of Management Journal, 61 (4), 1343 – 1368. doi: 10. 5465/amj. 2014.0163

Tetuan, T., Ohm, R., Herynk, M., Ebberts, M., Wendling, T., & Mosier, M. (2014). The Affordable Health Care Act annual wellness visits: The effectiveness of a nurserun clinic in promoting adherence to mammogram and colonoscopy recommendations. Journal of Nursing Administration, 44(5), 270 – 275. doi: 10.1097/NNA.0000000000000066

Travers, J. L., Weis, M., & Merrill, J. A. (2018). Relationships among DNP and PhD students after implementing a doctoral student organization. Nursing Education Perspectives, 39(5), 271 – 279. doi: 10.1097/01.NEP.0000000000000323

Udlis, K. A., & Mancuso, J. M. (2012). Doctor of Nursing Practice programs across the United States: A benchmark of information: Part I: Program characteristics. Journal of Professional Nursing, 28(5), 265 – 273. doi: 10.1016/j.profnurs.2012.01.003

U. S. Department of Health and Human Services. (2016). National and regional projections of supply and demand for primary care practitioners: 2013 – 2025. Retrieved from https://bhw.hrsa. gov/sites/default/files/bhw/health-workforce-analysis/research/pro jec tions/primary-care-national-projections2013 – 2025.pdf

U. S. Department of Health and Human Services, Health Resources and Services Administration,

& National Center for Health Workforce Analysis. (2017). National and regional supply and demand projections of the nursing workforce: 2014 – 2030. Rockville, MD: Author.

U. S. Health Resources & Services Administration. (2013, October). The U. S. nursing workforce: Trends in supply and education. Retrieved from https://bhw. hrsa. gov/sites/default/files/bhw/nchwa/projections/nursingworkforcetrendsoct2013.pdf

Wakefield, M. (2018). Strengthening health and health care in rural America. The Commonwealth Fund. Retrieved from https://www. commonwealthfund. org/blog/2018/strengthening-health-and-health-care-rural-america

Weaver, K. E., Geiger, A. M., Lu, L., & Case, L. D. (2013). Rural-urban disparities in health status among US cancer survivors. Cancer, 119(5), 1050 – 1057. doi: 10.1002/cncr.27840

Whittington, J. W., Nolan, K., Lewis, N., & Torres, T. (2015). Pursuing the triple aim: The first seven years. Milbank Quarterly, 93(2), 263 – 300. doi: 10.1111/1468 – 0009.12122

Winkler, M. R., & Marshall, E. S. (2017). Creating and shaping the organizational environment and culture to support practice excellence. In E. S. Marshall & M. E. Broome, Transformational leadership in nursing: From expert clinician to influential leader (2nd ed., pp.247 – 278). New York, NY: Springer Publishing Company.

Wolff, K., Chambers, L., Bumol, S., White, R. O., Gregory, B. P., Davis, D., & Rothman, R. L. (2016). The PRIDE (Partnership to Improve Diabetes Education) toolkit: Development and evaluation of novel literacy and culturally sensitive diabetes education materials. The Diabetes Educator, 42(1), 23 – 33. doi: 10.1177/0145721715620019

World Health Organization. (2011). Closing the gap: Policy into practice on social determinants of health: Discussion Paper. Geneva, Switzerland: Author. Retrieved from http://www. who. int/sdhconference/Discussion-paper-EN.pdf

Wyte-Lake, T., Tran, K., Bowman, C. C., Needleman, J., & Dobalian, A. (2013). A systematic review of strategies to address the clinical nursing faculty shortage. Journal oNursing Education, 52(5), 245 – 252. doi: 10.3928/01484834 – 20130213 – 02

Yedidia, M. J., Chou, J., Brownlee, S., Flynn, L., & Tanner, C. A. (2014). Association of faculty perceptions of work-life with emotional exhaustion and intent to leave academic nursing: Report on a national survey of nurse faculty. Journal of Nursing Education, 53(10), 569 – 579. doi: 10.3928/01484834 – 20140922 – 03

第四章

实践模式：设计、实施和评估

玛丽·凯瑟琳·斯特汀,克里斯蒂·米勒和伊莱恩·索伦森·马歇尔

如果没有人对其所拥有的不满,世界就永远不会有更好的东西。

——弗洛伦斯·南丁格尔

本章目标

- 定义和区分专业实践和护理服务实践改进模式。
- 描述护理服务的影响因素。
- 描述影响实践模式设计、实施和评估的因素。
- 探讨文化能力在领导力和护理模式中的作用。
- 阐明循证实践和大数据的重要性和组成部分。
- 解释各类模式中护理质量和卓越领导力的衡量标准。
- 描述系统思维能力。
- 探讨影响患者安全和卓越实践的因素。
- 探讨技术与人工智能(AI)相结合的护理模式的意义。

理解专业实践模式

语言很重要。了解专业实践模式是如何定义、表达和应用的,为专业实践模式的设计或重新设计、实施和评估提供了一个框架。专业的实践模式被描述为"护理的驱动力;对理论、现象或系统的示意性描述,描述护士如何实践、协作、沟通和专业发展,为机构所服务的人群(如患者、家庭、社区)提供最高质量的护理。专业实践模式说明了护理实践与护理所采用的使命、愿景和价值观的一致性和整合"[American Nurses

Credentialing Center（ANCC），2014，p.74]。"专业实践模式"和"护理服务模式"的术语经常互换使用。然而，与专业实践模式相比，护理服务模式或系统被描述为"整合在专业实践模式中，促进护理服务的持续、一致、高效和负责。护理提供系统经过调整，以满足循证实践（EBP）标准、国家患者安全目标、负担得起的和基于价值的结果以及监管要求"（ANCC，2019，p.145）。

专业实践的基本要素是护理自主性、对实践的控制和协作关系。在护士主导的实践模式发展的早期，霍法特（Hoffart）和伍兹（Woods）（1996）将专业实践模式描述为一个系统（结构、过程和价值观），支持注册护士对护理服务的提供和护理服务环境的控制。他们认为专业实践模式有五个子系统，如今依然使用（见方框 4-1）。

方框 4-1　专业实践的五个子系统

1. 价值观（护士的自主性、护士的责任、专业发展、高质量护理）
2. 职业关系（团队合作、协作、咨询）
3. 患者护理服务模式（初级卫生保健和个案管理）
4. 管理方法（分散决策、扩大护士管理职责范围、结构变革以支持专业实践）
5. 薪酬、奖励（公认的专业成就和组织贡献）

专业实践模式的基本要素

科尔多（Cordo）和希尔·罗德里格斯（Hill Rodriguez）（2017）理论认为，专业实践模式的基本要素包括护理的价值观、领导力、协作、专业发展和护理服务系统。专业实践模式最重要的要素之一是自主性和有效的职业关系。

自主性

自主和信任是护士工作投入的前提（Bargagliotti，2012）。康利（Conley）（2017）在一项对 6 个月以上工作经验的护理管理者进行的混合方法研究中，确定了权力和影响力的主题是影响他们敬业度的因素。权力被描述为有所作为的自主权。影响力被定义为影响员工和部门成果并使其产生差异的能力（Conley，2017）（护士作为影响者的影响和意义将在本章后面讨论）。护理管理者进一步确认，组织对教育的支持以及与直接主管的信任关系对他们的角色是有价值的。在对公立、私立、非营利性、社会医疗机构和家庭护理服务机构的注册护士进行的纵向研究中，发现医疗卫生服务机构之间在工作环境和自主措施方面没有统计差异（Aeschbacher & Addor，

2018)。该研究还报告称,在非营利组织工作与最高程度的自主性感知之间存在关联(Aeschbacher & Addor, 2018)。

对护士自主性产生积极影响的组织策略包括:

- 适应个体行动策略的护士培训(Muller, Heiden, Herbig, Poppe, & Angerer, 2016)。

- 自我时间安排(Wright, McCartt, Raines, & Oermann, 2017)。
- 多学科团队协作(Bailey & Cardin, 2018)。
- 跨学科研究(Bailey & Cardin, 2018)。
- 主管护士或临床护理专家指导新护士(Bailey & Cardin, 2018)。
- 临床一线护士参与皮肤和伤口计划(Bailey & Cardin, 2018)。
- 获得职业认证后的每月津贴(Bailey & Cardin, 2018)。
- 内部和外部海报和讲台演示(Bailey & Cardin, 2018)。

另外 3 项研究报告显示自主性没有任何影响(Im, Cho, Kim, & Heo, 2016; Labrague, McEnroe Petitte, Leocadio, Van Bogaert, & Tsaras, 2018)或护士对组织策略自主性的看法有下降(Catania & Tippett, 2015)。韩国针对经验不足 5 年的护士发起了一项名为"抱团"的随机对照试验,其中包括促进护士同事之间建立人际网络的措施,但在授权这一结局指标方面没有显示出显著差异(Im et al., 2016)。拉布拉格(Labrague)等人(2018)研究了菲律宾 9 家医院的注册护士,发现组织支持感与工作满意度或自主性之间没有相关性。一项将高级护理实践注册护士,即临床专家从以单位为基础的结构转变为以人群为中心的团队质量改进计划,结果显示,参与决策(自主性)观念有显著改善、对领导支持以及对患者和员工有积极影响(Catania & Tippett, 2015)。让我们进一步思考自主性和领导者在自主性中的作用(方框 4 - 2)。

方框 4 - 2　行动中的领导力:自主性及其作用

在这种实践模式中,你认为实践的自主性和控制力在哪里? 在这个例子中,领导者是如何影响结果的?

在一个学术医疗中心内,危重患者中的压力性损伤(pressure injury, PI)是一个值得关注的问题,与地区和国家的同行相比,其表现不佳。两名护士管理者[包括首席护理官(CNO)]赞助了该团队,并任命了一个跨专业的三方领导团队,包括一名临床护士长、临床护士和呼吸治疗师来领导压力性损伤指导委员会。领导团队与主要利益相关者合作,组成了一个具有代表性的指导委员会,其中包括 50% 的临床一线护士、呼吸治疗师、质量改进专家和运营领导者。指导小组成立后,一项全面的需求评估显示:与压力性损伤风险因素和治疗相关的护理和治疗师的知识和实践差异很大,缺乏标准化的风险评估和预防流程，以及角色（实践范围）的变化与倡导预防压力性损伤的自主性、权威性和责任明确相关。为了培养临床护士的知识、技能和能力，领导们提倡临床护士参与伤口、造口和排便护士协会提供的伤口治疗协会（Wourd Treatment Associate，WTA）计划。根据投资回报（reture on investment，ROI），执行发起人二元分配资金给临床护士成为伤口治疗协会会员。接下来，我们开发了一个差异化的护理实践分配模式，描述了各级护理的最佳许可绩效，对压力性损伤风险评估和降低的影响。以病房为单位的伤口治疗医护人员由护理领导分配时间，每周进行 2 次以病房为单位的压力性损伤查房。在这些伤口治疗协会临床护士领导的查房中，伤口治疗协会的成员与同行的临床护士合作，在临床护士领导的压力性损伤循证预防方案的指导下进行观察和实践。提供护理的临床护士和伤口治疗协会的临床护士之间的合作被观察到对即时医疗（point of care，POC）服务的最高许可绩效产生积极影响。压力性损伤指导委员会（包括临床一线护士和伤口治疗协会成员）协助召开了伤口治疗协会冠军月度会议，在会上，临床一线护士通过经验教训、缓解计划和表彰促进了实际发生和险些发生事件的审查。与这一特殊实践模式相关的结果包括：压力性损伤区域的基准表现和国家关注访问请求、对临床一线护士的认可以及减少严重伤害的领导力方式。

职业关系

在霍法特和伍兹（1996）开创性工作之后的 20 年里，影响社区理念的职业关系和团队仍然很重要。在单个单位实施团队建设活动（Christiansen，Wallace，Newton，Caldwell，& Mann-Salinas，2016；Obenrader，Broome，Yap，& Jamison，2019）增加了所有团队成员之间的沟通、道德承诺和关系。创建一个三级同伴支持小组（Wahl，Hultquist，Struwe，& Moore，2018）可以支持经历同情心疲劳的护士，并根据需要提供情感支持和转介给训练有素的专业人员，以预防护士倦怠的发生。为新开业护士提供导师指导（Kostrey Horner，2017）可提高留任率、"归属感"和更高的工作满意度。杰勒德（Gerard）、欧文斯（Owens）和奥利弗（Oliver）（2016）提出，在各个部门使用决策参与工具，可以测量员工的参与满意度，并根据结果实施基于单个部门的改进计划。布加斯基（Bugajski）等人（2017）和黑文斯（Havens）、吉特尔（Gittell）和瓦齐（Vasey）（2018）对护士的参与度进行了调查，两项研究的结果都表明，领导参与度和对单位护士的信任度是护士留任意愿高的指标。此外，他们发现跨学科教育提高了护士参与度。加西亚-西拉（Garcia-Sierra）、弗尔南德斯-卡斯特罗（Fernandez-Castro）和马丁内斯-萨拉戈萨（Martinez-Zaragoza）（2016）发现，虽然工作量是护士离职意愿的最高预测因素，但是护士参与度也是较高预测因素，并建议应实施支持小组。在一个概念分析中，卡米西亚（Camicia）等人（2013）描述了实践模型的属性。实践模式中的共同主题包括变革、授权、改进护理实践、改进结果、加强实践和提高共同管理能力。

构建创新实践模式的案例

为了描述和理解影响实践模型设计、实施和评估的因素，我们可以从不同的角度来看待医疗卫生。我们必须调查护理服务实践模式的影响因素，如经济驱动因素、监管标准、患者需求、劳动力因素和文化能力。如果银行业、建筑业、汽车制造业、购物业或航空旅行业都和医疗卫生行业一样，那会怎么样呢？我们对美国的医疗卫生费用了解多少？这些知识优势将如何影响新的护理模式？一份来自医学研究所的报告（IOM，2013，p.5）提出以下创造性的提醒，以促进重新思考医疗卫生的资金来源：

- 如果银行业和医疗卫生行业一样，那么自动取款机交易就不会花费几秒，而是可能需要几天或更长时间，因为无法获得或放错了记录。
- 如果建筑业像医疗卫生行业一样，木匠、电工和管道工都会使用不同的蓝图，很少进行协调。
- 如果汽车制造业和医疗卫生行业一样，要求制造商为缺陷付费的汽车保修将不存在。因此，很少有工厂会寻求监控和改善生产线性能和产品质量。
- 如果购物业像医疗卫生行业一样，产品价格将不会公布，而且根据付款来源，同一家商店内的收费价格会有很大差异。
- 如果航空旅行业像医疗卫生行业一样，每个飞行员都可以自由设计自己的飞行前安全检查，或者根本不进行检查。

每年美国医院总费用超过 8 500 亿美元，几乎占美国医疗卫生支出的 33%，美国医院平均每天收费 4 300 美元（Costs of Care，2016）。美国每年的人均支出至少是其他发达国家的 2 倍，约 8 500 美元。美国医学研究所（2013）报道了一篇题为"低成本最佳医疗"的报告，陈述了美国每年近 3 万亿美元医疗卫生支出的浪费现象。导致此类成本的一些因素包括大量推广的药物，尽管有关其疗效的证据有限，不必要的程序和手术，手术期间器械费用的变化，以及与手术相关的并发症（Topol，2015）。考虑到患者体验、质量和安全、劳动力、技术和成本等问题，新的护理设计是有必要的。渐进式创新不足以实现根本性变革，需要的是颠覆性创新。我们必须加快努力，满足我们所服务的人和他们的需要。理解专业实践模式和实践环境的含义对于推进这种必要的创新非常重要。

护理服务实践模式的影响因素

护理服务实践模式的影响因素包括经济驱动因素、监管标准、患者护理要求、劳动力因素和文化能力。在一个前所未有的变化时期，影响美国医疗卫生服务的因素变得越来越复杂和相互依赖。在不确定的政治环境中，各组织面临着预测预期的支付改革变化以努力保持财务可持续性的挑战。由于卫生政策的变化，获得医疗卫生服务的机会增加，从而增加了所服务人口的多样性。患者人口结构的变化给医疗卫生专业人员有效满足客户需求带来了挑战。随着医疗卫生消费主义开始达到新的高度，满足客户需求的能力变得越来越重要。与其他行业一样，消费主义将患者（客户）需求放在了医疗服务的首要位置。受所有这些医疗卫生转变影响最大的是那些提供医疗服务的人。了解影响护理服务的劳动力因素对医疗卫生管理人员至关重要。以下介绍了有关经济趋势、监管标准、客户偏好、劳动力分布和医疗卫生专业文化能力及其对护理服务影响的探索性文献回顾。研究结果应谨慎使用，因为医疗卫生继续以前所未有的方式发展，这可能会限制过去研究结果的普遍性。然而，了解研究人员所学到的知识有助于医疗卫生领导者对未来进行战略规划。

经济驱动力

卫生政策立法，主要是《平价医疗法案》（ACA），在过去 10 年中，一直是经济因素的重要驱动力，影响着医疗卫生服务。随着卫生保健支出占美国未来 5 年国内生产总值（GDP）的 20% 以上，医疗卫生成本不透明的状况难以维持（Robert Wood Johnson Foundation，2016）。医疗卫生产品和服务成本和质量的透明被认为是降低成本和改善患者结局的关键工具（IOM U. S. Roundtable on Evidence-Based Medicine，2010）。美国医疗消费者和领导者要求提高价格透明度，正催生一场被称为医疗卫生消费主义的新运动。由于保险费上涨和高免赔额计划，越来越多的消费者需要自费购买医疗服务，患者对知情决策的需求更加迫切。现在，超过一半的患者在接受治疗前希望知道医疗成本（Ellison，2015）。实际上，免赔额在 500～3 000 美元的患者，有高达 67% 的人已经这样做了，并且有 74% 的免赔额超过 3 000 美元的患者也在寻求这一信息。然而，即使呼吁价格透明化，许多州仍然做得不好。支付改革催化剂这一机构给 45 个州在价格透明度方面打分仍为 F（Robert Wood Johnson Foundation，2016）。由于许多医生与制药公司、医院和财务利益相关者之间的关系可能会影响消费者和提供者的决策（IOM U. S. Roundtable on Evidence-Based Medicine，2010），因此增加医疗成本的开放性可能会变得复杂。透明度的调研还发现，在同一区域，类似服务的成本范围可以毫无理由地大不相同。由于大多数医疗卫生消费者不相信更高的成本通常等同于更好的护理（Robert Wood Johnson Foundation，2016），他们也需要了解医疗服务质量的透明度。

医疗卫生服务的另一个重要经济影响因素与重新强调医疗补助和医疗保险服务中心的(CMS)责任医疗组织（ACO）项目有关。这个项目的基础是成本、质量、协调和满意度。当组织实现基准质量指标时，他们会参与一个共享节省计划。能够提供符合指定基准的高质量护理，可以让组织分享利润。因此，组织专注于控制成本，以使净利润最大化。

监管标准

监管机构对医疗服务有重大影响，特别是在质量和安全方面。医疗保险和医疗补助服务中心为大部分医疗卫生消费人群提供保险。医疗补助计划覆盖的成年患者的再入院率高于那些私人保险的患者。再入院率几乎与医疗保险患者相匹配，每 5 名患者中就有 1 名患者再次入院（Jiang et al.，2016 年）。再入院被视为近期住院期间护理质量差、早期住院期间缺乏协调，或者对患者随访护理不足的指标（Jiang et al.，2016）。由于再入院通常被视为可预防的，并导致保险公司成本增加，医疗保险和医疗补助服务中心实施了补偿变革（Jiang et al.，2016）。因同一诊断在出院后 30 天内再次入院不再补偿。这一趋势在私营保险公司的不同职能中都有所体现。在一个先前鼓励最大程度地增加再入院人数，而不是减少再入院人数的行业中，对价值的关注是一个范式的转变（Jiang et al.，2016）。然而，减少再入院需要谨慎对待。如果医疗机构过于努力地缩短住院时间或入院时间，可能会产生不切实际的期望，并使医疗机构的运营成为一项挑战，且降低了护理质量。

影响医疗卫生服务提供的第二个因素是报告严重安全事件的要求。1996 年，医疗卫生组织认证联合委员会（Joint Commission on Accreditation of Healthcare Organizations，TJC)实施了一项正式的政策，指导医院围绕警示事件报告的实践，以便组织能够学习如何提高安全性（Blanchfield，Acharya，& Mort，2018）。美国国家质量论坛（National Quality Forum，NQF)还要求报告 29 项与安全相关的不良事件。现在需要报告符合以下标准的事件："很大程度上，即便不是完全的，也是可预防的、严重的，以及以下任何一种：不良的、表明医疗卫生机构安全系统存在问题的或对公共信誉或公共责任重要的事件"。半数以上的州要求提交这种报告。据估计，每年有 44 亿美元的医疗卫生服务成本用于调查、处理和报告这类事件。在资源紧张的环境中，调查、处理和报告这类事件的工作给组织带来了巨大的财政和人力资源压力。在一项研究中，估计报告严重安全事件的总费用的 65% 是调查，而公开和内部报告约占 27%。每个事件的平均成本为 6 600～21 000 美元。虽然手术和设备相关事件的成本最高，但与护理管理相关的严重事件的平均成本通常在 7 000 美元左右（Topol，2019）。减少事件和简化报告工作可能是控制组织成本的一种方法。

患者需求

在日益增长的医疗卫生消费主义时期，患者护理需求要求组织探索患者需要、偏好和价值观。慢性病发病率在全美国范围内呈上升趋势，占医疗卫生支出的 78%（Bodenheimer, Chen, & Bennett, 2009）。2005 年，超过 1.33 亿美国人至少患有一种慢性病，而 6 300 万人患有 2 种或 2 种以上的慢性病（Bodenheimer et al., 2009）。慢性病预计将继续攀升，在未来几年内，将需要多学科的支持，以获得最佳的患者结局。由于其他因素导致反复住院，情况变得更加复杂。这些因素包括经济压力、心理健康和药物滥用障碍、药物不依从性和住房不稳定（Jiang et al., 2016）。随着影响患者健康的因素越来越复杂，也必须关注患者的偏好和价值观。

目前已有数百项关于患者和家庭满意度的研究。对调查结果的回应和整合从未显得如此重要。纵观系统评价，护理质量或医疗卫生专业表现质量一直是患者满意度的决定因素。在一项研究中，66% 的患者满意度差异是由设施质量和工作人员表现造成的（Naidu, 2009）。与其他行业一样，满意度驱动忠诚度。在 20 世纪 90 年代中期，关于护理质量或护理体验的负面口碑，在单个患者的一生中，可能会使组织花费 6 000～400 000 美元（Naidu, 2009）。在消费者推动护理服务的时候，满意度是至关重要的，在某些情况下，还需要考虑补偿因素。同样，在另一项研究中，对医疗卫生专业人员能力的满意度是患者满意度的第二大主导因素（Batbaatar, Dordagva, Luvsannyam, Savino, & Amenta, 2017）。

可及性和便利性变得越来越重要，并对医疗卫生服务团队产生重大影响。由于社会经济地位较低的患者难以在工作时间以外的时间预约，团队正在考虑延长门诊时间和现场预约（Jiang et al., 2016）。此外，获取个人健康数据的需求也在增加（Lusignan et al., 2014）。一项关于患者利用 MyChart 等电子医疗卫生记录的系统评价表明，电子医疗卫生记录可以显著提高患者满意度，减少用药清单上的错误，减少不当的药物不良反应，提高对预防性护理活动的参与度，对依从性影响较小（Lusignan et al., 2014）。通过这样的平台，患者可以与他们的团队进行交流。然而，患者希望直接与服务提供者沟通，而服务提供者通常更愿意通过其支持团队过滤信息（Lusignan et al., 2014）。尽管技术的使用增加了照护团队的便捷性和可及性，但医疗卫生补偿实践高度依赖于面对面的互动（Bodenheimer et al., 2009）。如果没有广泛的变革，这种技术的使用可能会与在诊所看病的收入相互竞争。

虽然成本正成为医疗卫生用户更重要的因素，但医疗质量对消费者也很重要

(IOM U.S. Roundtable on Evidence-Based Medicine，2010)。医疗质量与患者满意度相关(Batbaatar et al.，2017；Naidu，2009)。

劳动力因素

医疗卫生人员费用是医疗机构的最高支出项目。虽然这引发了一些旨在用廉价劳动力取代护士的政策，但其更促进了对护理的投资，以使患者结局得到改善(Lankshear，Sheldon，& Maynard，2005)。最近关于护理的许多研究都集中在劳动力分配上。两项系统性评价和两项描述性研究结果显示，通常，医疗团队中较高的护士人数占比与患者良好的预后相关，如病死率、抢救失败、并发症、不良事件、跌倒、压力性损伤和满意度(Dunton，Gajewski，Klaus，& Pierman，2007；Hockenberry & Becker，2016；Lankshear et al.，2005；West，Mays，Rafferty，Rowan，& Sanderson，2009)。此外，有限的情况下，每天增加患者的护理时间对患者的预后没有显著影响。例如，惠特曼(Whitman)等人也发现人员配备与压力性损伤或中线感染率之间没有关系(Lankshear et al.，2005)。然而，合同制护士或执业实践护士(LPNs)使用率较高的单位总体满意度较低且推荐医院的可能性较低(Hockenberry & Becker，2016)。

影响护理服务的其他因素是医疗机构中护士的分布。由于长期护理增加了流动或门诊护士的额外需求，但是大多数护士仍在住院部工作。许多医疗卫生专业人员不知道影响患者结局的劳动力因素。一个例子是缺乏对医疗补助计划患者高风险再入院的认识。对患者的医疗成本也缺乏了解(Jiang et al.，2016)。

在管理某些患者群体方面也缺乏有效性。其中一个例子与正在发生的心理健康危机有关。预计美国慢性精神疾病将从 3 000 万增加到 4 700 万(Bodenheimer et al.，2009)。医疗卫生专业人员对获取和调动满足患者心理社会和行为需求所需的资源感到毫无准备。更具体地说，医疗卫生专业人员通常没有准备好应对美国所面临的阿片类药物依赖问题(Jiang et al.，2016)。

医疗卫生专业人员的文化能力

引领多元化

获得医疗卫生服务的机会增加，加上人口的变化，使得医疗卫生专业人员对文化能力的需求增加(Shingles，2018)。大量研究表明，少数民族和种族的患病率、残疾率和病死率较高(McCalman，Jongen，& Bainbridge，2017)。

研究发现了与文化能力相关的关键障碍。一项系统评价发现，语言、有限的资源以及医护人员和患者之间的文化差异会影响所提供的护理质量。语言障碍影响护理提供者提供教育或建立信任关系的能力（Grandpierre et al.，2018）。误解也会导致漏诊或延误诊断（Anderson et al.，2003）。缺乏满足患者需求的资源也可能被视为缺乏文化意识（Grandpierre et al.，2018）。

文化能力的促进者包括对文化差异的认识（Grandpierre et al.，2018）。这可能包括询问有关日常生活的问题，以帮助定制个性化护理和理解文化在疾病和治疗中的作用（Grandpierre et al.，2018）。当患者来自与护理提供者不同的文化时，这会影响他们提出自己不理解的事情时的舒适度（Tavallali, Jirwe, & Kabir, 2017）。这还可能会影响信任、依从性和健康结局。

总的来说，已经证明培训可以有效地提高与文化能力有关的知识、态度和技能（Beach et al.，2005；Govere & Govere，2016）。一些用于提高能力的策略包括外语课、到另一个国家旅游、课堂教学或让患者参与设计文化能力培训（McCalman et al.，2017）。然而，一些证据表明，培训本身并不能提高文化能力。一项系统评价显示，当学习者对文化和语言多样性的人有负面印象时，他们表现出更高的抵抗性，并且更有可能将此类培训评为效果很差（Dune, Caputi, & Walker, 2018）。

提高服务提供者的文化能力可提高患者满意度和治疗关系。系统评价表明，具备文化能力的护理可以提高满意度、依从性和对医疗卫生提供者的信任感，以及尊重和倾听（Beach et al.，2005；Govere & Govere，2016）。在一项针对瑞典父母的小规模质性研究中，父母在瑞典居住的时间越长，或带着孩子在医院的时间越长，那么护士了解他们文化的所有方面就越显得不重要。他们觉得护士们尊重这个家庭，通过彼此相处了解彼此的文化。例外情况是当患者患有慢性和严重疾病时，护士必须熟悉患者的宗教活动（Tavallali et al.，2017）。

缺乏文化能力会对患者和提供者之间的治疗关系产生毁灭性影响。如果提供者不具备文化能力或不了解文化多样性如何影响患者的健康和行为，可能会使患者面临风险（Dune et al.，2018）。研究表明，这一点在转诊实践、处方模式、治疗计划和程序方面存在差异。当医疗服务提供者对社会、健康、经济和政治持有种族优越感的态度时，会加剧种族主义、歧视、偏见和排斥（Dune et al.，2018）。有关新媒体资源见方框 4-3。

方框 4-3 相关新媒体资源：文化能力

视频

"Becoming a Culturally Competent Nurse."强生 & 强生护理. https://www.youtube.com/watch?v=r62Zp99U67Y

领导者必须确保未来的护理服务和实践模式反映出对实践的自主性和控制，并且跨专业团队必须解决人口老龄化和慢性病负担增加、新角色和多代劳动力的问题。

反思性问题

1. 反思你作为护理专业人员所从事的专业实践或场所。这些过程和患者结局是理想的吗？如果不是，你认为是什么影响了这些结局？
2. 反思你作为患者或家庭成员所体验的专业实践或场所。你认为医疗卫生专业人员达到了你的护理目标了吗？如果没有，是什么影响了这一点？
3. 你认为哪些法规和监管标准对患者护理产生了负面影响。提供一个具体的例子。

实践模型再设计：是时候了

新一代实践模式的时代已经到来。鉴于研究产出和技术进步的空前水平和速度，能够预测包括具有指数效应的变革性突破和创新性护理。变革型领导需要积极影响专业实践模式。在实践模型的重新设计、实施和评估方面的出色表现取决于你和下一代变革型领导者。

在美国，也许没有一个人会说医疗卫生体系不需要在某种程度上进行改变或重新设计。在评估重新设计时，我们必须评估环境和沟通，因为它与关系协调、团队合作以及健康工作环境内的心理安全相关。在发达国家中，美国的医疗卫生体系几乎在任何规模上都是成本最高、成果最低的。美国的医疗卫生体系首当其冲地受到来自大众媒体和联邦政府的批评。在过去的 40 多年里，美国医疗卫生的某些指标发生了变化，可以说证明了变革的必要性（Topol，2019；表 4-1）。

表 4-1　医疗卫生行业指标变化情况

指　　标	1975	2019
医疗卫生工作职位数量	400 万	＞1 600 万
人均医疗卫生支出	550 美元/年	＞11 000 美元/年
患者就诊时间	60 分钟初诊 30 分钟复诊	12 分钟初诊 7 分钟复诊
医疗卫生占 GDP 的百分比	＜8	18
医院每日房费（平均）	～100 美元	4 600 美元
其他	无	相对价值单位，电子健康记录，健康系统

GDP，国内生产总值。

资料来源：Topol, E. J. (2019). High-performance medicine: The convergence of human and artificial intelligence. National Medicine, 25(1), 44-56. doi: 10.1038/s41591-018-0300-7。

评估工作环境

你如何评估专业实践的环境，包括护理服务？与患者护理环境同等重要的是临床医生工作环境的概念。在过去的30年里，护理领域的领导者一直在调查支持护理实践、招聘和保留人才的工作环境，并开始确定这些因素对患者结果的重要性。护理工作环境要求关注并促进医疗卫生质量、安全以及患者和临床健康（Lake et al.，2019）。美国重症护理护士协会提出了6项标准，这些标准综合反映了健康的护理工作环境。这包括：① 熟练的沟通；② 真正的合作；③ 有效的决策；④ 适当的人员配置；⑤ 有意义的认可；⑥ 真诚的领导。莱克(Lake)的工作强调，护理教育必须包括描述健康护理工作环境与以下结果之间关联的内容：护士工作结果、基于患者健康记录的结果、患者满意度以及护士对质量和安全的评估(Lake et al.，2019)。

早期卫生系统工作环境研究包括磁性认证医院，这已被官方认可为专业护理实践提供积极的环境。在自我评估和外部评估的过程中，对护理服务过程的各个组成部分进行了检查。护理工作环境和实践模式评估框架的两个例子包括磁性认证项目（稍后讨论）和向实践过渡项目。此类评估计划中使用的参数或标准示例如方框4-4所示。

方框4-4　实践模式的评估参数

实践模式的评估参数
（根据提供的证据从1～10进行评估）

- 向实践过渡项目
- 差异化护理实践
- 跨学科协作
- 临床护理强调质量、安全、跨学科协作、护理的连续性和专业责任理念
- 认可护士的知识和专长所带来的贡献
- 各级组织决策中的护理代表
- 基于教育、认证和高级准备的临床推进计划
- 护士专业发展结构和流程
- 医疗卫生提供者团队成员之间的协作关系
- 临床护理和信息系统的利用和技术进步

熟练沟通：关系协调、团队合作和心理安全

健康的工作环境中固有的是熟练的沟通、关系协调（Gittell，Godfrey，&

Thistlethwaite，2013)和团队合作(Edmondson，2019)。关系协调(Gittell，2009)描述了任务之间的相互依赖，但更重要的是执行这些任务的人之间的相互依赖。关系协调理论描述了支持团队成员之间最高水平协调关系和表现的三个属性，包括共同的目标(超越团队成员的特定功能目标)、共同的知识(使团队成员能够看到他们的特定任务是如何相互关联的)，以及相互尊重(使团队成员能够突破影响他们看待他人工作能力的身份障碍)。吉特尔(Gittell)(2009)发现，共同的目标、共同的知识和相互尊重加强了支持协调和高效的特定沟通维度，具体而言，就是频繁、支持协调和高效、及时、准确和专注于解决问题的沟通，而不是责备。有关新媒体资源见方框 4 - 5。

方框 4 - 5　相关新媒体资源：关系协调、团队合作和心理安全

TED 演讲

Amy Edmondson, PhD. "How to Turn a Group of Strangers Into a Team." https://www.youtube.com/watch?v=3boKz0Exros

Jody Hoffer Gittell, PhD. "The Power of Simple Ideas." https://www.youtube.com/watch?v=X7nL5RC5kdE\

网站

● 发表了关于关系协调的论文，包括但不限于关系协调测量：https://heller.brandeis.edu/relational-coordination/resources/recent-papers.html.

● 资源，包括研讨会、评估工具等，以改善基于团队的沟通和协调：www.rchcweb.com\

在一个无所畏惧的团队中，情境谦逊、好奇心、敢于面对失败和快速学习的意愿是积极影响团队和心理安全的因素。埃德蒙森(Edmondson)宣称心理安全是在一个动荡、不确定和混乱的世界中茁壮成长的必要条件。心理安全是"相信工作环境对人际风险承担是安全的"(Edmondson，2019，p.8)。如上所述，心理安全要求团队成员专注于共同的目标，而不是自我保护。恐惧会对心理安全产生负面影响，抑制学习，并消耗生理资源，将它们从大脑中管理工作记忆和处理新信息的部分转移出去。恐惧会抑制分析思维、创造性见解和解决问题的能力(Edmondson，2019，p.14)。制定工作框架、强调目的、邀请参与、主动调查、系统和结构、表达赞赏、摘掉失败、制裁明显违规行为是领导者创造心理安全工作环境的必要属性。埃德蒙森(2019，pp.181 - 182)向领导者提出了一些指导性问题，以自我评估其追随者和团队与其自身领导行为相关的心理安全(展示框 4 - 1)。

展示框 4-1　心理安全：领导者自我评估

1. 我澄清了工作的性质了吗？工作的复杂程度和相互依赖程度如何？我们面临多少不确定性？我经常提到这些方面的工作吗？

2. 考虑到工作的性质，我是否以正确的方式谈论过失败？我是否指出小的失败是后续改进的动力？

3. 我是否清楚地阐明了为什么我们的工作很重要，为什么它会产生影响，对谁有影响？

4. 我是否确保人们知道我并不是无所不知的？

5. 我是否强调过我们总是可以学到更多？我是否清楚我们现在的处境要求每个人都要谦虚，并对接下来会发生什么感到好奇？

6. 我多久会问一个好问题而不是反问一次？

7. 我是否展示了广泛而深入的适当的问题组合？

8. 我是否创建了能够引出想法和关注点的结构？

9. 这些结构的设计是否良好，以确保开放对话的安全环境？

10. 我是否仔细地倾听，表明我所听到的很重要？

11. 我是否认同或感谢发言者向我提出的想法或问题？

12. 我是否尽我所能去消除失败？我还能做些什么来阻止智能的故障？

13. 当有人告诉我坏消息时，我如何确保这是一次积极的体验？

14. 我澄清了界限了吗？

15. 我是否以适当强硬的方式应对明显的违规行为，以影响未来的行为？

反思性问题

1. 花几分钟时间想想你在团队中的出色表现。

2. 你认为哪2个或3个因素影响了团队或团队在特定经历中的非凡表现？

3. 在团队和团队合作中，你对领导者的角色有何体验或观察？

实践模式再设计与实施

　　如前所述，实践模式的重新设计从评估专业实践模式、护理服务模式和医疗卫生环境开始。包括所有关键利益相关者在内的协作评估是必不可少的，因为参与需求评估将极大地影响采用的下一代实践模式。重新设计应包括所有受重新设计模式影响并在其内部运行的关键利益相关者，包括护理以外的学科、消费者（患者和家属）和支付者。参见方框4-6实践模型重新设计。

方框 4-6　行动中的领导力：实践模式再设计

　　情景：现在是 2025 年,50% 的护理人员已经到了退休年龄。新毕业生人数在过去几年翻了一番。然而,一个应届毕业生在一个环境中选择一个角色,并在该角色和该环境中待 2 年以上的日子早已过去。变革型护理领导者的需求量很大,预计将对磁性认证项目的获得或可持续性产生积极影响,考虑到美国医院典型的年离职率,需要优先监控员工队伍并减少知识损失。婴儿潮一代对医疗卫生的需求和期望的数量和复杂性使许多从事传统卓越医学的组织陷入瘫痪。中西部的磁性医院系统正在招募变革型的领导者。你是他们的前 3 名候选人之一。你的最后一次面试是与系统首席护士长(CNE)、首席执行官(CEO)、首席财务官(CFO)和患者家庭咨询代表(PFAR)的面谈。他们向你提出以下挑战：

　　我们相信我们需要打破现有的实践模式。我们和董事会特别关注两个不同的实践环境：重症监护和我们的 25-门诊设置。我们需要稳定我们的危重病护理实践服务,因为第一年的营业额是 20%,我们的大多数临床护士只有不到 2 年的经验,而且我们在预防医院获得性疾病方面几乎没有超过平均水平。我们的护士长已经精疲力竭了。新护士似乎希望获得更多的发展,期望在聘用和每个季度进行职业对话。我们还关注门诊服务在准入、效率和效果方面面临的挑战。考虑到你优化了注册护士的角色,并且所有分配都在许可的实践范围内,你可以根据需要在人力和物力资源方面发挥创造性。

一些简单的规则如下：
- 你必须保持预算平衡。
- 你的计划必须以患者为中心,并反映最接近当前医疗服务人员的想法。
- 目标的实证结果必须反映四重目标：患者-家庭体验、质量和安全、员工体验和成本效益。

　　接受挑战。抓住重新设计和变革的机会。轮到你设计了。

通过循证实践改变护理模式

　　没有明智和适当地使用证据,任何组织或全系统的变革都不可能有效或持久。在任何当前的专业实践模式中,作为患者护理服务和结果的一部分,关键的组成部分应该是持续使用证据。到目前为止,循证实践应该是一种职业生活方式。它的价值已经在医疗卫生的各个方面得到了很好的证明,并且被证明对患者护理结果是如此关键,负责的领导者应鼓舞人心,促进其广泛应用。循证实践是临床实践的基础,领导者角色的核心之一确保其普遍实施。然而,梅尔尼科(Melnyk)等人(2018)发现代表 19 家医院或医疗卫生系统的 2 344 名护士报告说,他们还没有能力满足 24 项循证实践能力中的任何一项。有效利用证据的基本原则必须成为变革型领导者日常话语的一部分。领导者应协助所有学科审查和使用证据。没有单一的专业、实践或研究领域拥有所有对医疗卫生有用的信息。

护理领导者：如何让临床护士参与循证问题解决

护理领导者促进临床护士参与解决问题的模式需要包括以下要素：① 应用变革心理学框架；② 区分和优化质量改进；③ 使用精益、即时医疗循证学者计划（POC evidence-based scholars programs）；④ 机构中的共享治理结构。希尔顿（Hilton）和安德森（Anderson）（2018）描述了许多循证、研究衍生的生物和社会医学模型，如果可靠地应用和扩展以满足需求，将拯救或改善许多生命。然而，由于通常很难传播和扩大，大多数人只能获得一部分利益（McCannon，2007）；很难将实验环境转化为"真实世界"（Ioannidis，2005）；在具有异质性资源的环境中难以重复（Parry，Carson-Stevens，Luff，McPherson，& Goldman，2013）。护理领导者理解并应用医疗卫生改善研究所（Institute of Healthcare Improvement，IHI）的变革心理学框架（Hilton & Anderson，2018），通过三层作用，让临床护士参与循证问题解决：自我（个体做出自己的选择）、人际关系（人们共同行动）和系统（支持在机构内部和机构之间的结构、过程和条件）。护理领导者通过以下方式激活临床护士自我和人际关系。

1. 释放内在动机作为内在动机激发个人和集体的行动承诺。

2. 协同设计人员驱动的变革，因为那些受变革影响最大的人，最感兴趣的是以一种对他们有意义和可行的方式来设计变革。

3. 在真实的关系中与他人合作，因为当人们互相询问、倾听、观察和承诺时，变革就产生了。

4. 分配权力，是因为当权力被分享时，人们就会贡献他们独特的资产来带来变革。

5. 在行动中调整可以成为一种激励体验，让人们反复学习以获得有效经验。

关于行动中的领导力，见方框 4-7。

反思性问题

1. 通过让即时医疗临床护士参与急症或初级卫生保健，你如何开始领导循证改进计划？你能为这些护士提供哪些"学习机会"来了解他们自己、护理服务和患者结局？

2. 你会使用什么策略来将权力（自主权）分配给其他非正式职位权力较少的人，以努力提高所关心的质量或安全结局？

3. 你最初寻找的对变革产生积极影响的人是谁？你为什么选择这些人？他们有哪些品质能有效地影响他人？

方框4-7 行动中的领导力：实现循证实践模型的设计

一个来自美国中西部一家儿科医院的例子，展示了护理领导者如何让临床护士参与到循证问题解决中。护理领导者可以通过即时医疗学者项目让临床护士参与循证问题解决。即时医疗学者项目支持循证、自主、循证临床决策。护理领导者通过给予时间、查阅专业文献、使用笔记本电脑和循证决策专家的指导来聘用临床护士。即时医疗学者的给予的时间用于梅尔尼科（2011）描述的循证实践过程，从创建临床问题到为护理做出循证决策。

例如，一个临床护士领导的静脉血栓栓塞（venous thromboembolism，VTE）风险降低团队探索了，对于VTE风险儿童，围手术期使用序贯加压装置（sequential compression devices，SCD）治疗的现行实践。临床护士即时医疗学者指出，当订购这些设备给有血栓栓塞风险的儿童进行手术时，没有标准的指南来指导这些设备的应用。他们发现护士在围手术期应用SCD的做法不一致。即时医疗学者临床护士提出的临床问题如下：

> 在有深静脉血栓形成（deep vein thrombosis，DVT）风险的儿童和青少年中，麻醉诱导前应用序贯加压装置与麻醉诱导后应用序贯加压装置是否影响术后DVT的发展？

如梅尔尼科等人（2018）所描述的，为临床护士分配时间和资源来建立循证实践能力。在完成即时医疗学者项目中，临床护士在手术室向同事介绍他们的项目。因此，临床护士被邀请加入组织范围内的静脉血栓栓塞医院获得性疾病（Venous Thromboembolism-Hospital Acquired Conditions，VTE-HAC）工作队。全组织的工作组为预防静脉血栓栓塞创建了一系列干预措施。在这一系列的干预措施中，包括对正在接受全身麻醉的静脉血栓栓塞风险患者的循证建议。有参与即时医疗学者计划的临床护士确认，建议在麻醉诱导前应用SCD，并在手术或治疗期间继续使用。

共享治理与护理领导者在循证实践实施中的作用

不幸的是，尽管普遍认识到循证实践的重要性，但它仍然需要一位勇敢的领导者保持警惕，以确保其在整个组织中的实践。实践领导者和管理者可以支持具体的循证项目和决策，促进质量和安全的测量，使用结局测量指标来评估质量，并支持护理服务水平的范例（Newhouse & Johnson，2009）。在实践中顺利和普遍地使用证据需要整个系统、文化、领导力特征、评估方法和职业环境发生一定程度的变化或转变（Cummings，Estabrooks，Midodzi，Wallin，& Hayduk，2007；Newhouse，2007，2009）。

临床实践中的护理领导者可以通过与促进师生合作的学术环境建立联系，来激发和促进实践证据的使用。高级护理实践注册护士可以在日常患者护理中模拟证据的使用。在应用证据时必须考虑每种情况都有其独特的特点。环境和文化的影响是特别重要的，因为循证实践不是一个孤立的实践行为，这需要整个社区的临床医生的支持。例如，乡村和社区医院的条件可能需要独特和创新的基础设施来支持循证实践(Jukkala，Greenwood，Motes，& Block，2013；Kram，DiBartolo，Hinderer，& Jones，2015)。在共享责任和共享治理的背景下，招募所有级别的人员担任实施循证实践的角色(Melnyk & Fineout-Overholt，2014；Newhouse，2009；Waddell，2009)。在实践中广泛使用证据当然需要领导力的支持，但也必须在即时医疗(Strout，Lancaster，& Schultz，2009)和整个系统中以自主性和创造性的意识发表主张、进行整合和实践。

医学研究所循证实践圆桌会议(IOM，2009)呼吁到 2020 年，90％的医疗卫生以循证为基础。为了满足这一要求，护理领导者必须在其组织内沟通并执行循证实践的清晰愿景。护理领导者的职责是创建基础设施、环境、资源、支持持续性保障的计划，并报告和奖励成功案例(Cullen & Hanrahan，2018)。实施和传播循证实践符合磁性认证计划的要求(ANCC，2019，p.64)。例如，要从采用实践变革转变为在整个组织内扩展和维持循证实践，内部报告是必不可少的。

卡伦(Cullen)和汉拉恩(Hanrahan)(2018)表示，护理领导者有责任以决策者能够听到和理解的方式阐明循证实践工作。其好处有两个：① 向高层领导通报已完成的工作；② 将循证护理的业务案例传达给管理委员会。与委员会沟通循证实践目标、倡议和成就是任何成功循证实践过程的重要组成部分(Bisognano & Schummers，2015；Cullen & Hanrahan，2018；Mason，Keepnews，Holmberg，& Murray，2013)。影响即时医疗服务时证据采纳的因素包括：证据的特征(新制定或修订的指南或方案)、实践的可用性、促使证据采纳的提示、从最终用户的角度感知采纳证据的优势、与所有关键利益相关者包括意见领袖、变革倡导者、核心影响力群体进行认真沟通，以及学术细节(Pittman & Sitterding，2012)。

循证实践组织制度化所需的支持性领导行为反映了首席护理官到普通护士等领导者开展的一系列复杂互动、多层面的以循证实践为重点的行动。斯泰特勒(Stetler)、里奇(Ritchie)、里克罗夫特-马隆(Rycroft-Malone)和查恩斯(Charns)(2014)提出了一个领导力框架，该框架可以提供具体的指导，以加强领导者应该"支持"循证实践这一经常被提及但抽象的概念。该研究的结果勾勒并强化了循证实践支持型领导行为的动态属性。它们说明了领导者需要战略性地和常规地使用一系列综合和透明的行为来实现和维持循证实践规范。循证实践的支持性领导行为通过战略计划得到说明和实施，因此，领导循证实践的成功实施和维持是在组织内形成的，反映了可观察的、一致的、战略性的、功能性的、经常是变革性的领导行为（Stetler et al.，2014）。

临床型护理博士（DNP）学位的出现，为临床医生提供了一个在最高水平上指导其他医疗卫生提供者进行实践研究的机会。临床型护理博士准备就实践的现实和复杂性将研究结果转化为实践的挑战，以及将证据有效地整合到个人、社区和基于人群的医疗卫生中来进行系统的研究。临床型护理博士专注于提供循证实践的领导力。这就需要具备转化研究、评估证据、将研究应用于决策以及实施可行的临床创新以变革实践的能力。重点放在患者群体的角度，包括如何获得人群或队列的评估数据，以及如何使用数据对项目进行决策和评估（AACN，2015）。

基于实践的证据和大数据的使用

基于实践证据的先驱，霍恩（Horn）和加萨韦（Gasaway）（2007，p.S50）将其描述为一种"严谨、全面的"研究方法，填补了临床和卫生决策者所需信息的空白；霍恩等人（Tunis，Stryer，& Clancy，2003；Westfall，Mold，& Fagnan，2007）领导了该小组，指出了传统循证实践方法在回答所有临床、领导和政策问题时的不足。基于实践的证据建议采用实用性临床试验（pragmatic clinical trials，PCT），而不是进行随机对照试验。

PCT 的特点包括比较临床上现有的替代干预措施，而不是在实践中引入新的干预措施；大样本和多样化的研究人群，而不是选择基于标准的样本；从不同的实践环境中而不是从匹配的受控环境中招募样本；收集更广泛的结局数据，而不是选择孤立的变量。换言之，基于实践的证据研究方法通过收集尽可能多的关于变量详细信息的庞大数据集，来研究在多种情境下的实践，以比较干预措施的有效性，并确定有效的实践。此外，研究变量是从研究人员、实践者和其他对研究问题有直接经验的人组成的包容性多学科团队的角度得出的，并且该方法依赖于局部知识。用基于实践的方法来衡量效果，而不是用循证方法。那些在随机对照研究中可能被认为是混杂和不相关的变量，而在基于实践的方法中可能被认为是相关的、包含的和统计学可以控制的。该方法类似于一种流行病学方法，主要是在机构的急性护理环境。

根据这种方法，在临床实践中已经开发了几种严重性指标的测量方法（Horn et al.，2002）。最早发表的利用大数据影响医生决策的事件之一，是在 2011 年斯坦福大学（Stanford）的露西尔·帕卡德儿科医院（Lucile Packard Pediatric Hospital），弗兰科维奇（Frankovich）博士搜索了她的儿童狼疮患者的病历，以确定是否开抗凝药物处方。因为关于这个问题没有出版的指南且文献很少，她借助于分析她收集的医学图表来揭示这种模式。基于实践或大数据的护理研究使学科能够使用大数据集来检查重要的医疗卫生质量问题，在数据中寻找隐藏的模式，为假设生成和假设检验提供信息。大数据一词不仅指数据量，还指其他特征，如多样性、速度、准确性和价值。布伦南（Brennan）和巴肯（Bakken）（2015）宣称护理需要大数据，大数据也需要护理。护理院校目前正在修订其研究生课程，以反映护士需要了解大数据以及如何在实践和研究中使用这些信息（Broome，2016）。基于实践的证据揭示了数千人共享的模式，并可以通过对多个数据流（大数据）的分析评估给出相应的假设。

数据科学的定义是对数字数据的组织和使用进行系统研究，以加速发现、改进关键决策过程并实现数据驱动经济（Schmitt，2014）。基于实践的步骤或数据科学查询的过程和结构如下：① 获取（obtain，O）；② 清洗（scrub，S）；③ 探索（explore，E）；④ 建模（model，M）；⑤ 解释（interpret，N）（表 4 - 2）。这些步骤共同构成了缩写 OSEMN，发音为"awesome"（Mason & Wiggins，2010）。

表 4 - 2 基于实践的证据：OSEMN 模型步骤

数据科学步骤	步　骤　说　明
获取：指向 并点击下载	如果没有数据，你几乎无法进行数据科学研究。因此，第一步是获取数据。除非你有幸已经拥有数据，否则你可能需要执行以下一项或多项操作： ● 从其他位置（如网页或服务器）下载数据 ● 从数据库或应用程序接口（API）查询数据，例如数据库系统（MySQL）或推特（Twitter） ● 从另一个文件（如 HTML 文件或电子表格）中提取数据 ● 自己生成数据（例如，读取传感器或进行调查）
清洗：数据 是混乱的	通常情况下，所获得的数据会缺少值、不一致、错误、奇怪的字符或不感兴趣的列。在这种情况下，你必须先清理数据，然后才能使用。常见的清洗操作包括： ● 过滤器 ● 提取特定列 ● 替换值 ● 提取文字 ● 处理缺失值 ● 转换数据格式
探索：通过观察 挖掘数据信息	清洗完数据后，就可以开始研究了。真正开始研究数据是最有趣的。命令行可用于执行以下操作： ● 检查数据 ● 统计数据 ● 创造有趣的可视化结果

续　表

数据科学步骤	步　骤　说　明
建模：有时候模型的效果是不好的	如果你想解释数据或预测未来，你可能需要创建数据的统计模型。创建模型的技术包括聚类、分类、回归和降维
解释：计算的本质是洞察力，而不是数字	OSEMN 模型的最后一步，也许是最重要的一步是解释数据。此步骤涉及以下内容： ● 从数据中得出结论 ● 评价结果的含义 ● 交流结果

资料来源：Mason，H.，& Wiggins，C.（2010）. A taxonomy of data science. Dataists. Retrieved from http://www.dataists.com/2010/09/a-taxonomy-of-data-science/

随着技术的进步和数据量的激增，数据科学研究正在发生变化。数据集的增长速度比以往任何时候都快，导致了从数字数据生成到数据管理和分析的转变（Chen et al.，2018）。具有公开数据政策的数据存储库（新数据和现有数据的存储）允许检索数据，最终提高统计的严谨性和再现性（Callier，2009）。尽管基于此类数据的数量是复杂和具有挑战性的，但是在这些存储库中检索相关数据集以便在数据科学探究中重复使用，正变得越来越普遍。在美国国立卫生研究院（National Institutes of Health，NIH）"从大数据到知识计划"（Big Data to Knowledge Program）资助下，开发了一个生物医学和医疗卫生数据发现索引生态系统（bioCADDIE），以提高发现能力（Chen et al.，2018）。一个名为数据医疗（DataMed）的开源生物医学数据发现系统原型可以在许多存储库中搜索不同类型的生物医学数据集，充分利用现有数据，促进知识发现，并使科研发现更具生产力和可重复性。DataMed 是最早的数据发现索引之一，可从广泛的数据提供者处获取元数据，并通过单个集成搜索系统提供元数据（Chen et al.，2018）。

需要识别、描述、发现和重复利用的数据必须遵循以下指导原则，例如，数据可查找（Findable）、可访问（Accessible）、可共同操作（Interoperable）和可重复利用（Reusable）的 FAIR 数据原则（Wilkinson et al.，2016）。公平指导原则描述了当前数据发布环境在支持手动和自动沉积、勘探、共享和重用方面的独特考虑（Wilkinson et al.，2016）。

数据科学中不同层次护士的角色如下：① 本科毕业的护士应执行数据政策，促进临床知识的开发，帮助设计实践知情同意的路径；② 具备硕士和博士学历的高级护理实践注册护士将负责监督和实施数据政策，从临床开始开发知识以及设计实践知情同意的路径;③ 研究数据的护理博士需要在数据科学方法支持下对基本护理现象进行探究;④ 具有博士学位的护理数据科学家将有望基于学科关注的现象和知识建设的传统来产生新的方法(Brennan & Bakken,2015)。

数据的类型具有多样性特征,例如图像或连续变化的数据(例如,电子病历)。数据的准确性取决于数据是否可以被验证和追踪来源。数据的速度是指数据产生和接收的速度,而价值是指数据对重要科学发现做出贡献的潜力(Brennan & Bakken,2015)。

基于实践的证据显示了公共卫生领域的前景,当然也有助于政策领导者,但这种方法在这些领域还需要进一步发展。所有护士都有责任提供循证实践。并不是每个护士都是或应该是一个护理数据科学家,但所有的护理实践都应该以证据和数据科学为依据。护理领导者的作用是促进所有护士了解他们在使用数据和证据推动卓越护理服务中的作用。

循证实践和基于实践的证据推荐通常不足以将证据转化为即时医疗服务。过程改进模型是转化证据或新知识所必需的。过程改进的步骤包括:① 跨学科团队的建设(代表关于该主题的专业知识、预期实施证据者以及受证据影响者——患者和家属的意见);② 开发关键驱动因素图(识别影响证据采纳的因素);③ 开发和实施符合关键驱动因素图的干预措施;④ 衡量采用率和有效性。

知证实践:护理领导者的角色

正如研究表明需要在整个医疗卫生实践中整合循证实践一样,传统观点认为证据可以推动领导力,但情况并非总是如此。在临床实践的其他领域中,个人特征、偏好和情境都不可能比领导环境更复杂和独特。尽管如此,证据还是会影响领导力。

事实上,越来越多的医疗卫生领导者更倾向于在领导和政策实践中使用"知证"(evidence-informed)一词,而不是"循证"(evidence-based)(Best et al.,2009;Fretheim,Oxman,Lavis,& Lewin,2009)。当然,适当的证据和数据的使用对领导力实践的大多数方面都是至关重要的(Brandt et al.,2009),但在大规模开发或使用正式或标准化的领导规程时,必须谨慎。

首先,基于对照试验的经验证据难以获得、也不足以在特定情境或环境下为领导者的决策制定一个特定的公式。第二,领导力是客观而又巧妙的,理智而又感性的,基于证据而又富有创造性的承担风险的,这些通常都是同时发生的。存在一些有用的指导方针、研究、专家、案例、能力和轶事,但有效的领导力并不是简单地从临床试验和结果的数据库中得出的(Arndt & Bigelow,2009)。领导力是经验主义的、形而上学的、实证主义的和解释性的。它总是发生在自然环境中,而不是受控环境中。数据对成功的领导力很重要,但领导的意义往往不仅仅在于测量结果。人是在特定的背景、意义和故事中发挥作用的。因此，明智的领导者会平衡使用有证据的数据、适当的技术和受过良好教育的天赋型人才。

生产力和有效性模型

我们使用技术来探寻、存储和测量结果，但衡量医疗卫生生产力是一个特殊的挑战。尽管我们从事的是治疗业务，但医疗卫生是一个行业，是一个衡量结果、期望责任感和生产力的行业。成本的增加、质量的巨大差异、患者和消费者的多样性和信息更加丰富以及公众和企业对投资价值的关注，使人们对美国医疗卫生行业的生产力和有效性产生了更大兴趣。价值是客户从支付的价格中得到的东西。提效率和生产力需要整合和优化流程，并注意满足消费者、客户或患者的需求。

传统上，生产力是指单位投入产出的数量或质量、投资回报或工人效率。衡量一台机器的生产力，甚至是生产一种产品的劳动生产力较为容易。然而医疗卫生的产出衡量却令人烦恼。在当今以市场为导向的文化中，对于一个大型医疗卫生系统来说，生产力可能意味着市场利润率。对医院工作人员来说，生产力可能是及时完成一天的工作。归根结底，一个国家医疗卫生体系的生产力必须以全体公民的健康状况来衡量。

从管理和人力资源的角度来看，生产力通常是指人力劳动的生产小时数，通常被称为全职人力工时（full-time equivalents，FTEs），或者在某些产出公式中使用的员工工作量。在急症护理系统中，产出通常以与患者普查、敏锐度水平、患者吞吐量或执行程序相关的某种度量来衡量。其他措施包括与管理者效能有关的人员更替。

目前有几项正式的质量和生产力提升计划。最流行的是六西格玛和精益（Six Sigma and Lean）。这些项目的重点是制造业生产，但在大型医疗卫生系统和医院中的应用日益增多（Shankar，2009）。他们的目标是提高质量和降低成本，重点放在工作流程上。六西格玛是"一种严格的数据驱动和用于消除缺陷的方法"（Lean Enterprise Institute，2016）。该计划使用专业术语，如"冠军"的领导者和奖励"腰带"（例如，"绿带"和"黑带大师"的地位）。管理方法由结果数据驱动，通常是财务数据，并基于通过控制变化和提高可预测性来改进流程的项目。精益是"一种系统的方法，通过持续改进，以 100％ 的客户吸引力跟踪产品，识别和消除八种'浪费'"（Lean Enterprise Institute，2016；Pepper & Spedding，2010）。系统通过减少时间和人力资源的浪费来衡量生产力，从而实现患者在整个护理环境中的"精益"旅程，这一过程通过高效的护理协调来实现（Kim，Spahlinger，Kin，Coffey，& Billi，2009）。原则是所有的工作都是过程，过程流程可以优化，员工的灵活性可以提高生产力，减少浪费。精益的八大浪费是等待、缺陷、额外加工、库存、过度动作、运输、生产过剩和员工利用不足。越来越多的这种基于成果的措施是在生产力的背景下考虑的。

这些项目在人类康复组织中的长期价值尚待确定。有效性体现在任务、目标和结果的完成，以及所有相关人员的满意度，包括特别是我们的服务对象。在通常意义上，在医疗卫生中，注重效率的危险在于其对质量和患者满意度的潜在影响，更不用说推动治愈和健康的目标，这些目标具有一些人类主观的、反思性的和社会性的特点，对生产力的衡量提出了挑战。生产力和有效性最终必须涉及对价值的关注。

未来将需要医疗卫生领域的所有领导者增加知识、能力和创造力，了解如何将重要的商业和市场原则整合到医疗企业中。我们需要超越安全和效率，走向价值和卓越。提高生产力和提高效率的领导者不断地发出一个明确的信息，即什么是预期的，什么时候必须产生。他或她灌输对目标、过程和结果的主人翁意识。即使是诋毁者也必须知道组织的目标、工作和期望的结果。在商业中，有效性常常与执行的概念联系在一起。执行是完成事情的行动。它需要一个人与最好的表现和最佳结果过程及任务的精心匹配。并非所有的工作都按计划进行，但领导会引导团队不断改进和恢复。领导者也是用可以识别和衡量的方式清楚地表达期望结果的关键人物。为什么一些好的组织不能达到可接受的生产力和效率？领导者要注意一些会压制精神产生的习惯。过度规划和过度衡量会抑制精神状态，尤其是在医疗卫生领域。我们参与其中是因为我们想帮助别人。我们需要时间去反思，去反思和珍惜与我们所服务的人的联系，去创造。过度规划、过度处理和"过度程序化"可能是毁灭性的。好的领导者会引起人们的关注，然后引导他们走向成功，认可并庆祝成功。

未来的有效实践设计和管理将考虑创新模式，包含创业环境。这些设计必须包括在地方单位和整个系统层面上的持续评估、循证决策、在患者护理的所有领域有效使用技术，以及那些能够提高系统效率同时促进治疗环境的创造性的有效测量方法。

护理服务模式

改善患者和医疗卫生结局

患者和医疗卫生结局通常指我们在结构、过程或产品方面的实践结果。结果管理概念的现代起源可归因于埃尔伍德（Ellwood）（1988），他将结果管理称为"患者体验的技术"。他的基本原则包括强调既定标准、测量患者的功能状态、健康和疾病特异性临床结果；从最广泛的范围收集结果数据；并向医疗卫生决策者进行分析和传播。

在致力于改善患者预后的高绩效组织中，第一个也是最重要的因素是执行和高级领导层的承诺、领导方向和一致性，以及对组织愿景和使命的承诺（Ulrich，

Zenger，& Smallwood，2013）。要取得积极的医疗卫生成果，需要最高层次的远见、激情和榜样。第二个因素是领导评估和问责。不能指望所有级别的领导者和管理者在没有作为领导者自身发展的情况下发挥作用。这是领导创造力管理的一部分。管理者从专门针对培养领导者的发展中受益。实现积极成果的第三个重要因素是开放的沟通和在整个组织内进行这种沟通的正式机会。最后，第四个因素是，高绩效组织培养了一种文化，在这种文化中，每个人都知道以患者为中心的护理和积极的患者结果是"做正确的事情"，而且他们"应该"做对患者有意义的事情。这样的组织报告了一种更加友好和有益的氛围、团队协作，以及在组织内互相尊重和对患者本身的尊重。

结局已经成为教育和医疗卫生的语言，但这意味着每当一个想法或概念在组织中成长，它就发展出理论；创造自己的语言、术语和含义；形成结构；很快形成自己的世界。很快，那个世界的公民开始围绕自己建立的系统和程序，只使用新世界的语言与对方交谈。不要让这种情况发生在努力追求积极成果的医疗卫生中。偶尔允许一些正向偏差来打破思维。正向偏差法关注那些尽管面临着与他人相同的约束条件，但仍表现优异的人。确定正向偏差者，并做出关于他们如何成功的假设。这些假设经过检验，然后在更广泛的社区内传播。正向偏差法正在医疗卫生组织中得到越来越多的应用。该方法假设可以使用环境中已经存在的解决方案来克服问题。尽管面临着与其他人相同的约束，但正向偏差者发现了这些解决方案，并通过展示不寻常或不同的行为获得成功。参与临床一线或即时医疗是该方法的组成部分，例如，员工选择要解决的问题，确定正向偏差，并探索他们如何成功。解决方案是内部产生的（自下而上），而不是外部强加的（自上而下），以确保它们在现有资源范围内可行，为其他人所接受，并且随着时间的推移是可持续的（Baxter，Taylor，Kellar，& Lawton，2016）。

有时，解决方案是显而易见的，但只是需要一种新的方式来看待它们。我们需要打破传统的新做法。用发展的眼光看待问题。这样做是变革型领导力的一个标志。不幸的是，通常存在着与结果相关的反向假设，就是实际上需要关注的某种结果或终点。事实上，医疗卫生是一个持续的过程，以促进健康，减轻痛苦，并鼓励治愈。鼓舞人心的领导者以一种健康的视角在工作前保持这样的愿景，即成果是通向卓越和改善健康的持续道路上的标志。

质量改进和个性化护理：在消费者和客户中流行

安全和质量可能是当今医疗卫生领域最常见的讨论和行动领域。它们对个体患者护理和医疗卫生系统的生存至关重要。持续质量改进是用于创造一种检查过程和护理系统化的制度文化的官方术语，以确保护理质量。需要注意的是首席护理执行官现在大部分时间都花在质量、依从性和患者安全要求上。护理领导者已经开始填补这一领导空白，使质量成为当前所有医疗卫生情景中最重要的问题之一。所有级别的护士都需要领导力技能来促进患者安全和护理质量［Agency for Healthcare Research and Quality（AHRQ），2019；Spann，2011］。

有一些专门针对护理实践质量的数据库或标准。你在自己的机构中至少熟悉其中一种。例如国家护理质量指标数据库（National Database for Nursing Quality Indicators）和退役军人健康管理状态和结局数据库（Veterans Administration Functional Status and Outcomes Databas）。美国质量论坛（National Quality Forum，2014）概述了 15 项"护理敏感"指标，这些措施目前普遍用于急症护理机构的质量指标。这些指标分为 3 个方面：以患者为中心的结局指标、以护理为中心的干预指标和以制度为中心的指标。以患者为中心的结果指标包括抢救失败（或因可治疗严重并发症而死亡的外科住院患者）、压力性损伤发生率、患者跌倒发生率、跌倒伴伤、约束发生率、导尿管相关尿路感染、中心静脉导管相关感染，以及呼吸机相关肺炎。以护理为中心的干预指标包括对急性心肌梗死、心力衰竭或肺炎患者进行戒烟咨询。以制度为中心的措施包括注册护士、实习护士和无执照人员之间的技能混合；每位患者每天护理的时间；护士参与体制管理和职业关系的措施；护理人员的自愿离职。显然，这个清单反映了患者生存的重要指标，但是如果一个来自另一个拥有高级医疗卫生环境的陌生人访问了我们的系统，那么他会认为这些指标是最低安全标准还是最佳治疗标准？我们正朝着正确的方向前进，专注于改善护理，这些努力正在改变护理绩效和患者结果。但是，下一个层次的领导者面临的挑战是将绩效提升到更高的卓越和治愈水平。

基准化分析法

领导者可以通过几种机制让组织参与质量追求和评估。领导者确认、衡量或监控质量的一种常见方法是基准化分析法。基准化分析法管理是一种与类似组织在绩效方面进行比较的方法。它通常是为战略规划或改进流程、生产力和服务质量提供信息。它允许你对自己的环境质量与世界上任何地方的其他环境进行专业比较（Hollingsworth，2012）。事实上，参与基准化分析法活动本身就是质量改进的一个步骤。基准化分析与采用行业标准或监管指南之间存在差异。基准化分析法管理是一种自愿的、深思熟虑的、有选择的活动，用于确定同行组织或你希望在特定过程或结果中仿效的组织。然后你就可以设置与基准化分析法调查结果相关的特定目标。以下是霍林斯沃思（Hollingsworth）（2012，pp.49－50）为成功进行基准化分析［由美国质量协会（American Society for Quality）资助］概述的一些步骤。

1. 确定基准化分析法的合作伙伴。

2. 确定基准化分析法计算或数据源的组成部分。

3. 从其他来源收集信息。

4. 比较实际数据和基准数据。

5. 识别差异并计算绩效差距。

6. 确定改进的想法，设定目标，制定并实施行动计划。

基准化分析法通常在医院和教育环境中进行，但这些原则也适用于其他环境，如初级卫生保健或公共卫生。

磁性医院认证

磁性医院认证（Magnet designation）是质量的另一个标志。自 1994 年以来，磁性医院认证一直被认为是医院和医疗卫生机构卓越质量及专业护理的标志。

它的基本标准或"磁性力量"，包括护理领导质量、组织结构、管理风格、人事政策和计划、护理专业模式、质量改进、咨询和资源、自主性、社区伙伴关系支持、护理教师、护理形象，院校的医护关系和专业发展。磁性认证医院在护理实践支持、护理工作量和护士满意度方面一直得分较高（Lacey et al.，2007）。磁性认证的原则已经得到广泛的应用（Chen & Johantgen，2010），并将实践环境转移到医院之外（ANCC，2019）。从 2008 年到 2013 年，该模型的根本转变是强调实证结果。对于申请磁性认证的机构，需要实证结果的证据作为变革型领导力、结构性授权、示范性专业实践和新知识的证据来源。结果被定义为"结构和过程（干预）对患者、护理人员、组织和消费者的影响相关的定量和定性证据。这些结果是动态的和可测量的，可以在单个单位、部门、人群或组织层面上报告"（ANCC，2019，p.17）。

马尔科姆·鲍德里奇国家质量奖

另一个具体衡量医院质量的外部指标是马尔科姆·鲍德里奇国家质量奖[American Society for Quality（ASQ），2019]，这是一个授予医疗卫生机构的联邦奖项。它评估组织如何达到特定的领导标准；战略计划；客户和市场焦点；测量、分析和知识管理；人力资源重点；过程管理；以及结果（ASQ，2019）。这些标准包括战略性的业务原则、核心价值观和领导者的角色塑造，最终促进了质量，如"计划、沟通、指导、未来领导者的培养、组织绩效评估和员工表彰"（National Institute of Standards & Technology，2019）。

国家质量论坛

国家质量论坛（National Quality Forum，NQF）是一个私营的非营利组织，它制定了医疗卫生领域的质量测量和报告策略。它的使命是成为推动衡量健康改善的可信赖的声音。其 2016 年至 2019 年的战略计划解决了 NQF 未得到满足的需求，以领导、优先考虑和确保协作测量，从而为患者、提供者和支付者提供更好、更安全和更实惠的医疗卫生服务（NQF，2019）。它最近对绩效产生了相当大的影响，影响了绩效薪酬计划。绩效薪酬计划是一个从医疗保险和医疗补助服务中心开始的范例，第三方根据质量和效率而不是仅仅根据服务和流程来补偿医疗卫生提供者。随后，第三方开始拒绝支付护理质量差的服务，而是为安全和质量表现支付费用；几乎没有证据表明这种方法是有效的（Roberts，Zaslavsky，& McWilliams，2018）。这项运动已经开始改变患者护理的质量文化。

这种质量趋势为领导力提供了重要的机会，尤其是在护理领域。类似的举措需要在医院以外的环境中进行测试。变革型护理领导者必须具有在跨学科护理方面了解不断提高质量过程和以患者为中心的护理的基础。下一个挑战是建立一个将医疗质量作为第二天然要素融入医疗卫生各个方面的系统，包括初级卫生保健和社区保健。作为领导者，请记住质量管理工具是"手段，而不是目的"。

无论是程序或过程的变革、产品的变革还是文化的变革，几乎总是质量改进计划要求领导层进行变革。格伦尼（Grenny）、（Patterson）、（Maxfield）、（McMillan）和（Switzler）（2013）表示，影响力是引领变革的新科学。影响变革的 3 个关键因素包括：① 关注和衡量；② 发现重要行为；③ 利用所有 6 个影响力来源。影响力的 6 个来源包括：个人动机、社会动机、结构动机、个人能力、社会能力和结构能力。动机和能力构成了前两个领域，随后又细分为个人领域、社会领域和结构领域。在个人层面上，影响者将重要行为与内在动机联系起来，并培养个人执行重要行为的能力。在社会层面上，影响者利用社会影响力来激励和促成关键行为。在结构层面上，激励和（或）处罚能够促使人们采取重要行为（Grenny et al.，2013，p.217）。行动中的领导力见方框 4-8，相关新媒体资源见方框 4-9。

方框 4-8　行动中的领导力：影响力

背景： 在内科手术护理单元观察到医院获得性呼吸道感染不断增加。观察到这些病例发生在相邻的患者集群中。从该单位的感染预防专家那里获得数据并证实了这些观察结果。观察这些不认真洗手现象和隔离预防措施。

证据审查： 病房护理冠军（临床一线护士）与高级护理实践注册护士合作，共同了解证据，并建立和审查临床一线护理冠军（影响者）的能力。证据审查的结果显示，支持严格洗手和遵守个人防护装备建议的证据等级适中。在 3 个系统评价中，有两个是高质量的，另一个是由临床护士或高级护理实践注册护士冠军团队确定的质量较差的。有一个低质量的随机对照试验（RCT）和一个高质量的队列研究。这些研究揭示了对员工进行教育相关的积极成果。

领导者讨论： 这是你的部门，也是你的护理单元之一。你应该对与患者安全相关的严重伤害负责但不限于与洗手和个人防护设备等重要行为相关的伤害。

1. 你如何通过个人、社会和结构领域影响重要行为？
2. 你将如何通过在 6 个影响源上指导他人来帮助和影响他人？提供具体的例子，说明你将会做什么，以及他们在两个特定领域的反应。

方框 4-9　相关新媒体资源：影响力

视频

"The Influencer Model：The Power to Change Anything." https://www.youtube.com/watch?v=lpvskOJZiVE

医疗卫生质量改进的知识和过程已经扩展成为一门具有新兴知识体系的科学。克罗嫩韦特（Cronenwett）（2010）概述了其特点。"需要考虑当地的背景，或者在什么环境下以什么角色和过程取得什么成果，还需要特定的学科、当地文化、质量改进方法和措施，以及如何管理变革的知识。"此外，还提出了质量改进工作报告和发布的具体方法（Howell，Schwartz，O'Leary，& McDonnell，2015）。

在所有加快质量举措的努力中，我们决不能忘记患者自己的观点。对临床医生、患者和家庭成员最有意义的护理方面可能不会反映在这些措施中。因此，当正在进行大量的测量活动时，护理管理者必须反思一下："我们从这项活动中得到了什么以及它是否反映了护理中最重要的方面？我们如何利用测量的结果来改善患者护理质量？"

质量和个性化的服务是当今全社会消费者的共识。人们已经习惯于苛求质量和特定的个人需求服务。医疗卫生等服务的提供者不能忽视该项服务对那些需要和接受服务的人的意义。

尽管大多数已发表的关于质量的著作反映了急症护理的实践现状，但作为一名领导者，你将会相当地关注实践质量。公众现在要求这样做。在测试、评估和提高质量的标准、结构和过程中，有大量的资源可供领导者使用。需要警觉性和艰苦工作来维持质量改进方面的正式活动。在所有的工作中，记住你是变革的领导者。超越工作运营活动，关注愿景及改善生活和促进康复的意义。如果质量工作是从激情和灵感中诞生的，但最终对患者和医护人员没有意义，那么这种质量工作可能会让人精疲力尽。这反映了领导者面临的真正挑战。

在实施新的护理模式时评估和管理风险

风险是安全与质量的另一面，是实践模式评价的必要元素。风险管理有两个方面。一方面是降低患者的风险情况，如采取措施减少感染传播或预防压力性损伤。风险管理的另一方面是防止机构出现可能承担责任的事件，或为患者和员工提供减少组织损失的环境（Pozgar，2011）。随着人们对患者安全的日益关注，患者和组织风险的关注度已经上升到医疗卫生的前沿。法律问题可能与风险管理纠缠在一起。风险管理人员在帮助评估问题、制定干预措施、评估结果以预防和减少患者安全和组织的风险以及解释法律含义方面已经变得非常宝贵。风险管理包括一系列的知识和专家。有效的护理领导者认可具有此类专业知识的人并与他们进行有效地合作。

根据组织的规模，由风险管理者或你作为领导者负责开发和实施系统，以识别、报告和传达个人或组织暴露风险的事件。风险管理者制定政策和规程，解决与风险有关的问题，如保密性、知情同意、产品性能和预警事件。他们与临床医生、管理者和质量管理专家密切合作。风险管理的主要领域包括预防和减少损失、索赔管理、财务风险以及遵守监管和认证组织（Dearman，2009）。

确保系统的有效性，并将文化朝着系统视角和透明的方向转变，已经成为领导者的责任。减少对于风险的抗性和诉讼性反应，最重要的是透明、真诚对待患者和家属，并满足他们的期望。患者和家属每次都希望得到可靠、称职的护理。

确保高度可靠性

护士服务的人群期望他们有高度可靠的表现。高可靠性包括在团队和组织中预测含有风险的几个部分（图 4-1）。对失败的关注、拒绝简化以及对操作的敏感性会影响风险预测。风险控制受到一种环境的影响，这种环境使人们能够尊重专业知识

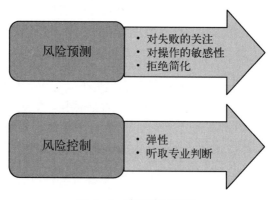

图 4-1　高可靠性框架

和保持弹性(Weick & Sutcliff，2011)。

　　风险预测和风险控制描述了高度可靠性行为。专注于失败(当出了问题)、对操作的敏感性(人员配置模式)以及拒绝简化是能够预测风险的因素。相反，弹性和对专业知识的尊重有助于控制风险。这些每一个组成部分对于风险预测和管理都是至关重要的(相关定义和描述每个高可靠性部分的详细讨论，请参见 Weick & Sutcliff，2011)。

　　高度可靠的表现要求在即时医疗服务时保持高度的专注力。虽然高度可靠的表现很难实现，但并不一定代价高，可以通过改变现有结构(例如，人力资源实践奖励和支持学习及人际交往能力；领导的一致性和跟进；选择能在困难条件下表现良好的人)，以及改变沟通方式(例如，在互动中注入高度的诚实、尊重和信任)；通过我们提出的问题(例如，"我们需要注意什么？对于这个问题，我们可以做什么不同的假设？相关的专业经验在哪里？当我需要的时候我如何利用它？我们如何知道我们需要停下来调整呢？")。通过专注组织过程以高度可靠的方式运作，也可以通过增加承诺、降低情绪耗竭和减少人员流动使员工受益(Vogus，Cooil，Sitterding，& Everett，2014)。关于行动中的领导力，见方框 4-10。

方框 4-10　行动中的领导力：高度可靠性

　　你是这个周末值班的护士长。现在是假期。病房人手紧张。你从值班护士查房中听到以下消息：

　　1. 有个叫史密斯的男婴，需要静脉注射万古霉素 305 mg。注册护士伊丽莎白按规定剂量给予万古霉素，但是伊丽莎白没有检查标签上的患者姓名和剂量。她也没有扫描药物或男婴史密斯的身份识别腕带。她在离开病房时才意识到没有扫描药物或患者，但她决定不回病房扫描和验证药物，因为这个患儿一整天都有行为问题，最后终于睡着了。注册护士伊丽莎白不想叫醒患儿。注册护士杰西卡(接班的护士)在护理这个患儿时注意到，当她去挂万古霉素时，最后一次挂的剂量是另一个患者的，剂量是错误的。

　　请描述这种情况下的高度可靠性要素。

　　2. 该情景是否同时描述了风险预测和风险控制？缺少了什么？你如何发现？

　　3. 在这种情况下，你如何指导护理团队进行高度可靠性行为？

　　高度可靠性是一个需要持续存在的发展过程。你永远不能停止变得高度可靠和维持高度可靠性。它需要不断地实现。高度可靠性最好被认为是一个持续的组织过程，而不是一个稳定的组织结构。

　　同时，护理领导者需要评估心理安全对实践模式和临床护士参与、学习和执行能力的影响。心理安全是指"相信工作环境对人际关系风险是安全的……也就是说，害怕看起来无知、无能或破坏性"(Edmondson，2019，p.8)。护理领导者的角色评估和积极影响实践的模式产生了发人深省的问题，心理安全的问题触发学习而不是自我保护。埃德蒙森（Edmondson）（2019）描述了强有力的问题的属性如下：

- 激发听众的好奇心
- 激发反思性对话
- 发人深省
- 表面基础假设
- 激发创造力和新的可能性
- 产生能量并向前迈进
- 引导关注和重点调查
- 与参与者在一起
- 触及深层含义
- 引发更多问题

有效风险管理的关键组成部分包括有效的政策和程序、患者护理和其他临床活动的文件记录，及时和透明地报告重大事件。有效的风险管理需要最高道德行为水平的领导力。变革型领导者利用风险管理者和律师的专业知识来管理和控制患者、员工和组织的风险。这样的领导者也有为有效评估、管理和降低风险提供基础的价值和原则。

系统思维能力

具有高度可靠性、可确保高质量护理、低风险环境和以患者为中心的组织需要变革型领导者。韦克斯曼（Waxman）和 D'阿方索（D'Alfonso）（2017）很好地描述了这些能力，包括沟通和关系建立、医疗卫生环境知识、领导力、专业精神和业务技能。此外，休斯（Hughes）、贝蒂（Beatty）和丁伍迪（Dinwoodie）（2014）描述了领导能力在系统思维中的重要性。这些能力包括商业敏锐度、战略行动和思维、组织决策、管理冲突、对整个系统的冲击和影响、建立协作关系、促进组织变革、适应性和灵活性、发起组织创新和展示愿景。展示框 4-2 包含了一些问题，以指导你对这些能力的自我评估。

超越患者安全追求卓越

安全是有效医疗卫生的最基本和最重要的期望（Cronen-wett，2010）。理性要求，接受治疗是任何人的权利。西普里亚诺（Cipriano）（2008，p.6）证实了关注患者安全需要系统思考。她宣称，首先，我们必须从体制中的消除个人恐惧，将问题从"谁做了这件事,这个人做错了什么?"改为"体制或程序中有什么缺陷,导致产生了出错的机会?"因此,"消除恐惧和责备能够鼓励人们报告错误,让创造力蓬勃发展",从而减少错误和提高安全。她在复杂的医疗卫生适应系统的背景下解释了这一点。

展示框4-2　系统性思维的调查

系统性思维能力	调 查 问 题
商业头脑	我在多大程度上了解业务中不同领域的观点,并对影响组织的外部条件有一个坚定的把握?
战略计划	我应该在多大程度上制定长期目标和战略?我能有效地将愿景转化为现实的商业战略吗?
组织决策	我能在多大程度上做出及时的决定?我真的了解复杂的问题吗?我是否制定出了有效解决问题的方案?
管理冲突的观点	我在多大程度上认识到每个决定都有利益冲突和支持者?我能平衡短期收益和长期改善吗?
系统地行动	我在多大程度上了解组织的政治性质,并在其中适当地工作?我在整个组织中建立协作关系和结盟的效率如何?
对整个组织的影响	我在多大程度上善于激发和促进愿景?我能说服和激励别人吗?我能巧妙地影响上级吗?我能有效地分配工作吗?
建立协作关系	我在多大程度上知道如何建立和维持与同事和外部各方的工作关系?我能在不疏远别人的情况下协商和处理工作问题吗?在非权威关系中,我能理解别人并得到他们的合作吗?
促进组织变革	我在多大程度上支持促进组织变革的策略和企业未来定位?
适应新环境	我在多大程度上能适应不断变化的业务环境,并对新思想和新方法保持开放心态?
启动组织创新	在多大程度,我拥有远见,能够抓住新的机会,并不断产生新的想法?即使面对反对意见,我也要引入和创造必要的变革吗?
展示愿景	我在多大程度上理解、沟通并专注于组织的愿景?

资料来源: Hughes, R. L., Beatty, K. C., & Dinwoodie, D. L. (2014). Becoming a strategic leader: Your role in your organization's enduring success (2nd ed.). San Francisco, CA: Jossey-Bass, p.268.

环境一直在改变。护士们正迅速带头发起改善患者安全的倡议。例如,由罗伯特·伍德·约翰逊基金会(Robert Wood Johnson Foundation)(Cronewhit, 2010)赞助的护士质量和安全教育联盟(Quality and Safety Education for Nurses, QSEN),开始了一项培养卫生专业人员的全国重大努力工作,尤其是护士,通过致力于持续改进护理质量和患者安全，来引导学生和从业者塑造职业认同感。该项目阐明了提高患者护理质量和安全所需的具体知识、技能和态度。该项目的具体目标或能力包括以患者为中心的护理；团队合作；循证实践；致力于质量改进，包括利用数据监测护理过程的结果；安全性；以及信息学，或使用"沟通、管理知识、减少错误和支持决策的技术"（Cronenwett，2010）。

借鉴航空公司等其他高风险行业的做法，医疗卫生机构正从审视和谴责个人行为，转向强调如何在整个复杂系统中建立安全机制。这种转变需要改变假设、跨专业合作、新的政策观点和普遍的透明度。事实上，关于系统和患者安全的知识体系和研究领域正在迅速扩展。

安全的另一个关键方面，员工和护士的安全最近已成为护理领导者面临的首要问题。美国护士协会（American Nurses Association，ANA）（ANA，2016）发起了几项倡议，旨在提高护士和医疗卫生领导者关于健康、安全和质量的专业、社会和政策方面的意识，其中包括健康工作环境计划（Healthy Work Environment program），该计划主张工作场所应该具有安全性、能够授权和令人满意（ANA，2016）。一个健康的工作环境不仅仅是没有对健康的真正和可感知的威胁，而是一个身体、精神和社会健康的场所。ANA 的其他安全倡议包括预防欺凌和暴力；化学品、药品和生物危害安全；安全处理和移动患者；安全人员配置；锐器安全。当今医疗卫生领域的领导者，尤其是那些密切监督患者护理的人，正在努力寻找确保患者安全的方法。我们正在研究、制定计划、聘请专家和资助专门针对安全的项目，但我们请记住，安全只是一个开始。安全何时会成为每个患者、家庭和提供者的第二天性？安全何时成为我们工作的日常规定和现实，我们的实践重心何时才能从安全转向卓越？作为一名领导者，你的职责就是帮助找到这些问题的答案。

我们必须反思为什么主要的国家委员会必须在患者安全问题上采取官方立场，而我们却花费时间和资源来设计新的安全模式。思考一下：安全是最基本的需求之一。换言之，我们仍在努力不造成伤害。现在，人们投入了大量的资源来设计系统，以防止我们给患者服用错误的药物或错误的剂量。我们正在制定计划，目标是在我们的医疗卫生系统中避免不必要的死亡，人们在不知情的情况下进入这个系统，并且完全有权利期望他们不会被这个系统伤害或杀害。我们什么时候才能从安全走向卓越和治愈？答案必须来自像你这样的下一代领导者。

技术：实践模型设计、实施和评估的含义

技术对护理服务的好处和障碍是什么，这些信息将如何塑造新的护理模式？新

技术的应用是医疗卫生成本上升的驱动力。未来 25 年健康和社会护理需求的预测模型表明，受人口老龄化和多种疾病的影响，护理需求的复杂性发生了惊人的变化。这将提高医疗费用。成本效益分析提供了一种衡量新技术价值的方法，并考虑到其价值和社会愿意为昂贵的新技术买单的意愿。

远程医疗平台和高度监控的家庭环境可以作为传统医疗服务的辅助手段，使人们能够在家中而不是在医院接受护理，并在舒适的家中以较低的成本提供治疗环境。研究表明，这种模式减少了再入院率，为患者和家属提供了参与自身康复和健康所需的工具，同时也为护理团队提供了护理患者必要的监督和有意义的联系方式（DiSanzo，2014）。

然而，卫生信息技术（IT）的可用性和有效性是不完善的。梅茨格（Metzger）、韦勒布（Welebob）、贝茨（Bates）、利普希茨（Lipsitz）和克拉森（Classen）（2010）在一项模拟研究中描述了一种计算机化医嘱输入系统，其中 62 家医院未能识别出 52％的潜在致命错误。此外，希夫（Schiff）等人（2016）发现，所有的错误医嘱中有 79.5％是输入错误的，其中有 28％是容易出错的，另外 28.3％是仅仅给了较少的暂时解决办法而没有警告。卫生信息技术也被证明有助于减轻临床医生的工作倦怠（Babbott et al.，2014）。没有统一进行卫生信息技术的可用性测试（Ratwani, Fairbanks, Hettinger, & Benda, 2015），这就解释了临床医生的抵触情绪、暂时解决方法的使用和满意度降低。

技术：信息学、电子技术和其他工具

现代证据的使用总是包括某些技术方面。有时候，技术（technology）这个词给人的感觉就像荒野中的一匹狼在伺机伏击我们安逸的现状，又像是下一个让生活变得更轻松的伟大工具。事实上，在太多的情况下，技术仍是"未被充分利用、误用或过度利用"（Fitzpatrick et al.，2010，p.16）。实际上技术一直是医疗卫生领域领导工作的一部分。虽然我们似乎都对技术的含义有一个概念，但并没有一个明确的定义。技术一般指科学和科学发明在实践中的应用。它包括用于监测、治疗和护理患者的工具和设备；临床信息系统；通信系统；患者分类数据库；教育系统；临床证据；甚至是人事管理。

信息学与医疗卫生

信息学是收集、使用、操作、存储、检索和分类信息的科学和应用。广义上，它可能包括人工智能、计算机科学、信息科学、认知科学、社会科学和医疗卫生科学。它关注数据的结构和组织方式，以支持知识构建和决策。信息学的目标是存储和整合数据，以提供准确、可访问和有用的信息。正如很难想象专业的领导和实践没有使用信息学一样，几乎不可能想象出未来信息学应用于支持领导力和医疗卫生的可能性。

面向消费者的信息学和技术已经通过远程医疗提供了信息访问、远程支持小组、沟通资源和直接护理。新的专业领域在医疗卫生提供者中不断涌现。人们只能想象利用信息学，未来消费者的医疗卫生会是什么样子。个人对医疗记录和数据库的访问、个性化的诊断以及个人处方和治疗即将到来。信息学对于定义、表示和应用护理和医疗卫生知识，以及提供大型数据集以促进新知识的发现至关重要。

这些数据集收集、识别和提供与人口统计、服务和医疗卫生数据相关的信息；环境和财务因素；以及其他对医疗机构敏感的数据，以改善患者结局。信息的获取和管理打破了跨国家、跨距离、跨学科和跨角色的障碍。作为一名领导者，永远不要忘记，人类创造了知识，知识与信息大不相同，而智慧又超越了知识。

远程卫生保健和远程医疗

远程卫生保健（Telehealth）和远程医疗（Telemedicine）是常用的术语，通常没有具体的定义。远程卫生保健被定义为"利用电子信息和通信技术支持远程临床医疗、患者和专业健康教育、公共卫生和健康管理"（U.S. Health Resources and Services Administration，2011）。远程医疗现在被普遍认为是远程卫生保健的同义词。远程卫生保健继续将优质的医疗卫生福利扩展到无法获得的人群中，并将教育机会扩展到临床医生，使其超越距离和资源的限制。在乡村，服务不足的地区，远程卫生保健具有提供即时反馈，减少与外部的隔离，延长健康和挽救生命的好处，否则这些都是不可能的。随着远程卫生保健的承诺成为现实，它需要最具创造性和最有效的领导者应对各种挑战，如跨州或国家边界的许可和实践、患者的准入和保险范围、对提供者的公平补偿、责任审查和其他法律问题、患者隐私、资源和服务的公平分配、跨专业协作的保证、标准的患者档案系统以及其他未知的问题。远程卫生保健必须是在传统模式之外的实践，因此所有与我们一直做的事情相关的想法都受到了挑战。十多年前，雷·杜普利（Rae-Dupree）（2009）观察到，技术不会对医患关系造成负面影响。相反，技术增强了医患关系。克服技术与人际关系之间这种不匹配的认知需要深思熟虑的和有效的领导力。

新兴技术：人工智能

无论其形式如何，很明显，技术将继续改变医疗卫生实践和领导力的面貌。它将提供超越当前想象的创业机会。一个例子是，现在对疾病倾向的基因鉴定的不断增长，随之而来的是在基因信息个体化药物和治疗发展的技术进步。患者评估、干预和沟通将变得更具技术性，大量的个性化医疗将在医疗卫生领域变得像目前在线购物一样普遍。随着技术的不断进步和交流方式的改变，医疗卫生决策选择和访问的控制权将转移到患者和社区，最后，将开始把消费者视为我们专业护理团队的核心成员。托波尔(Topol)(2019)将当前围绕人工智能、机器人和大数据的工业时代描述得非常深刻，但它可能仍不足以与蒸汽动力、铁路、电力、大规模生产甚至计算机时代的规模效应相比。人工智能工具已经扩展到如深度学习的深度网络模型。深度医学(Topol，2019)需要 3 个深度组成部分。

1. 对人类的深度定义：利用所有相关数据，数字化人类的医学本质，包括：医学、社会、行为、家族史、人体生物学；解剖学、生理学和环境；生物学的多个层次：DNA 基因组、RNA、蛋白质、代谢、免疫、微生物组、表观基因组等。

2. 深度学习：涉及模式识别、机器学习和广泛的应用，包括由虚拟医疗教练指导消费者管理健康状况。

3. 深度共情：如托波尔(2019)所述，深度共情是患者和临床医生之间的联系。如前所述，人工智能提供的最大机会是减少医疗错误或提高工作流程效率，但是要恢复患者和临床医生之间的长期联系。

人工智能：对领导力的影响

考虑人工智能对领导力的影响包括医疗卫生工作人员和工作流程、空间，最重要的是以患者为中心，或深度共情。2017 年，医疗卫生行业首次成为美国就业总量第一的行业(current employment statistics highlights，Fayer & Watson，2017)。卫生服务从业人员超过 1 600 万人，2017 年和 2018 年每年新增就业岗位超过 30 万个；每8 个美国人中就有一个从事于医疗卫生行业(Terhune，2017)。美国劳工统计局(the U.S. Bureau of Labor Statistics)对未来 10 年的预测表明，大部分就业增长将出现在医疗卫生领域，其中个人护理助理、家庭保健助理、医生助理、开业护士和物理治疗助理的增长率最高(U.S. Department of Labor Bureau of Labor Statistics，2019)。

医疗卫生支出的 20% 与管理成本有关(Frakt，2018)。目前的运营和管理效率显著低下。例如，人工安排手术室或为医院系统内的所有住院和门诊诊所配备人员会导致效率低下，这在绝大多数情况下是不可接受的，与体验经济不一致(Pine & Gilmore，2011；Topol，2019)。一些人提出，许多需要患者打电话预约的工作可以通过自然语言处理完成，并以人机界面作为备份。

如今，已经开发出了用于预测患者已预约门诊但未就诊的情况的算法——这是因患者错过预约导致医疗人力资源闲置、浪费和低效的一个重要来源(Inovia Group，Artificial Intelligence Virtual Assistant，2018)。更好的实时诊断预测是人工智能工作的另一个方向。例如，脓毒症占重症监护病房住院人数的 10%。治疗脓毒症每年花费高达 100 亿美元，而且治疗常常失败。及时诊断是必要的，因为患者病情可能会迅速恶化，往往是在选择和使用适当的抗生素之前。人工智能正在努力确定是否可以更快地发现这种情况（Henry，Hager，Pronovost，& Saria，2015；Liu & Walkey，2017）。预防院内感染也是医院的优先事项，因为每 25 名患者中就有一人会从照护者或医疗卫生环境中获得医院感染。斯坦福大学正在进行的一项人工智能研究表明，使用视频镜头和深度传感器，确定照护者手的清洁程度，准确率达到 95%（Hague，2017）。

工作流程

医疗卫生工作流程是当今另一个主要挑战，正成为人工智能工作的重点。在美国，大约 35 万名高级实践提供者（advanced practice providers，APP）填补了 70 万名执业医师的空缺。鉴于正在开发中的支持临床医生的人工智能算法的数量，预计这种应用程序将发挥越来越自主的作用，将显著影响提供者的工作流程（Auerbach，Staiger，& Buerhaus，2018）。

领导者的含义也将受到空间的影响，因为一些人预测，我们今天所知道的医院病房和空间将有计划地"消失"（Libberton，2017）。美国第一家虚拟医院，圣路易斯慈善医院的虚拟护理中心（Mercy Hospital's Virtual Care Center）于 2015 年开业。人工智能监控算法，检测警告并提醒临床医生。如前所述，虚拟护理中心的护士随着时间的推移与许多患者和家庭进行定期、个性化的互动。相关新媒体资源见方框 4-11。

方框 4-11　相关新媒体资源：工作流程

视频

"Artificial Intelligence and Virtual Care." Mercy. https://www.youtube.com/watch?v=jAQuEZUdB-A

由于人工智能的出现，护士作为虚拟健康教练的角色也将具有重要意义。智能手表能够收集比以往更多的数据，从而实现持续的心率、睡眠和身体活动监测。然而，人工智能健康教练的影响取决于数据的质量，例如，与骑自行车或游泳相比，步行的数字追踪器更准确。对于个人来说，大数据是一个挑战，但是非常适合人工智能——人工智能可能需要数百个隐藏的神经网络用户来获得我们所期望的实时、准确、预测、有价值的信息，从而通过指导来促进健康。护理领导者需要看到并调整护理模式设计，以及在未来优化人工智能对人力资源、工作流程、患者和护士体验的影响（Topol，2019）。护理领导者为什么要关心？人工智能和预测性分析可以通过颠覆性的方式改变护士对护理服务和操作任务的思维方式，从而积极影响人口结局、护

理质量、患者和医疗卫生服务团队的满意度和参与度。除了人力资源、工作流程和空间之外，人工智能对托波尔所说的深度共情也有影响。一些人认为人工智能可以影响患者和家人的相处时间。2018 年，（美国）公共政策研究所（Institute of Public Policy）发表了一篇题为《人人享有更好的健康和护理》的论文，描述了人工智能和技术的影响，预计在各类临床医生中平均节省超过 25％的照护患者和家属的潜在时间（Darzi，2018）。实时信息对患者、家属和护理人员的健康至关重要，也是建立信任的基础。

　　包括人工智能在内的技术进步极大地改变了医疗卫生行业的结构和组织。那些规定程序的常规护理是否最好由机器来执行？护理领导者将如何参与决定哪些方面的实践可以授权和（或）由人工智能来改善？护理领导者如何监督自动化技术和人工智能的引入，以确保专业护理实践的自主性、权威性和责任？护理领导者必须思考这些问题和彼此讨论这些问题。未来就在眼前，我们必须为此做好准备！

　　本章的主题仅提供了在设计、实施和评估实践模型时需要考虑的许多不同的和重要方面的一个粗略的介绍。下一代领导者需要考虑不同的方面：经济和文化驱动力、文化能力、循证实践和领导力、卓越模式和组织的测量、系统性思维和新的技术前沿。

参考文献

Aeschbacher, R., & Addor, V. (2018). Institutional effects on nurses: working conditions: A multi-group comparison of public and private non-profit and for-profit health care employers in Switzerland. Human Resources & Health, 16(1), 58. doi: 10.1186/S12960-018-0324-64

Agency for Healthcare Research and Quality. (2019). Leadership role in improving safety. Retrieved from https://psnet.ahrq.gov/primers/primer/32/leadership-role-in-improving-safety

American Association of Critical Care Nurses. (2015). The DNP and the 2015 AACN mandate. Retrieved from https://www.nursingcenter.com/wkhlrp/Handlers/articleContent.pdf?key=pdf_00006416-201505000-00014

American Nurses Association. (2016). Healthy work environment. Retrieved from https://www.nursingworld.org/practice-policy/work-environment/

American Nurses Credentialing Center. (2014). Magnet recognition program manual. SilverSpring, MD: Author.

American Nurses Credentialing Center. (2019). 2019 Magnet application manual. Silver Spring, MD: Author. Retrieved from www.nursingworld.org/nurses-books/2019-magnet-application-manual/

American Society for Quality. (2019). Malcolm Baldrige National Quality Award. Retrieved from http://asq.org/learn-about-quality/malcolm-baldrige-award/overview/overview.html

Anderson, L. M., Scrimshaw, S. C., Fullilove, M. T., Fielding, J. E., & Normand, J.; Taskforce on Community Preventative Services. (2003). Culturally competent healthcare systems: A systematic review. American Journal of Preventative Medicine, 24(3 Suppl.), 68 - 79. doi: 10. 1016/S0749 - 3797(02)00657 - 8

Arndt, M., & Bigelow, B. (2009). Evidence-based management in health care organizations: A cautionary note. Health Care Management Review, 34 (3), 206 - 213. doi: 10. 1097/ HMR.0b013e3181a94288

Auerbach, D. I., Staiger, D. O., & Buerhaus, P. I. (2018). Growing ranks of advanced practice clinicians — Implications for the physician workforce. New England Journal of Medicine, 378 (25), 2358 - 2360. doi: 10.1056/NEJMp1801869

Babbott, S., Manwell, L. B., Brown, R., Montague, E., Williams, E., Schwartz, M., ... Linzer, M. (2014). Electronic medical records and physician stress in primary care: Results from the MEMO Study. Journal of the American Medical Informatics Association, 21(e1), e100-e106. doi: 10.1136/amiajnl - 2013 - 001875

Bailey, K. D., & Cardin, S. (2018). Engagement in nursing: One organizations success. Nursing Administration Quarterly, 42(3), 223 - 230. doi: 10.1097/NAQ.0000000000000296

Bargagliotti, L. A. (2012). Work engagement in nursing: A concept analysis. Journal of Advanced Nursing, 68(6), 414 - 1428. doi: 10.1111/j.1365 - 2648.2011.05859.x

Batbaatar, E., Dordagva, J., Luvsannyam, A., Savino, M. M., & Amenta, P. (2017). Determinants of patient satisfaction: A systematic review. Perspectives in Public Health, 137(2), 89 - 101. doi: 10.1177/1757913916634136

Baxter, R., Taylor, N., Kellar, I., & Lawton, R. (2016). What methods are used to apply positive deviance within healthcare organisations? A systematic review. BMJ Quality and Safety, 25(3), 190 - 201. doi: 10.1136/bmjqs - 2015 - 004386

Beach, M. C., Price, E. G., Gary, T. L., Robinson, K. A., Gozu, A., Palacio, A, ... Cooper, L. A. (2005). Cultural competence: A systematic review of health care provider educational interventions. Medical Care, 43(4), 356 - 373. doi: 10.1097/01.mlr.0000156861.58905.96

Best, A., Terpstra, J. L., Moor, G., Riley, B., Norman, C. D., & Glasgow, R. E. (2009). Building knowledge integration systems for evidence-informed decisions. Journal of Health Organization and Management, 23(6), 627 - 641. doi: 10.1108/14777260911

Bisognano, M., & Schummers, D. (2015). Governing for improved health. Hospital trustees play an important role in community health. Healthcare Executive, 30(3), 80 - 82.

Blanchfield, B. B., Acharya, B., & Mort, E. (2018). The hidden cost of regulation: The administrative cost of reporting serious reportable events. The Joint Commission. Journal on Quality and Patient Safety, 44, 212 - 218. doi: 10.1016/j.jcjq.2017.08.006 Bodenheimer, T., Chen, E., & Bennett, H. D. (2009). Confronting the growing burden of chronic disease: Can the U.S. health care workforce do the job? Health Affairs, 28(1), 64 - 74. doi: 10.1377/ HLTHAFF.28.1.64

Brandt, J. A., Edwards, D. R., Sullivan, S. C., Zehler, J. K., Grinder, S., Scott, K. J., & Maddox, K. L. (2009). An evidence-based business planning process. Journal of Nursing Administration, 39(12), 511 - 513. doi: 10.1097/NNA.0b013e3181c18026

Brennan, P., & Bakken, S. (2015). Nursing needs big data and big data needs nursing. Journal of Nursing Scholarship, 47(5), 477 - 484. doi: 10.1111/jnu.12159

Broome, M. (2016). Big data, data science, and big contributions. Nursing Outlook, 64(2), 113 -

114. doi：10.1016/j.outlook.2016.02.001

Bugajski, A., Lengerich, A., Marchese, M., Hall, B., Yackzan, S., Davies, C., & Brockopp, D. (2017). The importance of factors related to nurse retention: Using the Baptist Health Nurse Retention Questionnaire, Part 2. Journal of Nursing Administration, 47(6), 308 – 312. doi：10. 1097/NNA.0000000000000486. Retrieved from http://search.eb sco host.com/login.aspx? direct＝true&db＝rzh&AN＝123579454&site＝ehost-live&scope ＝site

Callier, V. (2019, January 1). The open data explosion. The Scientist. Retrieved from https:// www.the-scientist.com/careers/the-open-data-explosion – 65248

Camicia, M., Chamberlain, B., Finnie, R. R., Nalle, M., Lindeke, L. L., Lorenz, L., ... McMenamin, P. (2013). The value of nursing care coordination: A white paper of the American Nurses Association. Nursing Outlook, 61(6), 490 – 501.

Catania, K., & Tippett, J. E. (2015). Outcomes of clinical nurse specialist role transformation to population-focused model. Clinical Nurse Specialist, 29 (6), E1-E10. doi：10. 1097/ NUR.0000000000000160

Chen, Y. M., & Johantgen, M. E. (2010). Magnet hospital attributes in European hospitals: A multilevel model of job satisfaction. International Journal of Nursing Studies, 47(8), 1001 – 1012. doi：10.1016/j.ijnurstu.2009.12.016

Chen, X., Gururaj, A. E., Ozyurt, B., Liu R., Soysal, E., Cohen, T., ... Xu, H. (2018). Data Med-an open source discovery index for finding biomedical datasets. Journal of Informatics in Health and Biomedicine, 25(3), 300 – 308. doi：10.1093/jamia/ocx121

Christiansen, M. F., Wallace, A., Newton, J. M., Caldwell, N., & Mann-Salinas, E. A. (2016). Improving teamwork and resiliency of burn center nurses through a standardized staff development program. Journal of Burn Care and Research, 38(4), 708 – 714. doi：10.1097/ BCR.0000000000000461

Cipriano, P. (2008). Improving health care with systems thinking. American Nurse Today, 3(9), 6.

Conley, K. A. (2017). Nurse manager engagement: Strategies to enhance and maintain engagement. Journal of Nursing Administration, 47(9), 454 – 457. doi：10.1097/nna.0000000000000513

Cordo, J., & Hill-Rodriguez, D. (2017). The evolution of a nursing professional practice model through leadership support of clinical nurse engagement, empowerment, and shared decision making. Nurse Leader, 15(5), 325 – 330. doi：10.1016/j.mnl.2017.07.009

Costs of Care. (2016). Cost framework. Retrieved from https://costsofcare.org/frameworks-surveys/Cronenwett, L. (2010, January). Quality and safety implications for doctoral programs innursing. Paper presented at the meetings of the American Association of Colleges of Nursing, Captiva Island, FL.

Cullen, L., & Hanrahan, K. (2018). Journey to evidence-based healthcare. Reflections of Nursing Leadership. Retrieved from https://www.reflectionsonnursingleadership.org/features/more-features/journey-to-evidence-based-healthcare

Cummings, G. G., Estabrooks, C. A., Midodzi, W. K., Wallin, L., & Hayduk, L. (2007). Influence of organizational characteristics and context on research utilization. Nursing Research, 56(4), S24-S39. doi：10.1097/01.NNR.0000280629.63654.95

Darzi, A. (2018). Better health and care for all: A 10-point plan for the 2020s. Institute for Public Policy Research. Retrieved from http://www.ippr.org/research/publications/better-health-and-care-for-all

Dearman, V. (2009). Risk management and legal issues. In L. Roussel & R. C. Swansburg(Eds.), Management and leadership for nurse administrators (5th ed., pp.470 – 493).

Sudbury, MA: Jones & Bartlett. DiSanzo, D. (2014, January 14). Op/Ed: Hospital of the future will be a health delivery network. U.S. News & World Report Health. Retrieved from http://health.usnews.com/health-news/hospital-of-tomorrow/articles/2014/01/14/oped-hospital-of-the-future-will-be-a-health-delivery-network

Dune, T., Caputi, P., & Walker, B. (2018). A systematic review of mental health care workers' constructions about culturally and linguistically diverse people. PLoS One, 13(7), e0200662. doi: 10.1371/journal.pone.0200662

Dunton, N., Gajewski, B., Klaus, S., & Pierman, B. (2007). The relationship of nursing workforce characteristics to patient outcomes. The Online Journal of Issues in Nursing, 12(3), Manuscript 4, 1 – 11.

Edmondson, A. C. (2019). The fearless organization: Creating psychological safety in the workplace for learning, innovation, and growth. Hoboken, NJ: John Wiley & Sons. Ellison, A. (2015). Three major challenges of healthcare price transparency. Becker's Hospital CFO Report. Retrieved from https://www.beckershospitalreview.com/finance/3-major-challenges-of-healthcare-price-transparency.html

Ellwood, P. M. (1988). Shattuck lecture —Outcomes management: A technology of patient experience. New England Journal of Medicine, 318 (23), 1549 – 1556. doi: 10.1056/NEJM198806093182327

Fayer, S., & Watson, A. (2017). Employment and wages in healthcare occupations. U.S. Bureau of Labor Statistics. Retrieved from https://www.bls.gov/spotlight/2015/employment-and-wages-in-healthcare-occupations/pdf/employment-andwages-in-healthcare-occupations.pdf

Fitzpatrick, M. A., Grant, S., McCue, P. O., O'Rouke, M. W., Reck, D. L., Shaffer, F. A., & Simpson, R. (2010). Nurse leaders discuss the nurse's role in driving technology decisions. American Nurse Today, 5 (1), 16 – 19. Frakt, A. (2018, July). The astonishingly high administrative costs of U. S. health care. New York Times. Retrieved from https://www.nytimes.com/2018/07/16/upshot/costs-health-care-us.html

Fretheim, A., Oxman, A. D., Lavis, J. N., & Lewin, S. (2009). SUPPORT tools for evidence-informed policymaking in health 18: Planning monitoring and evaluation of policies. Health Research Policy and Systems, 7(Suppl. 1), S18. doi: 10.1186/1478 – 4505 – 7-S1-S18

Garcia-Sierra, R., Fernandez-Castro, J., & Martinez-Zaragoza, F. (2016). Relationship between job demand and burnout in nurses: Does it depend on work engagement? Journal of Nursing Management, 24(6), 780 – 788. doi: 10.1111/jonm.12382

Gerard, S. O., Owens, D. L., & Oliver, P. (2016). Nurses' perception of shared decision-making processes. Journal of Nursing Administration, 46 (9), 477 – 483. doi: 10.1097/NNA.0000000000000378. Retrieved from http://search.ebscohost.com/login.aspx?direct=true&db=rzh&AN=118293373&site=ehost-live&scope=site Gittell, J. H. (2009). High performance healthcare: Using the power of relationships to achieve quality, efficiency and resilience. New York, NY: McGraw-Hill.

Gittell, J. H., Godfrey, M., & Thistlethwaite, J. (2013). Interprofessional collaborative practice and relational coordination: Improving healthcare through relationships. Journal of Interprofessional Care, 27(3), 210 – 213. doi: 10.3109/13561820.2012.730564

Govere, L., & Govere, E. M. (2016). How effective is cultural competence training of healthcare providers on improving patient satisfaction of minority groups? A systematic review of literature. Worldviews on Evidence-Based Nursing, 13(6), 402 - 410. doi: 10.1111/wvn.12176

Grandpierre, V., Milloy, V., Sikora, L., Fitzpatrick, E., Thomas, R., & Potter, B. (2018). Barriers and facilitators to cultural competence in rehabilitation services: A scoping review. BMC Health Sciences Research, 18(23), 1 - 14. doi: 10.1186/s12913 - 017 - 2811 - 1

Grenny, J., Patterson, K., Maxfield, D., McMillan, R., & Switzler, A. (2013). Influencer: The new science of leading change (2nd ed.). New York, NY: McGraw-Hill.

Hague, A. (2017). Towards vision-based smart hospitals: A system for tracking and monitoring hand hygiene compliance. New England Journal Medicine, 378(14), 1271 - 1273.

Havens, D. S., Gittell, J. H., & Vasey, J. (2018). Impact of relational coordination on nurse job satisfaction, work engagement and burnout: Achieving the quadruple aim. Journal of Nursing Administration, 48(3), 132 - 140. doi: 10.1097/nna.0000000000000587

Henry, K. E., Hager, D. N., Pronovost, P. J., & Saria, S. (2015). A targeted real-time early warning score (TREW-Score) for septic shock. Science of Translational Medicine, 7(299), 299ra122. doi: 10.1126/scitranslmed.aab3719

Hilton, K., & Anderson, A. (2018). IHI psychology of change framework to advance and sustain improvement. Boston, MA: Institute for Healthcare Improvement.

Hockenberry, J. M., & Becker, E. R. (2016). How do hospital staffing strategies affect patient satisfaction? Industrial & Labor Relations Review, 69(4), 890 - 910. doi: 10. 1177/001993916642760

Hoffart, N., & Woods, C. Q. (1996). Elements of a nursing professional practice model. Journal of Professional Nursing, 12(6), 354 - 364. doi: 10.1016/s8755 - 7223(96)80083 - 4

Hollingsworth, N. (2012). Benchmarking. In H. R. Feldman et al. (Eds.), Nursing leadership: A concise encyclopedia (2nd ed., pp.49 - 50). New York, NY: Springer Publishing Company.

Horn, S. D., & Gassaway, J. (2007). Practice-based evidence study design for comparative effectiveness research. Medical Care, 45(10), S50-S57. doi: 10.1097/MLR.0b013e318070c07b

Horn, S. D., Torres, A. Willson, D., Dean, J. M., Gassaway, J., & Smout, R. (2002). Development of a pediatric age-and disease-specific severity measure. Journal of Pediatrics, 141(4), 496 - 503. doi: 10.1067/mpd.2002.126925

Howell, V., Schwartz, A., O'Leary, J., & McDonnell, C. (2015). The effect of the SQUIRE (Standards of QUality Improvement Reporting Excellence) guidelines on reporting standards in the quality improvement literature: A before-and-after study. BMJ Quality & Safety, 24(6), 400 - 406. doi: 10.1136/bmjqs - 2014 - 003737

Hughes, R. L., Beatty, K. C., & Dinwoodie, D. L. (2014). Becoming a strategic leader: Your role in your organization's enduring success (2nd ed.). San Francisco, CA: Jossey-Bass. Im, S. B., Cho, M. K., Kim, S. Y., & Heo, M. L. (2016). The huddling programme: Effects on empowerment, organisational commitment and ego-resilience in clinical nurses — A randomised trial. Journal of Clinical Nursing, 25(9 - 10), 1377 - 1387. doi: 10.1111/jocn.13228

InoviaGroup, Artificial Intelligence Virtual Assistant. (2018). A chatbot that creates exceptional customer support. And save a lot of costs. Retrieved from https://inoviagroup.se/software/virtual-assistant/

Institute of Medicine. (2013). Best care at lower cost: The path to continuously learning health care in America. Washington, DC: National Academies Press. Retrieved from http://www.nap.edu/read/13444/chapter/3

Institute of Medicine U. S. Roundtable on Evidence-Based Medicine. (2009). Leadership commitment to improve delivery in healthcare: Finding common ground: Workshop summary. Washington, DC: National Academies Press.

Institute of Medicine U. S. Roundtable on Evidence-Based Medicine. (2010). The healthcare imperative: Lowering costs and improving outcomes: Workshop series summary. Chapter 10: Transparency of Cost and Performance. Washington, DC: National Academies Press. Retrieved from https://www.ncbi.nlm.nih.gov/books/NBK53921/Ioannidis, J. P. (2005). Why most published research findings are false. PLoS Medicine, 2(8), e124. doi: 10.1371/journal.pmed.0020124

Jiang, H. J., Boutwell, A. E., Maxwell, J., Bourgoin, A., Regenstein, M., & Andres, E. (2016). Understanding patient, provider, and system factors related to Medicaid readmissions. The Joint Commission Journal on Quality and Patient Safety, 42(3), 115–121. doi: 10.1016/S1553–7250(16)42014–3

Jukkala, A., Greenwood, R., Motes, T., & Block, V. (2013). Creating innovative clinical nurse leader practicum experiences through academic and practice partnerships. Nursing Education Perspectives, 34(3), 186–191. doi: 10.5480/1536–5026–34.3.186

Kim, C. S., Spahlinger, D. A., Kin, J. M., Coffey, R. J., & Billi, J. E. (2009). Implementation of lean thinking: One health system's journey. Joint Commission Journal on Quality and Patient Safety, 35(8), 406–413. doi: 10.1016/S1553–7250(09)35057–6

Kostrey-Horner, D. (2017). Mentoring: Positively influencing job satisfaction and retention of new hire nurse practitioners. Plastic Surgery Nursing, 37(1), 7–22. doi: 10.1097/PSN.0000000000000169

Kram, S. L., DiBartolo, M. C., Hinderer, K., & Jones, R. (2015). Implementation of the ABCDE bundle to improve patient outcomes in the intensive care unit in a rural community hospital. Dimensions in Critical Care Nursing, 34(5), 250–258. doi: 10.1097/DCC.0000000000000129

Labrague, L. J., McEnroe Petitte, D. M., Leocadio, M. C., Van Bogaert, P., & Tsaras, K. (2018). Perceptions of organizational support and its impact on nurses' job outcomes. Nursing Forum, 53(3), 339–347. doi: 10.1111/nuf.12260

Lacey, S. R., Cox, K. S., Lorfing, K. C., Teasley, S. L., Carroll, C. A., & Sexton, K. (2007). Nursing support, workload, and intent to stay in Magnet, Magnet-aspiring, and non-Magnet hospitals. Journal of Nursing Administration, 37(4), 199–205. doi: 10.1097/01.NNA.0000266839.61931.b6

Lake, E. T., Sanders, J., Duan, R., Riman, K. A., Schoenauer, K. M., & Chen, Y. (2019). A meta-analysis of the associations between nursing work environments in hospitals and 4 sets of outcomes. Medical Care, 57(5), 353–361. doi: 10.1097/MLR.0000000000001109

Lankshear, A. J., Sheldon, T. A., & Maynard, A. M. (2005). Nurse staffing and healthcare outcomes: A systematic review of the international research evidence. Advances in Nursing Science, 28(2), 163–174.

Lean Enterprise Institute. (2016). What is lean? Retrieved from http://www.lean.org/WhatsLean/
Libberton, B. (2017). Career advice and an inside perspective on being a researcher. Karolinska

Institute Career Blog. Retrieved from https://researcherblogski.wordpress.com/

Liu, V. X., & Walkey, A. J. (2017). Machine learning and sepsis: On the road to revolution. Critical Care Medicine, 45(11), 1946 - 1947. doi: 10.1097/CCM.0000000000002673

Lusignan, S. D., Mold, F., Sheikh, A., Majeed, A., Wyatt, J. C., Quinn, T., ... Rafi, I. (2014). Patients' online access to their electronic health records and linked online services: A systematic interpretative review. BMJ Open, 4, e006021. doi: 10.1136/bmjopen - 2014 - 006021

Mason, D. J., Keepnews, D., Holmberg, J., & Murray, E, (2013). The representation of health professionals on governing boards of health care organizations in New York City. Journal of Urban Health, 90(5), 888 - 901. doi: 10.1007/s11524 - 012 - 9772 - 9

Mason, H., & Wiggins, C. (2010). A taxonomy of data science. Dataists. Retrieved from http://www.dataists.com/2010/09/a-taxonomy-of-data-science/

McCalman, J., Jongen, C., & Bainbridge, R. (2017). Organisational systems' approaches to improving cultural competence in healthcare: A systematic scoping review of the literature. International Journal for Equity in Health, 16(78), 1 - 19. doi: 10.1186/s12939 - 017 - 0571 - 5

McCannon, C. J. (2007). The key to winning the campaign. How executive leadership can transform hospital care in America. Health Executive, 22(5), 62, 64 - 65.

Melnyk, B. M., & Fineout-Overhold, E. (2014). Evidence-based practice in nursing and healthcare: A guide to best practice (3rd ed.). Riverwoods, IL: Wolters Kluwer Health.

Melnyk, B. M., Gallagher-Ford, L., Zellefrow, C., Tucker, S., Van Dromme, L., & Thomas, B. K. (2018). Outcomes from the first Helene Fuld Health Trust National Institute for evidence-based practice in nursing and healthcare invitational expert forum.

Worldviews on Evidence-Based Nursing, 15(1), 5 - 15. doi: 10.1111/wvn.12272 Metzger, J., Welebob, E., Bates, D. W., Lipsitz, S., & Classen, D. C. (2010). Mixed results in the safety performance of computerized physician order entry. Health Affairs, 29(4), 655 - 663. doi: 10.1377/hlthaff.2010.0160

Muller, A., Heiden, B., Herbig, B., Poppe, F., & Angerer, P. (2016). Improving well-being at work: A randomized controlled intervention based on selection, optimization, and compensation. Journal of Occupational Health & Psychology, 21(2), 169 - 181. doi: 10.1037/a0039676

Naidu, A. (2009). Factors affecting patient satisfaction and healthcare quality. International Journal of Health Care Quality Assurance, 22(4), 366 - 381. doi: 10.1108/09526860910964834

National Institute of Standards & Technology. (2019). Performance excellence: The Baldrige performance excellence program. Retrieved from https://www.nist.gov/topics/performance-excellence

National Quality Forum. (2014). Retrieved from https://www.qualityforum.org/Projects/n-r/Nursing-Sensitive_Care_Initial_Measures/Nursing_Sensitive_Care__Initial_Measures.aspx

National Quality Forum. (2019). Retrieved from https://www.qualityforum.org/About_NQF/

Newhouse, R. P. (2007). Creating infrastructure supportive of evidence-based nursing practice: Leadership strategies. Worldviews on Evidence-Based Nursing, 4(1), 21 - 29. doi: 10.1111/j.1741 - 6787.2007.00075.x

Newhouse, R. P. (2009). Nursing's role in engineering a learning healthcare system. Journal of Nursing Administration, 39(6), 260 - 262. doi: 10.1097/NNA.0b013e3181a7293e

Newhouse, R. P., & Johnson, K. (2009). A case study in evaluating infrastructure for EBP and selecting a model. Journal of Nursing Administration, 39(10), 409 - 411. doi: 10.1097/

NNA.0b013e3181b920b7

Obenrader, C., Broome, M. E., Yap, T. L., & Jamison, F. (2019). Changing team member perceptions by implementing TeamSTEPPS in an emergency department. Journal of Emergency Nursing, 45(1), 31 - 37. doi: 10.1016/j.jen.2018.08.006

Parry, G. J., Carson-Stevens, A., Luff, D. F., McPherson, M. E., & Goldmann, D. A. (2013). Recommendations for evaluation of health care improvement initiatives. Academic Pediatrics, 13 (6 Suppl.), S23 - S30. doi: 10.1016/j.acap.2013.04.007 Pepper, M. P. J., & Spedding, T. A. (2010). The evolution of lean Six Sigma. International Journal of Quality & Reliability Management, 27(2), 138 - 155. doi: 10.1108/02656711011014276

Pine, J., & Gilmore, J. (2011). The experience economy updated edition. Boston, MA: Harvard Business School Publishing.

Pittman, J., & Sitterding, M. (2012). WOC nurse and practice innovation. Journal of Wound, Ostomy, and Continence Nursing, 39(5), 488 - 491. doi: 10.1097/WON.0b013e318264c147

Pozgar, G. D. (2011). Legal aspects of healthcare administration (11th ed.). Sudbury, MA: Jones & Bartlett.

Rae-Dupree, J. (2009, January 31). Disruptive innovation, applied to healthcare. The New York Times. Retrieved from https://www.nytimes.com/2009/02/01/business/01unbox.html

Ratwani, R. M., Fairbanks, R. J., Hettinger, A. Z., & Benda, N. C. (2015). Electronic health record usability: Analysis of the user-centered design processes of eleven electronic health record vendors. Journal of the American Medical Informatics Association, 22(6), 1179 - 1182. doi: 10.1093/jamia/ocv050

Robert Wood Johnson Foundation. (2016). How price transparency can control the cost of health care. Health Policy Snapshot. Retrieved from https://www.rwjf.org/en/library/research/2016/03/how-price-transparency-controls-health-care-cost.html

Roberts, E. T., Zaslavsky, A. M., & McWilliams, J. M. (2018). The value-based payment modifier: Program outcomes and implications for disparities. Annals of Internal Medicine, 168 (4), 255 - 265. doi: 10.7326/M17 - 1740

Schiff, G. D., Amato, M. G., Eguale, T., Boehne, J. J., Wright, A., Koppel, R., ... Seger, A. C. (2016). Computerized physician order entry-related medication errors: Analysis of reported errors and vulnerability testing of current systems. British Medical Journal of Quality & Safety, 25(5), 315 - 319. Retrieved from http://qualitysafety.bmj.com/content/early/2015/01/16/bmjqs - 2014 - 003555

Schmitt, C. (2014). Security and privacy in the era of big data. Chapel Hill, NC: Renaissance Computing Institute. Retrieved from http://data2discovery.org/dev/wp-content/uploads/2014/02/NCDS-Summit - 2013.pdf

Shankar, R. (2009). Process improvement using Six Sigma: A DMAIC guide. Milwaukee, WI: ASQ Quality Press. Shingles, R. R. (2018). Beyond the list of traits: Addressing and assessing cultural needs of patients in healthcare settings. Kinesiology Review, 7, 173 - 179.

Spann, J. (2011). Implementing the IOM future of nursing report — Part 1. Charting nursing's future. In M. D. Ladden & S. B. Hassmiller (Eds.), The future of nursing: Leading change, advancing health, 1 - 8. Washington DC: Robert Wood Johnson Foundation & Institute of Medicine.

Stetler, C. B., Ritchie, J. A., Rycroft-Malone. J., & Charns, M. P. (2014). Leadership for evidence-based practice: Strategic and functional behaviors for institutionalizing EBP. Worldviews on Evidence-Based Nursing, 11(4), 219 – 226. doi: 10.1111/wvn.12044

Strout, T. D., Lancaster, K., & Schultz, A. A. (2009). Development and implementation of an inductive model for evidence-based practice: A grassroots approach for building evidence-based practice capacity in staff nurses. Nursing Clinics of North America, 44(1), 93 – 102. doi: 10.1016/j.cnur.2008.10.007

Tavallali, A. G., Jirwe, M., & Kabir, Z. N. (2017). Cross-cultural care encounters in paediatric care: Minority ethnic parents' experiences. Scandinavian Journal of Caring Sciences, 31, 54 – 62. doi: 10.1111/scs.12314

Terhune, C. (2017, April). Our costly addiction to health care jobs. New York Times. Retrieved from http://chad.mynews.club/news/our-costly-addiction-to-healthcare-jobs.html

Topol, E. J. (2015). The patient will see you now: The future of medicine is in your hands. New York, NY: Basic Books.

Topol, E. J. (2019). High-performance medicine: The convergence of human and artificial intelligence. National Medicine, 25(1), 44 – 56. doi: 10.1038/s41591 – 018 – 0300 – 7

Tunis, S. R., Stryer, D. B., & Clancy, C. M. (2003). Practical clinical trials: Increasing the value of clinical research for decision making in clinical and health policy. Journal of the American Medical Association, 290(12), 1624 – 1632. doi: 10.1001/jama.290.12.1624

Ulrich, D., Zenger, J., & Smallwood, N. (2013). Results-based leadership. Boston, MA: Harvard Business Press.

U. S. Department of Labor Bureau of Labor Statistics. (2019). Occupational outlook handbook. Retrieved from https://www.bls.gov/ooh/fastest-growing.htm

U. S. Health Resources and Services Administration. (2001). Report to Congress on telemedicine. Washington, DC: Author.

Vogus, T. J., Cooil, B., Sitterding, M., & Everett, L. Q. (2014). Safety organizing, emotional exhaustion, and turnover in hospital nursing units. Medical Care, 52(10), 870 – 876. doi: 10.1097/MLR.0000000000000169

Waddell, A. W. (2009). Cultivating quality: Shared governance supports evidence-based practice. American Journal of Nursing, 109(11), 53 – 57. doi: 10.1097/01.NAJ.0000363355.61507.27

Wahl, C., Hultquist, T. B., Struwe, L., & Moore, J. (2018). Implementing a peer support network to promote compassion without fatigue. Journal of Nursing Administration, 48(12), 615 – 621. doi: 10.1097/NNA.0000000000000691. Retrieved from http://search.ebscohost.com/login.aspx?direct=true&db=rzh&AN=133320990&site=eh ost-live &scope=site

Waxman, K. T., & D'Alfonso, J. (2017). The AONE nurse executive competencies: 12 years later. Nurse Leader, 15(2), 120 – 126. doi: 10.1016/j.mnl.2016.11.012

Weick, K. E., & Sutcliffe, K. M. (2011). Managing the unexpected: Resilient performance in an age of uncertainty (Vol. 8). Hoboken, NJ: John Wiley & Sons.

West, E., Mays, N., Rafferty, A. M., Rowan, K., & Sanderson, C. (2009). Nursing resources and patient outcomes in intensive care: A systematic review of the literature. International Journal of Nursing Studies, 46(7), 993 – 1011. doi: 10.1016/j.ijnurstu.2007.07.011

Westfall, J. M., Mold, J., & Fagnan, L. (2007). Practice-based research—"Blue Highways" on the NIH roadmap. Journal of the American Medical Association, 297(4), 403 – 406. doi: 10.1001/jama.297.4.403

Wilkinson，M. D.，Dumontier，M.，Aalbersberg，I. J.，Appleton，G.，Axton，M.，Baak，A.，... Mons，B. (2016). The FAIR guiding principles for scientific data management and stewardship. Scientific Data，3，160018. doi：10.1038/sdata.2016.18

Wright，C.，McCartt，P.，Raines，D.，& Oermann，M. H. (2017). Implementation and evaluation of self-scheduling in a hospital system. Journal for Nurses in Professional Development，33(1)，19－24. doi：10.1097/nnd.0000000000000324E

第五章

协作型领导力的情境：关于携手合作

玛丽昂·E.布鲁姆和伊莱恩·索伦森·马歇尔

永远不要怀疑一小群有思想和奉献精神的人可以改变这个世界。这确实是唯一发生过的。

——玛格丽特·米德

本章目标

- 描述新生代领导者如何与组织内部和整个组织内的其他领导者建立网络，以实现支持改善结局的变革。
- 描述实现有效的内部和跨专业协作所需的核心价值观、技术和能力。
- 确定关键的沟通策略，以确保有效的组织内和跨组织影响力。
- 描述各种实施护理改善项目的场所。
- 描述领导者如何利用证据和其他资源做出有效决策。

引言

随着临床专业知识、正规教育和领导力发展的进步，你有责任扩大自己的影响范围，成为医疗卫生领导者中的领导者。世界等待着你的想法、技术和你将要做出的独特贡献。如果你有勇气运用自己的声音、经验和专业知识，你就会成为一名有思想、有承诺、能够带来改变的人。大门将会为你打开，机会也随之出现，让你在进入领导者这个层面之前，以你无法想象的方式做出变革。在医疗方面，单靠一个有创造力的人，甚至一群来自同一学科领域的代表，是无法战胜患者、家属以及那些寻求健康的人所面临的复杂挑战。只有通过领导团队的协作才能实现变革性改变。

其他领导者在工作中也与类似的问题做斗争。他们可能和你有同样的担忧，但会持有不同观点、互补的技能以及可以增强你能力的新想法。护士可以借鉴其他领域的领导者的经验来改变我们的实践视角，进而改善生活。正如本书和你的课题侧重于护士的领导才能和技能一样，医疗领域对有效领导力的需求在各行各业中得到认可和推广，每个行业都为说明该成员会成为未来最好的领导者提供了想法、建议和理由。我们需要全部的健康相关的学科来解决我们目前面临的难题（Dietz et al.，2015）。另一些人则认为，现在是护士来领导医疗改革的时候了（Mason，Jones，Roy，Sullivan，& Wood，2015）。有些研究表明，护士实际上能够而且确实改进了他们的领导力，以应对新的挑战（Pittman & Forrest，2015），见方框 5-1。

方框 5-1 护士在当今和未来的医疗卫生系统中的作用不断变化

本研究的目的是探讨先锋责任护理组织（accountable care organizations，ACOs）的领导者如何建议注册护士的角色做出必要的改变以降低医疗成本。这项研究的结果来自最初的 32 家责任护理组织中的 18 位护士长的访谈，报告了注册护士角色的 8 种类型的变化：

- 角色的增强
- 替换
- 授权
- 服务的再分配
- 跨场景调配护士
- 跨场景使用联络护士
- 急症护理与初级医疗卫生护士合作以协调患者的护理工作
- 护士数量的增加

这些结果表明，在医疗领域需要广泛的变革，这需要护理领导者对其组织内的护士持续关注并支持他们的成长。

文献引用：Pittman, P., & Forrest, E. (2015). The changing roles of registered nurses in Pioneer Accountable Care Organizations. Nursing Outlook，63(5)，554-565. doi：10.1016/j.outlook.2015.05.008

然而，另一些人则认为，最好的领导力只能来自商业模式。未来几十年的成功只能来自一个了解彼此价值观、理论和方法的领导者群体，最终创造真正的跨专业的领导力。事实是，我们都在这样的群体中，你将成为这些领导者中的领导者。

正式和非正式网络

通常假设的领导环境是正式的组织，有区域、部门、职位、工作描述和任务。入职和晋升通常通过证书、资格、功绩或资历来确认。领导和其他人员都是有特定头衔的员工，职位越高，领导的权威就越大。具有组织范围影响的决策通常是由那些处于权威地位的人做出的，而且人们认为在做出这些决策时，每个领导者都代表了他或她的支持者。

但是，每个组织也有一个非正式的网络，为任何决策如何产生影响提供真实情境。非正式结构是在正式背景下发展的社会结构的延伸。它包括具有个人条件、目标和动机的个人，以及自发出现的小型团体和有组织的单位，有自己的活动和目标。领导者往往在非正式情境中凭借其魅力、个人品质和影响他人的能力脱颖而出。对非正式领导情境保持敏感和支持，认可和仿效他人的影响和兴趣，关心他人的目标及沟通方式，是正式领导者的明智举措。非正式领导者通过强大的沟通渠道和人际关系来帮助或战胜他人。

在复杂的适应性系统环境中，或者仅仅是在任何社区中，大多数人都愿意注意、冒险、帮助和领导。事实上，世界上许多伟大的运动都归因于某个人注意到了他人的需要，坚持不懈地解决问题，寻求他人的帮助，而不是放弃。这正是莉莲·沃尔德(Lillian Wald)创立公共卫生护理的方式，也是洛蕾塔·福特(Loretta Ford)"发明"开业护士角色的方式，也是你将如何有所作为的方式。这并不容易，但确实有效：一个人发现事由使其精疲力竭；其他人关注而加入了。这样，运动就形成了，世界就改变了，但这不仅仅是个人在发挥作用。个人拥护者让其他人参与进来，发出他们的声音，形成所需的变革，并制定解决差距的举措。任何角色上的创新，如临床型护理博士(DNP)，都需要各团体(即学院、实践的领导者)之间的合作，以扩展新学位并创建职位(Ayob，Teasdale，& Fagan，2016)。

学术-实践伙伴关系：专业内部的网络

医疗卫生领域的一个特殊而重要的合作模式是学术-实践伙伴关系(Beal et al.，2012；Broome，Everett，& Wocial，2014)。成功有很多种类型和程度。在这些合作关系中，最常见的学术-实践合作关系是护理学院和临床机构之间的合作。这些伙伴关系可能包括创新举措，如专门的教学单元(Jeffries et al.，2013；Warner & Burton，2009)，扩大教育招生能力(Clark & Allison-Jones，2011)，改进临床教学(Mulready-Shick，Kafel，Banister，& Mylott，2009)，或临床人员招聘(Clark & Allison-Jones，2011)。然而，这种成功的伙伴关系似乎落在了连续体的一端；许多护理学院(与临床机构)是分开存在的，缺乏与卫生系统的临床护理部门强有力的连接。

有效的护理伙伴关系包含了各种不同的模式。它们可能包括联合任命职位

(Broome et al.，2014)、共同的实施科学和循证实践（evidonce-based practice，EBP）项目（Stetler，Ritchie，Rycroft-Malone，Schultz，& Charns，2009）或原创研究合作（Granger et al.，2012）。Beal 等人（2012，p.333）为学术-实践伙伴关系提出了以下指导原则：

- 建立并维持学术界和实践之间的合作关系。
- 相互尊重和信任是学术-实践伙伴关系的基石。
- 合作伙伴之间通过各种机制共享知识。
- 合作伙伴共同承诺，最大程度地发挥（护士）的潜力，使其在各自的执业范围内达到最高水平。
- 合作伙伴共同承诺共同努力，确定一个针对学生和应届毕业生的物有所值且可持续的循证过渡项目。

麦克菲（MacPhee）（2009）提出了这种伙伴关系的逻辑模型。该模型概述了包括伙伴关系倡导者、和谐的理念、共同的愿景、主要利益相关者的承诺、正式协议、共同的目标和责任，以及专用的时间和资源在内的投入。活动包括公开的、持续的沟通；共同决策；共享职业发展。产出包括共同和谐的行动和战略规划。成果包括有成效的短期行动计划或战术目标和长期战略目标的成功完成。

成功的学术-临床伙伴关系将关键的利益相关者聚集在一起，创建一个加强每个组织的使命和文化、致力于有效协作沟通和共享决策的共同愿景。这需要不同寻常的相互领导、模范的合作，以及教职工、学生和所有其他成员之间的共同愿景。此外，它需要每个合作伙伴提供持续的人力和财政资源，并承诺持续关注支持临床和学院努力工作的成果。

从长远来看，结果相较人际关系是次要的。即由于激励和满足关系的存在，参与的人员将继续与其合作伙伴进行重要的工作和项目（Broome et al.，2014）。一些案例介绍了一些成功的伙伴关系，例如，涉及直接护理的护士循证和研究项目数量的增加、获得学士学位的护士数量的增加，以及参与教授学生专业领域的临床医生数量的增加（Broome et al.，2014；Granger et al.，2012；Jeffries et al.，2013；Stetler et al.，2009）。

美国护理院校协会（American Association of Colleges of Nursing，AACN）于2016 年领导了一项倡议，旨在激励许多学术-实践伙伴关系更上一层楼。这项被称为"推进医疗卫生变革：学术护理的新时代"的倡议是基于对医疗卫生行业学术护理现状的长达一年的评估，包括实践中的领导者们如何与院长和教职员工合作促进健康。该报告包括更全面地整合护理教育、研究和实践的建议，并侧重于如何在学术和实践环境中实现范式的转变，以创造改变并最终实现变革。AACN 领导委员会报告了该项目的以下成就（Sebastian et al.，2018）：

● 明确了学术护理助力医疗卫生创新的方式。

● 探索了领导技能，护理院校院长必须能够证明与临床护理伙伴、其他卫生专业人员和临床服务领导者、学术管理者和社区人员等合作，以推进他们的目标。

● 建议了如何通过改变管理结构和政策举措来推进变革。

这项引领性的工作将需要数年的时间来完成，并且需要建立能够促进实现共同目标和战略的框架（见图 5-1，ERA 报告）。这需要双方的高层领导者设定目标共同努力，"实时协作"，分享他们的荣誉，并鼓励他们各自机构内的人员加入合作伙伴关系，以推进他们自己的职业目标（Everett，2016）。

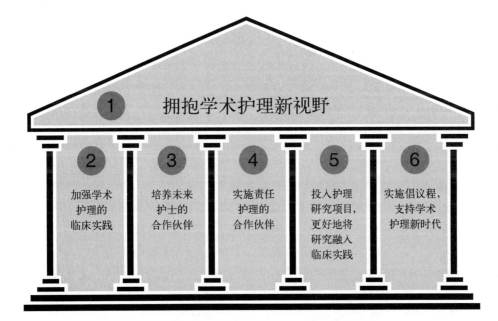

图 5-1　美国护理院校协会(AACN)建议建立牢固的伙伴关系

图片来源：American Association of Colleges of Nursing. （2016）. Advancing healthcare transformation：A new era for academic nursing. Washington DC：Author，p.19 (Figure 4).

非正式网络

作为领导者，你有很多机会建立各种非正式的关系网。有些会为你的工作提供丰富的支持，有些会帮你解决问题或发挥新的主动性，有些会让你的创造性努力达到新的高度。

一种有效的、支持性的非正式网络是"实践社团"模式。这种自我组织的社区，通常由更大的组织提供技术支持，是人们因为在特定领域的共同兴趣而聚集在一起的网络。这些社团通常是通过远程媒体形成，分享故事、资源、技能和解决问题的信息，强化信息，分享经验，协作，并绘制该领域的知识图谱。实践社团中有跨学科实践者、政府团体、教育团体和社会团体的成员。

在网络的背景下，人们很少讨论进入和维持网络的成本。有时，建立人际关系的努力是随机的，其假设是：参与者越多越好，每个人参与得越多越好。参与网络需要成员花费时间和精力进行沟通、会议和其他个人贡献，有时也会降低绩效或质量。克罗思（Cross），格雷（Grey），坎宁安（Cunningham），肖沃斯（Showers），托马斯（Thomas）（2010）以及本顿（Benton），佩雷斯-拉亚（Perez-Raya），费尔南德斯-弗尔南德斯（Fernandez-Fernandez），冈萨雷斯-华尔多（Gonzalez-Juardo）（2014）描述了如何使用网络分析（例如，确定人与人之间的关联有哪些，他们之间的影响是什么）来获取策略观点，并从网络中明确具体目标，采取哪些模式和连接级别最能达到这些目标，以及如何制定确保有效网络安全的举措等，这些还需要更多的关于护理网络中如何进行沟通的研究来探索。

网络的正式概念在 30～40 年前就出现了。关于新兴社团创建的新技术和新观点将继续改变对网络的传统看法。未来的领导者将面对一个充满选择、人际关系的新世界，以及维系跨学科、跨语言、跨术语、跨文化、跨地域网络的新手段。它将需要新的思维方式和联系方式，并将改变我们所知的领导方式。

反思性问题

如果你在课堂或工作环境中，请与他人以小组的形式回顾和讨论贝亚尔（Beal）等人（2012）概述的指导原则、"印第安纳大学护士学习合作"的概念模式和成果，以及 AACN 网站上的"学术-实践合作"工具（http://www.aacn.nche.edu/leadinginitiatives/academic-practice-partnerships/tool-kit）。

1. 如果你创建了一个合作团队，每个团队中的成员都是谁？为了实现团队目标，你会采取哪些关键的步骤？
2. 你认为你将面临哪些障碍，你将如何着手解决这些障碍？
3. 你们的合作可能关注的一些共同成果是什么？
4. 你需要哪些资源来发展和维持这种合作关系？
5. 你会用什么标准来评估合作的有效性？
6. 作为一个领导者，这样的合作关系将如何帮助你建立一个专业的人际网络？在这两种环境下（课堂或工作环境），这种合作是如何形成你的正式的领导结构和网络的？

非正式的网络也是参与专业的社团组织的一个重要好处。作为领导者，你的角色不仅仅是交会费和参加会议。在委员会中任职，或者只是花时间去认识同事、与他们合作，都可助力你的前景和成就。

非正式的社交网络通常是通过专业协会建立起来的。会员可以参加他们的全国性会议,并介绍他们目前的研究、实践项目、教育策略等。另一个与来自不同地区、机构和背景的同事建立人际网络的重要方法是加入一些专业协会的委员会。所有协会都需要志愿者成员来为常见的实践问题制定新的指南,评估为哪些团体提供基金支持,建立领导该组织的理事会等。还有许多实践社团,例如,美国公共卫生协会的公共卫生护理组,在那里护士们为他们护理相关的领域"一起思考"。另一个例子是在开业护士协会中的专科群体(如家庭护理、老年学、成人学、儿科)可以加入专科实践团体(社团),通过在线论坛支持讨论、文档共享和网络交流。每个成员还可以访问所有专业的资源,如搭建业务、实践管理、管理信息技术需求等。

参与各种各样的网络活动可以丰富你的工作,并且在领导他人应对变化的过程中也很重要。当你在网络中的同事之间进行协作和分享时,整个专业团体就能更好地应对变化带来的挑战。

跨专业合作

大多数专业人员,尤其是医疗卫生领域的专业人员,都接受过教育并在强大的专业理论和框架基础上融入专业知识体系。他们获得执照,并受到严格的专业执业管辖。走出舒适和习惯的专业领域来一起工作,对这些训练有素的专业人员来说是一个令人印象深刻的挑战。这样的工作需要对其他理论基础以及认知和思考方式的敏感性,需要学习新的语言和技能。跨专业合作需要专业逻辑的重大改变,采用新的范式,并在新的社会环境中工作(D'Amour, Ferrada-Videla, Rodriguez, & Beaulieu, 2005)。

D'阿穆尔(D'Amour)等人(2005)回顾了跨专业合作的实证报告中的概念和理论框架。这种合作被描述为一个动态的、交互的、不断发展的过程。过程步骤可能包括在决策、共享计划、干预、超越专业或规则界限中的谈判和妥协。他们确定了① 协作;② 伙伴关系;③ 相互依赖;④ 权威和⑤ 团队这五个主要概念。他们发现了在协作定义中最常提到的几个概念:共享、伙伴关系、相互依赖和权威。此外,他们还明确了共享概念作为合作结构的几种用途,包括共享责任、决策、医疗卫生理念、价值、数据以及规划和干预。

伙伴关系的特征是一种真实、建设性的、开放和诚实的同僚关系,能够关注到他人的贡献和观点、共同目标和具体成果的意识和价值。相互依赖意味着彼此之间的依赖性。权威的概念被认为是在权力关系中共享和对称的,其特征是赋予各方权力。D'阿穆尔等人(2005)也确定了团队环境中的各种术语。此模式在临床护理的共享决策相关实践中验证了临床效用(Legare et al., 2011)。利益相关者建议将患者置于模式的中心,明确预期结果并认识到环境和团队成员的情绪对模式效用的影响是很重要的。

成功的跨专业合作的障碍包括沟通不畅;缺乏对其他职业角色、观点和语言的了解;很少了解何时和向谁转诊特定的患者问题;对成功团队运作的培训的需要;以及需要改善患者结局的证据(Moaveni，Nasmith，& Oandasan，2008)。其他挑战包括团队成员之间的权力差异、合作所需的时间以及支持合作的资源不足等(Legare et al.，2011)。

最近,跨专业教育(interprofessional education，IPE)、跨专业实践和跨专业合作的概念在卫生专业的文件、标准、能力和白皮书中得到了强调。2011 年,护理、对抗医学、药学、骨科学、公共卫生和牙科学等专业协会发布了《跨专业合作实践核心能力》(Interprofessional Education Collaborative Expert Panel，2016),其中描述了四个能力领域:跨专业实践的价值与伦理、角色和职责、跨专业沟通、团队和团队合作。

每一个能力领域都包含 8～11 个亚能力,这些亚能力体现了尊重、责任、沟通和团队合作的关键核心价值,为患者和家庭塑造了高质量的护理(表 5-1)。

尽管呼吁采取跨专业的方法来解决美国医疗卫生的许多危机的呼声几乎比其他都要高,但回应寥寥。许多国家组织和委员会已正式授权跨学科合作,将其作为改善未来医疗的主要希望之一。医疗卫生如今已经变得非常复杂,任何单个组织在没有跨组织或跨学科合作的情况下都无法只依赖自己的专职员工(Interprofessional Education Collaborative，2016，2018)。

表 5-1 跨专业合作实践能力领域

能力	领　域	亚　能　力
1	跨专业实践的价值与伦理	VE1：将患者和人群的利益置于跨专业医疗卫生服务的中心 VE3：接受患者、人群和医疗团队的文化多样性和个体差异 VE9：与患者、家属和其他团队成员保持诚实和正直的关系
2	角色和职责	RR3：聘请不同的医疗卫生专业人员,补充专业知识和相关资源,以制定满足患者具体护理需求的策略 RR6：与团队成员沟通,以明确在执行治疗计划或公共卫生干预时每个成员的责任 RR8：致力于持续的专业和跨专业发展,提高团队绩效
3	跨专业沟通	IC2：与患者、家属和医疗团队成员交流信息时,尽可能使用易理解的语言,避免使用专业术语 IC4：积极倾听,鼓励团队其他成员交流想法和意见 IC6：在遇到困难、重要的谈话或专业冲突时,适当使用礼貌用语

续　表

能力	领　域	亚　能　力
4	团队和团队合作	TT4：适合于特定的护理情况：结合其他专业的知识和经验，提供护理决策信息，同时尊重患者的价值观，选择偏好的照护方式 TT7：与患者、其他专业和团体分享预防和保健相关的责任 TT8：反思个人和团队的行为，以提高个人及团队的表现

文献来源：Interprofessional Education Collaborative Expert Panel.（2016）. Core competencies for interprofessional collaborative practice：Report of an expert panel. Washington，DC：Interprofessional Education Collaborative.

　　虽然每个学科能够区分其对患者照护贡献的具体范畴，但每个小组成员必须了解自己的独特贡献，并尊重其他成员的独有知识和技能。没有一个人会被视为一贯的领导者；相反，根据患者或组织的情况，团队领导也会变化。在医疗领域的跨专业合作最好是在各专业教育准备的基础上加以促进。在团队里可以形成个人对所有卫生专业的理解并学习到尊重和价值。尽管目前正在进行一些大胆的尝试，但真正的整体合作还没有普及。蒂博（Thibault）（2010）概述了开展广义的跨专业教育（IPE）的障碍：

- 文化障碍：每个专业都拥有强大的价值体系。
- 结构障碍：不同的课程表和上课地点（在教育准备度方面）。
- 教职人员障碍：对于跨专业教育的合作不适应且不能获得回报。
- 时间障碍：为跨专业互动建立理想的发展时间（例如，一年级医科学生和一年级护理学生的专业预备阶段关键发展时间点是否相匹配）。
- 非核心性：利用业余时间的选修体验机会（许多尝试过跨专业合作课程的小组只提供选修性课程体验，需要学生付出除必修课程以外的时间来学习）。
- 不可持续性：大多数跨专业教育项目都是依赖有限或临时资源的短期示范项目。
- 缺乏高层领导：通常是由一两个教职员工的热情所发起。
- 不对称性：尚未得到所有参与专业的同等支持。

　　尽管跨专业准备存在障碍，但仍有一些有希望的举措支持医学和护理之间的这种合作。科罗拉多大学和亚利桑那州立大学的 IPE 模式是两个很有前景的例子。在科罗拉多大学（Center for Interprofessional Planning and Education，2019），所有卫生专业的学生都在一起，然后在他们的教育年限中分享与生物伦理学、质量和患者安全，以及模拟患者照护场景相关的教育经验。亚利桑那州立大学（推进跨专业实践教育研究中心，2019 年）护理和社会工作学院，以及亚利桑那大学凤凰城医学院和药学院,为来自这些学科的学生开发了初级护理课程和基于团队的护理临床实习,这些学生在城市和周围地区的诊所作为团队工作。

此外,许多临床型博士(DNP)项目促进跨专业合作,将其作为准备工作的核心组成部分。这些项目为各种专业的日常医疗合作保证了光明的前景。有效的合作不仅在个人和专业上让参与者满意,而且有助于对患者和客户采取整体统一的方法,促进更快的内部决策,通过共享资源降低成本,并促进创新(National Center for Interprofessional Practice and Education,2015)。

成功的合作对领导者来说尤其有益,因为他们能够在日常工作环境之外与新朋友、新观点和新的支持者一起工作。我们刚刚开始了解跨专业合作对实际患者结局的现实价值(Reeves, Perrier, Goldman, Freeth, & Zwarenstein, 2013)。未来的领导者有责任发展协作和共享决策的工作模式。一项对 IPE 研究的系统综述描述了跨专业实践模式对糖尿病患者结局、急诊患者满意度的积极影响,以及对急诊室和手术室临床错误率的降低的影响(Reeves et al.,2013)。

当你进入一个新的领导角色时,无论环境如何,努力与组织之外的领导者联系并确保合作项目对职业友谊和同事关系产生持久的、有创造性的贡献,并且重新焕发活力和洞察力。这样的个人获益也会转化为对患者和社区的有效服务。

沟通

有效的人际网络离不开有效的沟通和决策。沟通和决策是每一堂领导力课上讨论的技能,也是每一本领导力书中描述的技能。关于这些问题的理论在商业管理和医疗卫生领导领域比比皆是。他们会提供很好的建议,有帮助的专家见解和来自研究的大量证据,但不能确切地告诉你什么最适合你、你的风格,或你的处境。一个经常听到的组织领导原则是"一切都跟人有关"——我们还要补充一句,"一切都与那些人沟通,沟通,再沟通有关。"在你的整个职业生涯中,你会学到关于沟通、如何处理冲突以及如何做出更好的决策的经验教训,所以你必须分享自己的经验教训,在这过程中,你可以了解到什么对其他人是有帮助的。

通过沟通来建立关系,提高效率。交流是人类生活中为数不多的重要事情之一。人们必须在身体上、情感上、智力上和精神上相互联系。这和呼吸一样必要,但要复杂得多(Yoder-Wise,2014)。我们都知道有一个信息发送者和一个信息接收者,但影响实际沟通的因素有很多。当两个人互动时,每个人都会自带透镜,包括态度、假设、意图、信仰、情绪状态、身体状况、历史、文化和经历等,所有这些都会影响沟通的性质或质量。

口头和书面交流对有抱负的领导者来说既是交易的撮合者又是破坏者。掌握所有形式的沟通，包括非语言沟通，会让你表现自己的方式变得完全不同。人们在接受你的信息之前就会注意到你这里的信息外围。有效沟通的关键是自我认知和对他人需求的敏感性。

沟通是关于传播观点、想法、感受和经历的（McBride，2020）。领导者通过言语、文字、行为、肢体语言，甚至是沉默进行沟通。有效的沟通始于了解自己的风格，了解别人如何回应你。例如，在考虑言语交流时，要意识到别人会对你的语调、音量、用词、种族或地区口音做出反应，而不是考虑你的肢体语言或面部表情。当你渴望成为最高级别的领导者时，最重要的是检查自己的语言沟通风格（展示框 5-1）。

展示框 5-1　语言沟通能力自我评估

不该做的事

- 你是否过度使用专业术语？首字母缩略词经常被用作实践的捷径使用，但事实上可能不是每个人都能理解，比如"跨专业教育（IPE）"或"医疗卫生组织认证联合委员会（JCAHO）"。
- 你会使用口语化的短语，比如"my docs（我的医生）"或"the folks in housekeeping（家政人员）"吗？
- 你的风格是太随意还是太迂腐？
- 你的声音是否刺耳、唠叨或令人生畏？
- 你是不是说得太快了？
- 大多数句子结尾都用问号吗？
- 你是否经常在别人没问你的时候给出建议？

可以做的事

- 当你在走廊里遇到别人时，你会微笑问候别人吗？
- 你说话时有眼神交流吗？
- 你会停下来听别人的解释吗？
- 你会点头表示理解吗？
- 你会要求澄清问题吗？

积极倾听是成功沟通最有效的工具之一。事实上，听往往比说更重要、更有效。许多问题都可以简单地通过倾听来解决。成功的倾听只需要人们感受到有人在倾听。在当今这个易受干扰的世界里，集中你的全部注意力来倾听他人的声音，是一件珍贵的礼物。积极倾听尤其重要。约德-怀斯（Yoder-Wise）（2014）概述了积极倾听的特点。他们指出，这样做的目的是让说话者确信他或她被听到了，音调或情感的强度被听到和理解了，并且可以安全的继续下去。作为一个积极的倾听者，应该用一种

真诚的、有同理心的方式，解释信息的内容和语气，并把它们反馈给说话者。有时候，简单地反馈对方的话是很有帮助的，但必须是你真正感兴趣的。如果你只是在练习一种沟通技巧，不但不会有帮助，而且会给人一种近乎嘲笑的感觉。

会议管理：通过沟通来完成工作

倾听之后，说话是领导风格最重要的标志。领导者最常见的沟通方式之一是"会议"。当我（米歇尔）从教工职位转到行政职位时，第一个、最大也是最令人痛苦的震惊是会议的数量之多。然后我开始记录会议的长度。我发现如果你把一个会议设置为 2 小时，那么这个会将需要 2 小时 5 分钟。如果将会议设置为 1 小时，则需要 1 小时 5 分钟。我们会议的传统是安排在 2 小时以内。我发现每个小组、委员会和工作组的每次会议都需要整整 2 小时 5 分钟。我将会议时间表更改为 1 小时，猜猜会怎么样？工作还是完成了，而且我们每个会议日还减少了 2 小时。

现在，这并不是说工作可以在 1 小时或 15 分钟的会议中完成。但不知道时间的界限，我们只是填满了分配的时间空间。在许多情况下举行面对面的会议是很重要的，而且通常是首选，但是想想这次会议的目的和要完成的任务，沟通必须清晰、公平，并促成所有人发表意见。下面的会议管理策略可以帮助你以最有效的方式实现自己的目标（以及其他人的目标）。

- 安排会议议程时，不仅要考虑你的议程，还要考虑小组每个成员的议程。会议应该以小组会议的形式，或者非常重要的信息只能由领导者亲自传达。
- 在每个议程项目旁边设定时间（例如，3:00～3:15）。一开始，很难衡量哪些项目会花费比较多的时间，哪些项目会花费比较少的时间，但在几次小组会议后，就会变得容易些。
- 会议对于培养团队精神和归属感也很重要。因此，让每一位会员签到、欢迎新会员、感谢那些离开人士的成就等都是很好的方式。这将是会议开始时几分钟的重要投资。

会议结束后应适当使用其他沟通方式，如电子邮件，以方便分享会议结果。使用精简的三栏格式总结每次会议的要点（第 1 列：讨论的主题；第 2 列：讨论内容的主要区域；第 3 列：跟进的责任归属），这样可以提高工作繁忙的人阅读它们的可能性，并为下一个议程提供项目列表。如果任何具有复杂情况的项目需要在小组面前做出决定时，最好是提出问题或挑战的这个人提前准备一份一页的文件，概述① 问题的范围和背景；② 两三个建议的解决办法；③ 可用资源（例如，建议重新分配或获得新资源），包括人员、时间、人才、资金或这些资源的组合；④ 如何评估策略能否成功；

⑤ 何时进行评估。这种方法可以让小组成员前提准备给出他们最好的建议，即使文件是在会议前一天收到的。根据我(布鲁姆)的经验，那些准备文件的人在完成问题的书面描述后决定不提出问题也是很常见的。简单地准备提出这个问题可以帮助他们意识到他们有权力执行其中一个提议的策略，而不需要团队中的每个人参与。

沟通：作为说服力的口头表达

向一大群人(通常是强大的群体)做演讲通常令人紧张。一些专家给出了一些有用的策略，当你向一群人做报告时可以考虑(方框 5 - 2)：

- 熟悉你的主题，并准备好帮助观众能够理解使用的术语(McBride，2020)。
- 确保你的开场白是有力的。吸引注意力，引起大家的兴趣。你可能会以一些与主题相关的引人注目的信息开始，以观众的经历或潜在经历为基础(Sue，2001)。
- 陈述你的观点并用证据、事实和例子来支持它。数据的重要性无论怎么强调都不过分，但它们的纳入必须能够让观众信服你的观点(例如，"我们必须增加这一患者亚群中高级实践护士的数量来管理他们的护理")(McBride，2020)。
- 可以使用视觉信息，但必须是有力的信息。不要依赖你的幻灯片来做陈述。记住，它只是一个有几个单词或要点的蓝色屏幕，你必须表达出你的信息(Capes，2015；Sue，2001)。
- 可以每 6~8 分钟重新吸引你的观众。讲一个相关的故事，分享一个令人惊讶的数据，或者让小组成员与你一起做些什么。
- 可以使用笔记，但不要背诵或朗读你的演讲稿(Capes，2015；Sue，2001)。
- 尽早制定问题和答案的处理规则。是公开讨论的形式？还是你希望被提问的信息交流？或是只在最后回答问题(Sue，2001)？
- 如果这不是一次正式的演讲，请在不中断的情况下至少排练 4 次你要说的内容，尤其是当消息是一个惊喜或坏消息时。制定一个大纲，只保留你能记住的要点(对我们来说，只有 3~5 个条目)，并记住它们(McBride，2020；Sue，2001)。
- 在你演讲前检查一下环境。确保你考虑了尽可能多的环境因素。安排好房间、椅子、温度、杂物、设备、水和食物。消除干扰和阻碍你传达信息的一切障碍(Sue，2001)。

> **方框 5-2　准备你的故事**
>
> 　　作为一名领导者，你必须非常了解公司的故事，以至于在任何时候你能渴望充满激情地讲述它。有目的地准备一个故事时刻。
>
> 准备好你的"电梯时刻"，一个 30 秒的故事版本。当有人问你是做什么的时候，你可以将准备的故事中每一个引人注目的亮点，清晰地讲述出去。
>
> 准备好介绍自己的 5 分钟故事，尤其是当你被叫到讲台上或围着桌子介绍自己的时候。
>
> 当你被邀请参加合适的会议时，利用机会讲述你的故事，然后站起来准备分享。不要将 30 秒的时刻与更长的时刻混淆，千万不要致辞时间过长。最重要的是，记住你的故事不是关于你自己的，而是关于你有机会领导的伟大组织。

质量改进项目结果的传播

　　无论是在工作场所还是作为教育项目的一部分，宣传项目是分享信息和证据以改善临床实践的最后一步。常用的传播方式之一是海报展示。然而，这往往是由护士进行的任何项目中最艰巨的方面之一。

　　有多种资源可以帮助指导想要展示项目结果的新手，包括展示多少内容、如何组织内容以及如何使海报在视觉上吸引读者。每张海报都应包括以下组成部分：

- 背景：为什么项目（倡议）的主题是一个问题？这张展示应该将项目置于机构之外的更大范围内，还应该包括一些与本土上下文相关的信息。
- 证据：有哪些证据支持需要解决已明确的差距并改变流程以提高安全性、结局质量、效率、成本等？
- 创新：开发了哪些来解决差距或问题的举措？与证据有何关联？
- 程序：做了什么，和谁一起做，时间线是什么，如何收集信息来评估做了什么？
- 评估：使用什么评估计划来评估结局的变化？收集了哪些数据？由谁收集的？使用了什么方法？
- 讨论：项目的结论有哪些？这些发现如何应用到临床实践？将来，寻求做出类似改变的其他人应该考虑做什么？

书面沟通

　　除了听和说，书面沟通是你作为领导者最重要的工具（McBride，2020）。领导者每天都需要写作。首先，你必须决定哪种形式的书面交流最合适：电子邮件、正式的备忘录、信件或公开公告。甚至在做出这个决定之前，你必须决定成为一名优秀的撰写者。这意味着你必须练习，得到帮助。没有什么比糟糕的写作更能迅速击败你的领导能力了。参考模型并收集"模板"作为文件的模型，如推荐信、执行摘要、提案或你定期撰写的其他通信文件（见方框 5-3）。

方框 5-3　医疗卫生中的有效沟通

线上资源：

Nurse, Author, & Editor. http://naepub.com（no cost for access）. A resource for writing and short articles related to various topics in publishing your work.

McNamara, C.（2018）. "Guidelines to Conducting Effective Meetings." Free Management Library. http://ManagementHelp.org

TED 演讲：

Dishman, E. "Health Care Should Be a Team Sport"（16 minutes）. March 2013.

Stenge, Ilona. "The Role of Emotions in Science and Research"（11 minutes）. December 2017.

博客：

"How to Use Social Media in Healthcare: A Guide for Health Professionals." February 2019. www.hootsuite.com

---

确定书写目的。你是否需要说服、获取信息、澄清、激励、解决问题、提出建议或化解危机？不管你写什么，一定要列一个提纲。它有助于阐明你的目的，为你的信息提供结构。

关于发短信作为职业交流的注意事项——不要发短信。短信对于简单的纯信息偶尔可能有帮助，比如确认约会的时间。但是一般来说，发短信是私人的、非正式的交流。如果你试图在重要的正式对话中使用它，不管它看起来多么方便，都有很大的误解风险。把它留给个人和家庭沟通吧。在作为领导者的所有沟通中，你的目标是设定一个专业标准。

即使在你成为各个方面沟通专家后，一些难题也可能会爆发出来考验你所有的最好技能。在这种情况下，让自己站在旁观者的角度，检查一下自己的沟通技巧是很有帮助的。你可能需要修订你的风格，注意不要陷入一种不合适或无效的风格。

撰写发表的文章

我们大多数人都依赖阅读期刊文章，这些文章报道了各种各样的主题：实践指南、研究、质量改进计划。其他人的经验和证据帮助我们思考他们所做的和所评估的如何能够用于支持我们自己组织的变革。对知识的探寻应直到他人可了解研究结果、建议和"吸取的教训"才结束。

领导者应负责以各种形式传播他们自己的项目，例如前面叙述的海报展示。学习通过写作来沟通过程和结果是强大领导力的内在要求。大多数专业人士发现，首先制作项目海报或演示文稿，然后在准备文章时使用大部分相同的内容，这样做不那么令人紧张。撰写手稿时的另一个宝贵资源是查看网站（www.eqator-network.org）上适合的出版指南。此网站包含各种健康相关研究项目的指南，包括随机对照试验（CONSORT）和质量改进项目（SQUIRE）指南。还有一些其他的指导方针来帮助作者决定在他们项目的任何报告中必须包含哪些关键信息。

那么如何开始呢？想做就做！

- 在开始之前查看作者指南，然后找一位有经验并参与项目的合著者（除非你自己构思、实施、评估，这一切都由你自己完成）。
- 选择一两个你认为能吸引对你的工作感兴趣的读者的专业期刊。查阅已经发表的关于类似主题的2～3篇论文（例如，质量改进、如何对待患者）。
- 使用所选期刊中可接受的副标题制定论文的详细大纲。
- 召开合著者会议并讨论大纲和作者顺序。把各个部分分开，这样每个人都可以写一些东西。设定各自部分交稿截止日期（假设你是第一作者）。
- 论文各个部分返给第一作者后，按原大纲排序阅读，反复阅读。
- 然后编写、修改、重写。再把它放在一边，重新看一遍，然后修改。写作和重写有助于理清你的思路。
- 当你阅读这篇论文时，要注意以下几点：背景是否足以解释为什么要进行这项研究？过程部分是否阐述清楚了你的团队做了什么、对谁做、出于什么原因？观点表述是否流畅？哪些地方没有得到很好的解释？哪些被忽略了？讨论的要点是否清晰和有新意？
- 为团队成员撰写的部分进行跟踪修改，给予评论。再面对面地把论文浏览一遍，看看其他人是怎么想的，想怎么做。
- 一旦他们的修改完成，由第一作者润色稿件，然后将其发送给其他人给予点评，再次润色，然后代表团队提交。在团队之外请一位评审专家阅读并给出建议通常是很有帮助的。

现在，大多数期刊都是通过网站来投稿。预计收到拒稿或修改的决定将需要几个月的时间。谨慎选择信誉良好的期刊（Oermann et al.，2018），而不是承诺无须同行评审即可快速发表的期刊（也称为掠夺性期刊）。向有出版经验的人询问你想在哪些期刊上发表，大多数专业协会有出版自己的期刊，也可以借鉴你参考的文献。这个过程确实需要时间和精力，但是任何作者都会告诉你，当看到你的论文发表时,知道你为该学科做出了贡献,这一切都是值得的。有关行动中的领导力,请参见方框 5 - 4。

方框 5 - 4 行动中的领导力：跨专业沟通和决策

萨拉·W.(Sarah W.),RN,DNP,癌症中心随访诊所健康专业团队的领导者,实施了一项用于胃肠道实体肿瘤手术后的患者及其随访护理的新指南。这些患者出院后的饮食、药物治疗方案和更换敷料都很复杂。整个改进团队由项目组长萨拉,第三年肿瘤科住院医师医学博士第纳尔斯·W.(Denaris W.),药学博士乔恩·M.(Jon M.)和注册营养师杰达·K.(Jayda K.)组成。该指南实施了 6 个月,需要对住院和家庭护理人员进行大量培训,并在出院后的前 3 周内打电话给患者嘱其复诊。第纳尔斯和乔恩参与了指南的制定,而萨拉和杰达负责所有工作人员的培训,并监督对这些家庭的随访电话。萨拉与卫生系统数据分析团队合作,检验再入院、不良事件和家庭满意度的变化。现在,该小组正在计划召开一次审查结果和讨论传播计划的会议。

1. 第纳尔斯给萨拉发电子邮件,解释他如何必须在 3 个月后的安全会议海报展示中排在第一位,因为他必须在第三年完成一个质量改进项目。杰达还发送了一封电子邮件,说她应该是海报上的第一作者,因为她一直在培训员工和监督跟进电话。如果你是萨拉,你会如何准备会议?在会议之前,你会收集哪些背景信息与小组分享?你会从谁那里得到建议?为该会议制定议程。

2. 当小组开会并就海报和出版论文的名称顺序达成一致后,他们告诉萨拉她最了解这个项目,因此应该她来牵头起草海报和论文,即使她不是第一作者。你会使用什么沟通技巧让小组就分担准备工作的工作量达成共识?

分享新闻：你的故事和组织

分享坏消息的准备

用于发展书面沟通和向组织成员展示信息的讨论技能是需要培养的基本能力,尤其当组织因财务问题、社区灾难、内部悲剧或任何其他威胁组织及其成员福祉的突发事件而承受压力时。无论领导者准备得多么充分,追随者多么认真,或者组织看起来多么成功,在当今复杂的医疗卫生环境中,总有一天,事情仍旧会不可避免地变糟。无论这是一个不合理的错误,一次经济崩溃,一个令人失望的员工,还是一场痛苦的诉讼,领导者总会突然希望,她或他不曾是"负责"的那个人。

此类情况可能包括以下任何一种情况,范围从微观环境到宏观环境,例如当你必须进行负面绩效评估时;当你必须面对不公平待遇、欺骗、违反保密规定或缺乏承诺时;当你必须与虐待、有需求或不负责任的人打交道时;当你必须传达坏消息或分享艰难决定的结果时；当发生安全漏洞并且患者或员工处于危险之中时；当你必须说"不"时；或者当你必须克服巨大障碍（例如，信息混乱、破坏）以进行有效沟通时。有时你可能想知道，"我将如何渡过难关？"它可能是一个痛苦的公共问题，或者是一个诞生于一颗安静、伤痛的心的问题。它的来源可能是一个环境或一个人。

对于所有领导者来说，向员工、外部支持者和其他人传达同样的信息是非常重要的，俗称"在同一页上（on the same page）"。要做到这一点，管理层和负责与最接近医疗服务的员工沟通的中层管理者之间需要有一定的透明度。关键信息要点应该在任何危机期间共同制定和讨论，每个领导人都应该熟悉信息。否则，当员工提出尖锐的问题时，传达信息的人将无法提供真实的答案，即使答案是，"关于目前的情况，我们没有更多的信息了。"

在几乎每一个坏消息的情况下，最有效的方法是在适当的地方承认问题，尽可能透明，并确定未来的解决方案或适当地纠正。记住，更好的日子就在前面。从你的私人和专业同事那里获得支持。

分享好消息

然而，当你做了一件伟大的事情时，别人可能会从中学习或受益，不要认为你的工作会自动得到重视和认可。事实上，除非你以一种有效的方式讲述你的故事，否则它几乎不会被注意到。不管你的主动性如何，都要和那些可能会帮助你讲述故事的人建立关系。记得把你的同事也包括在内。考虑邀请你的组织的公共关系或公共传播官员（如果有的话），或者邀请当地的记者加入你的团队。邀请重要的政策制定者，如地方或州政府官员，他们可能会影响资源，将你的工作转化到更大的社区。不要忘记超越传统的交流方式，使用社交媒体工具来讲述你的故事。

当你在领导角色上取得进步时，将你与真正的患者联系起来的临床背景在组织的营销讨论中是无价的。你的故事基于真实的临床经验。作为组织中准 DNP 的领导者，你拥有一套独特的技能可以为当今医疗卫生系统的信息做出贡献——尤其是在传达护理专业如何有助于增加获取机会、降低成本和提高护理质量方面。海因里希斯（Heinrichs）（2009）描述了护理面貌的变化、开业护士（NP）被越来越多的人接受以及 DNP 的未来。他提出了具体的营销方法建议，让公众在不丧失对护士的积极印象下，不再局限于从属角色的文化和针对性别的刻板印象而去看待护士。其任务是把护士描绘成受过最高水平教育的治疗师。他断言，适当的营销可能会随着护士的成功而扩大他们的执业范围和影响，成为医疗改革中被认可和被重视的参与者。他提出，这种营销方法将树立护士在这种高级角色中的正面形象。护理领导者要擅于讲述独特而有价值的故事。

决策：组织领导力的艺术与科学

不管信息是什么，决策的性质及其在组织中的制定方式都是重中之重。有效或无效的决策可以"成就或破坏"信息，即使有最好的沟通。尽管决策是社会学中研究最多的主题之一，人们仍然在研究如何做出好的决策。坎贝尔（Campbell）、怀特黑德（Whitehead）和芬克尔斯坦（Finkelstein）（2009）从神经科学的角度研究了其他有能力的领导者做出的错误决策。他们证实，当面临需要做出决策的情况时，我们会根据早期的经验、判断和情绪模式做出假设并采取观点。因此，我们可能认为我们了解了基于历史或情感体验的模式，但实际上我们并不真正了解新情况。坎贝尔等人（2009）确定了以下 3 种曲解模式或"情绪标签"的"危险信号"：

1. 首先是不恰当的自身利益或利益冲突可在无意中影响判断和决定。举个例子，一位当地非营利机构董事会的领导者提出了一项卫生系统的提案，考虑资助一种新的旨在开展急诊患者居家照护的护理模式。如果这个卫生系统也是领导者工作的地方，那么他最好回避，或者让自己远离任何关于选择提案的最终决策，并告知他人其利益冲突。

2. 第二个危险信号是对人、地方或事物的扭曲依附。例如，领导者不愿意削减他直接参与的项目。在这种情况下，领导者必须特别开放地接受其他领导者的评估，同时提供有关单位历史和绩效的信息。在分享信息时，领导者应该尽可能客观地呈现信息。

3. 第三个危险信号是误导性（或选择性）记忆，这些记忆将我们的思维带向不恰当的方向，或者导致我们可能忽略或高估某种情况中的某些重要因素。例如，某个领导者依靠早期处理一组护士的冲突方面取得的成功，假设相同的策略可以成功地用于另一组急诊科医生，他们正在与卫生系统谈判要增加补偿。为了抵消这些潜在的缺陷，让另一个人参与决策是有帮助的。寻找一个全新的思路，一个不同的体验，邀请他们参与辩论和挑战。

解决这些对决策的潜在影响的另一种系统层面的方法是建立治理保障措施，例如批准决策的过程。这可以是董事会级别的决策，也可以是组织内部的决策。然而，哈亚西（Hayashi）和尤尔特（Ewert）（2006）指出了明智的领导者做出关键决策的本能和直觉技能的价值。我们都知道，领导者的经验、智慧和情感敏感性有助于做出明智的决定。一些情感背景和商业本能是必不可少的，尤其是在领导层的最高层。事实上，已发现更高水平的情商与更有效的领导决策有关（Hess & Bacigalupo，2011；Yip & C.t.，2013）。

许多日常的战术决策可以委托给他人。然而，在战略决策方面，这样可带来高风险。可能存在新颖性或模糊性，或者该决定可能代表财务或人力资源的重大变化或承诺。值得庆幸的是，大多数领导者很少做出生死攸关的战略决策，但做出战略决策的是领导者。此外，领导者并不会以做出决策而结束，无论这个决策有多么困难。在做出决策之后，领导者必须调动人员和资源，维持整个组织的动力，并在有时会出现分歧、怀疑者、抵抗者和那些不知如何回应的人的困境中航行。

作为领导者，专业关系和合作可能是你工作中最有成就感的领域之一。在非正式和正式的所有沟通领域中不断学习，可以丰富你的个人和职业生活。你知道，在与你所服务的对象相关的重要决策中，你并不孤单。

参考文献

American Association of Colleges of Nursing. （2015）. Academic-practice partnerships tool. Washington，DC：Author. Retrieved from https：//www. aacnnursing. org/Academic-Practice-Partnerships/Implementation-Tool-Kit

American Association of Colleges of Nursing. (2016). Advancing healthcare transformation：A new era for academic nursing. Washington DC：Author.

Ayob, N., Teasdale, S., & Fagan, K. (2016). How social innovation 'Came to Be'：Tracing the evolution of a contested concept. Journal of Social Policy, 45（4），635 – 653. doi：10.1017/S004727941600009X

Beal, J. A., Alt-White, A., Erickson, J., Everett, L. Q., Fleshner, I., Karshmer, J., ... Gale, S. (2012). Academic practice partnerships：A national dialogue. Journal of Professional Nursing, 28 (6), 327 – 332. doi：10.1016/j.profnurs.2012.09.001

Benton, D. C., Perez-Raya, F., Fernandez-Fernandez, M. P., & Gonzalez-Juardo, M. A. (2014). A systematic review of nurse-related social network analysis studies. International Nursing Review, 62(3), 321 – 339. doi：10.1111/inr.12161

Broome, M. E., Everett, L. Q., & Wocial, L. (2014). Innovation through partnership：Building leadership capacity in academe and practice. Nurse Leader, 12(6), 91 – 94. doi：10.1016/j. mnl. 2014.04.003

Campbell, A., Whitehead, J., & Finkelstein, S. （2009）. Why good leaders make bad decisions. Harvard Business Review, 878(2), 60 – 66, 100.

Capes, A. (2015). Giving effective presentations：5 ways to present your points with power，not just PowerPoint. Retrieved from https：//thinkscience. co. jp/en/articles/Effective-Presentations.html

Center for Advancing Interprofessional Practice, Education and Research. （2019）. CAIPER interprofessional by design. Retrieved from https：//ipe.asu.edu/

Center for Interprofessional Practice and Education. （2019）. Where tomorrow's breakthroughs happen today. University of Colorado, Anschutz Campus. Retrieved from https：//cuanschutz.edu

Clark, R., & Allison-Jones, L. （2011）. Investing in human capital：An academic-service partnership to address the nursing shortage. Nursing Education Perspectives, 32(1), 18 – 21. doi: 10.5480/1536 – 5026 – 32.1.18

Cross, R., Grey, P., Cunningham, S., Showers, M., & Thomas, R. (2010, Fall). How to make employees networks really work. MIT Sloan Management Review, 83 – 90. Retrieved from https://sloanreview. mit. edu/article/the-collaborative-organizationhow-to-make-employee-networks-really-work/

D'Amour, D., Ferrada-Videla, M., Rodriguez, L. S. M., & Beaulieu, M. (2005). The conceptual basis for interprofessional collaboration: Core concepts and theoretical frameworks. Journal of Interprofessional Care, 19(Suppl. 1), 116 – 131. doi: 10.1080/13561820500082529

Dietz, W. H., Solomon, L. S., Pronk, N., Ziegenhorn, S. K., Standish, M., Longjohn, M. M., ... Bradley, D. W. (2015). An integrated framework for the prevention and treatment of obesity and its related chronic diseases. Health Affairs, 34(9), 1456 – 1463. doi: 10.1377/hlthaff.2015.0371

Everett, L. (2016). Academic-practice partnerships: The interdependence between leadership and followership. Nursing Science Quarterly, 29(2), 168 – 172. doi: 10.1177/0894318416630106

Granger, B., Prvu-Bettger, J., Aucoin, J., Fuchs, M. A., Mitchell, P. H., Holditch-Davis, D., ... Gilliss, C. L. (2012). An academic-health service partnership in nursing: Lessons from the field. Journal of Nursing Scholarship, 44(1), 71 – 79. doi: 10.1111/j.1547 – 5069.2011.01432.x

Hayashi, A., & Ewert, A. (2006). Outdoor leaders' emotional intelligence and transformational leadership. Journal of Experiential Education, 28 (3), 222 – 242. doi: 10. 1177/105382590602800305

Heinrichs, J. (2009, October). Re-brand nurse. Southwest Airlines Spirit, 10, 44 – 50.

Hess, U. J. D., & Bacigalupo, A. C. (2011). Enhancing decisions and decision-making processes through the application of emotional intelligence skills. Management Decision, 49(5), 710 – 721. doi: 10.1108/00251741111130805

Interprofessional Education Collaborative Expert Panel. (2016). Core competencies for interprofessional collaborative practice: Report of an expert panel. Washington, DC: Interprofessional Education Collaborative.

Interprofessional Education Collaborative Expert Panel. (2018). Register today for free webinar on IPE for population health. Retrieved from https://www.ipecollaborative.org

Jeffries, P., Rose, L., Belcher, A., Dang, D., Hochuli, J., Fleischmann, D., ... Walrath, J. (2013). A clinical academic practice partnership: A clinical education redesign. Journal of Professional Nursing, 29(3), 128 – 136. doi: 10.1016/j.profnurs.2012.04.013

Legare, F., Stacey, D., Gagnon, S., Dunn, S., Pluye, P., Frosch, D., ... Graham, I. (2011). Validating a conceptual model for an interprofessional approach to shared decision making: A mixed methods study. Journal of Evaluation in Clinical Practice, 17(4), 554 – 564. doi: 10.1111/j.1365 – 2753.2010.01515.x

MacPhee, M. (2009). Developing a practice-academic partnership logic model. Nursing Outlook, 57(3), 143 – 147. doi: 10.1016/j.outlook.2008.08.003

Mason, D. J., Jones, D. A., Roy, C., Sullivan, C. G., & Wood, L. J. (2015). Commonalities of nurse-designed models of health care. Nursing Outlook, 63 (5), 540 – 553. doi: 10. 1016/j.outlook.2015.04.009

McBride, A. (2020). The growth and development of nurse leaders (2nd ed.). New York, NY: Springer Publishing Company.

Moaveni, A., Nasmith, L., & Oandasan, I. (2008). Building best practice in faculty development for interprofessional collaboration in primary care. Journal of Interprofessional Care, 22, 80 - 82. doi: 10.1080/13561820802028584

Mulready-Shick, J., Kafel, K. W., Banister, G., & Mylott, L. (2009). Enhancing quality and safety competency development at the unit level: An initial evaluation of student learning and clinical teaching on dedicated education units. Journal of Nursing Education, 48(12), 716 - 719. doi: 10.3928/01484834 - 20091113 - 11

National Center for Interprofessional Practice and Education. (2015). Informing, connecting, engaging, advancing. Retrieved from https://nexusipe.org/home

Oermann, M., Nicholl, L., Chinn, P., Ashton, K. Conklin, J. Edie, A., ... Williams, B. (2018). Quality of articles published in predatory nursing journals. Nursing Outlook, 66(1), 4 - 10. doi: 10.1016/j.outlook.2017.05.005

Pittman, P., & Forrest, E. (2015). The changing roles of registered nurses in Pioneer Accountable Care Organizations. Nursing Outlook, 63(5), 554 - 565. doi: 10.1016/j.outlook.2015.05.008

Reeves, S., Perrier L., Goldman J., Freeth D., & Zwarenstein M. (2013). Interprofessional education: Effects on professional practice and healthcare outcomes (update). Cochrane Database of Systematic Reviews, 28(3), CD002213. doi: 10.1002/14651858.CD002213.pub3

Sebastian, J., Breslin, E., Trautman, D., Cary, A., Rosseter, R., & Vladov, D. (2018). Leadership by collaboration: Nursing's bold new vision for academic-practice partnerships. Journal of Professional Nursing, 34, 110 - 115. doi: 10.1016/j.profnurs.2017.11.006

Stetler, C. B., Ritchie, J. A., Rycroft-Malone, J., Schultz, A. A., & Charns, M. P. (2009). Institutionalizing evidence-based practice: An organizational case study using a model of strategic change. Implementation Science, 4, 78 - 96. doi: 10.1186/1748 - 5908 - 4 - 78

Sue, M. P. (2001). Sparkle when you speak: 10 presentation tips for communicating results. Retrieved from http://www.presentation-pointers.com/showarticle/articleid/463/

Thibault, G. E. (2010, January). Interprofessional healthcare education and teamwork: Making it happen. Paper presented at the meetings of the American Association of Colleges of Nursing Doctoral Education Conference, Captiva Island, FL.

Warner, J., & Burton, D. (2009). The policy and politics of emerging academic-service partnerships. Journal of Professional Nursing, 25(6), 329 - 334. doi: 10.1016/j.profnurs.2009.10.006

Yip, J. A., & C.t., S. (2013). The emotionally intelligent decision maker: Emotion understanding ability reduces the effect of incidental anxiety on risk taking. Psychological Science, 24(1), 48 - 55. doi: 10.1177/0956797612450031

Yoder-Wise, P. S. (2014). Leading and managing in nursing. Philadelphia, PA: Mosby Elsevier.

成为变革型领导者

第六章

规划你自己的领导力之旅

玛丽昂·E.布鲁姆和伊莱恩·索伦森·马歇尔

虽然许多人认为改变组织……是最难的,但事实是改变自己才是是最难的。如果我们改变了自己,我们就改变了世界。

——达格·哈马舍尔德

本章目标

- 加深对两个现有模型的理解:真诚领导模式和领导力挑战模式。
- 识别和探索领导能力。
- 规划领导力愿景。
- 认识到使用证据支持领导愿景的重要性。
- 定义和理解作为领导者的权力和影响的重要性。
- 考虑领导者作为创新者的角色。
- 考虑服务型领导力。
- 认识到领导者对创造力的责任。

领导力是一种职业生涯

重要的领导力需要培养终生的习惯,这些习惯既能帮助别人,也能增强自己。哈姆里克(Hamric),斯普罗斯(Spross)和汉森(Hanson)(2009,p.254)回顾了领导力模型,并得出结论:在临床实践中,变革型领导者只有三个习惯是最重要的:① 赋予同事和下属权力;② 使得内外利益相关者参与变革过程;③ 在变革过程中提供个人和系统的支持。尽管这些对于任何领导者来说都是至关重要的技能,但对于一个有效的变革型领导者来说，还有许多更重要的习惯。在第一章（理论框架：如何成为变革型领导者）中，我们回顾了变革型领导的各个方面，这也是本书的重点。在本章的开头，我们将介绍两个互补的领导力框架，你可能会发现，在思考自己的个人领导力哲学、风格和行为时，这两个框架会很有用：真诚领导模式（Avolio & Gardner，2005）和领导力挑战模式（Kouzes & Posner，2010）。这些模式为检查和发展个人领导风格奠定了基础，也扩大了关于领导能力如何随时间演变的讨论。然后，我们将展示领导者如何利用这些框架来建立自己的领导技能和能力。

为成为变革型领导者奠定基础的两种模式

真诚领导模式

真诚领导模式是强调领导者与下属之间的关系，关注领导者自我发展潜力的框架之一。同时，该模式反映了这样一种认识，即这种潜力和随后的互动服务于更大的组织和环境，以及组织中的个人。真诚型领导者被认为是充满希望和乐观的，他们的行为反映出他们能够明确表达的道德准则。他们能够清晰地表达组织中其他人的需求（Avolio & Gardner，2005）。这些领导者的关键特征包括自我意识、关系透明度、内化道德视角和平衡信息处理（Bamford，Wong，& Laschinger，2013）。

真诚的护士领导者能够在与他们的下属以及为他们工作的人的关系中保持诚实和开放。他们的诚信意识也促使他们在做出重要决定时，必须从他人那里寻求不同的观点，并使用多种来源的证据。班福德（Bamford）等人（2013）对 280 名与护士经理一起工作的护士的数据进行了二次分析。那些在表现出更高真诚领导水平的护士领导者下工作的护士，在工作中更全身心地投入，在工作生活的多个领域都表现出更强的一致性。在另一项针对 273 名护士和 342 名应届毕业生的两组人群的研究中，真诚的领导力都与较低水平的情绪疲惫和愤世嫉俗有关（Laschinger，Wong，& Grau，2013）。真诚的领导者会清楚地赋予他人权力。

领导力挑战模式

库泽斯（Kouzes）和波斯纳（Posner）（2010）通过分析领导者的实践开发了一个领导力模型，为新兴领导者提供了发展优势的行为和实践的描述。该模型由五种实践组成：① 以身作则；② 激发愿景；③ 挑战过程；④ 使众人行；⑤ 鼓舞人心。

以身作则的护士领导者了解他或她自己的信念，并能阐明组织的使命如何成为所有人的重要责任。这样的领导者会致力服务于组织与同事。他们是各自领域的专家。正是通过他们努力与他人建立联系并树立榜样以最大程度地发挥自己和他人的优势，他们才能激发出组织的愿景。他们对团队潜力的评估是基于倾听其他人的希望和抱负，以及对组织能够实现的目标的热情，并鼓励其他人朝着共同的目标努力。

然而，随着领导者开始做好准备，很明显传统的生存和行为方式将要受到挑战，以发展新的思维和行为方式来实现目标。然后，领导者会质疑和挑战现有流程，尝试新的做事方式，给予他人挑战以挖掘他们的技能并承担他们行动的风险。

让其他人行动起来需要领导者来设定一个挑战，并为他们提供资源来应对挑战。随着他们取得成功，其他人自己也会成长和发展领导技能。从他们在努力解决挑战时形成的合作中，他们将学习与具有互补知识和技能的其他人合作的价值。

最后一个实践的范例就是鼓舞人心，它贯穿于整个领导过程，尽管在挑战更困难的时候显然更重要。同事们依赖于他人的指导、庆祝小小的胜利，以及当感到压力很大时，领导者的存在很重要。库泽斯和波斯纳（2016）开发了领导力实践清单系列，可以评估自己在五个示范实践中领导力的优势，并提供工具和活动以提高他们的领导力技能。

这两个领导框架清楚地强调了领导者与他人之间真诚而有意义的关系。每个框架中的领导者都阐明了他们的信念，这些信念是他们对组织的愿景以及如何开发和利用他人的潜力以取得成功的基础。以关系为基础的领导者有明确的道德指南针，在他们的信仰体系中是安全的，对不同的观点持开放态度，并寻求不同的观点来塑造他们对挑战和解决方案的看法。与包含领导能力清单在内的其他方法相比，这些模式更广泛、更具哲学性。坦率地说，从我们的角度来看，它们更具启发性。

动机：通过激励和榜样引导

动机不仅仅是对生产力的激励，它可以激励和给予组织内的同事和下属以希望。营销不仅仅是销售，它还可以激励和给予组织之外的同事和公众希望。激励他人就是倾听他们对自己和职业的期望，以及他们对组织的期望。倾听他人的担心之处，指明希望之路，也是领导者的责任。

多年来，动机专家一直争论内在还是外在激励因素最有效，但动机是大于外部和内部奖励两极分化范式。事实是，每个人都会对外在和内在的动机来源做出反应。外在因素包括权力、金钱和地位等；内在因素包括寻找意义、成长和学习。我们对两者都有反应。当然，许多基本需求得到满足的员工最容易受到更高的成就需求、通过人际关系、灵活性和个人成长获得的情感满足的激励（Bal，De Jong，Jansen，& Bakker，2012）。

内在动机是指个人的热情。它的背后是投入工作、设定和追求个人和组织目标、克服障碍、勇往直前的能量。外部动机例如金钱或地位，仅次于敬业度和成就的满意度(Porter-O'Grady & Malloch，2017)。健康组织中的变革型领导者相信其他人会对内部和外部激励因素做出反应(Broome，2013)。因此，假定那些受到重视、鼓励、支持并获得成功环境和资源的人将采取主动、创造性地、有效地工作。这样的群体会产生集体智慧、创造力和某种程度的自我管理。

反思性问题

1. 在你的职业生涯中，什么最能激发你的动力？识别内在和外在激励因素。
2. 如果你工作场所的外在激励因素之一发生了变化（工资下降，但职位更灵活），你会如何反应（思想、感受、行为）？
3. 如果你的一位同事对某个明显激励他或她的因素（职位头衔，职责范围）的变化感到困扰，并来和你谈论离开公司的事情，你会说些什么？

明智的领导者会通过以下几种方式与共事的人保持沟通：

- 使组织内部沟通变得可见；
- 在餐厅、电梯和走廊等非正式场合与员工和其他领导交谈；
- 当别人做了一些值得注意的事情时给予个人祝贺信；
- 在发生某些事情（例如，死亡、疾病）时打电话和（或）发送私人信件以表达哀悼或担忧。

作为领导者，你会发现哪些习惯和策略最适合你的风格和舒适度，但重要的是要不断地与同事和员工保持个人联系。没有任何一种魔法理论、策略或实践适用于每次都普遍适用的动机。动机需要对工作有真正热情、对员工有真正的兴趣，以及人类对鼓励、支持、自主和意义的需求的警惕，但是任何组织中的员工，尤其是那些年轻的专业人士都需要领导者来激励他们。仅仅分享愿景是不够的，领导者必须与他人接触并建立联系，以实现变革、改进组织并持续改进。

领导胜任力

越来越多的人一致认为，医疗卫生行业需要更好的领导力，但对于哪些特定领域的知识、技能、态度、习惯或能力最适合下个世纪的领导者(Northouse，2018)，以及如何以最佳方式获得这些知识、技能、态度、习惯或能力，几乎没有达成共识，也没有证据。因此，似乎每个领导力权威都创建了一个清单。我们有来自专家和专家小组、商业和医疗卫生权威机构、政府机构、医学研究所和每个实践学科的能力清单。

在医疗卫生领域,很多关于领导力的文献都提到了专注于绩效的特定管理技能。胜任力模型来源于私营、公共部门的商业、工业和学术界,每个模型都有自己的维度。维度通常包括与生产力、个人特征和人事关系相关的条目(Simonet & Tett,2013)。这些模型已经应用于医疗卫生组织中。

许多胜任力模型依赖于某种形式的360°评估模型,指定期的、正式的、直接的领导者反馈,这些反馈与特定目标的绩效有关,基于既定的组织价值观。这个模型从自我评估开始,然后整合来自上级、同级和下属的正式评估。批评意见由直接主管审查,并制定改进计划。这种评估模型在商业中经常使用,并越来越多地融入医疗卫生环境中(Day,Fleenor,Atwater,Sturm,& McKee,2014)。

在医疗卫生组织中,经常被引用的胜任力模型之一是由美国护士管理组织(American Organization of Nurse Executives,AONE;2016)制定的,这是一种评估工具,新任领导者可以用它来检查自己的能力以及他们在领导过程中所处的位置。护士教育工作者也可以使用这个工具来帮助指导课程的开发。AONE指出,有必要描述医疗卫生系统领导者、传统医院或住院患者环境之外工作的领导者以及护士长之间的领导能力差异。该组织使用从护士长到医疗卫生系统主管的各级别专家护士领导制定了这份胜任力清单,其出版物可从该组织获取。

人们对成功领导者的胜任力的实证性探索和测量越来越感兴趣(Day et al.,2014)。郭(Guo)(2009)提出了一种范式,确定了四个基本维度:概念、参与、人际关系和领导力,并确定了几个核心能力:医疗卫生系统和环境、组织和交往能力。

伊利诺伊州芝加哥市的国家医疗卫生领导中心(National Center for Healthcare Leadership)提出了一组被广泛研究的能力。其健康领导胜任力模型(National Center for Healthcare Leadership,2015)是在广泛的学术和临床研究基础上发展起来的。该模型由变革、执行和人事三个领域组成。在每个领域下列出了以下能力:

1. 变革能力:成就导向、分析思维、社区导向、财务技能、信息搜索、创新思维、战略导向。

2. 执行能力:责任制、变革领导力、协作、沟通技巧、影响力、信息技术管理、主动性、组织意识、绩效测量、流程管理/组织设计和项目管理。

3. 人事能力:人力资源管理、人际关系理解、专业精神、关系建立、自信、自我发展、人才发展、团队领导(Calhoun et al.,2004;National Center for Healthcare Leadership,2015)。

《医疗卫生领导力联盟能力目录》(2013;Stefl,2008)列出了领导力、沟通和关系管理、职业精神、业务知识和技能以及医疗卫生环境知识五个领域的三百项能力,可作为领导力表现的学习典范。如它是一个知识和技能领域的大型分类系统，可通过一个精心设计的关键字系统进行搜索。此目录由美国医疗卫生管理学院、美国医师管理学院、AONE、医疗卫生财务管理协会、医疗卫生信息和管理系统协会和医疗团体管理协会资助，它提供了令人印象深刻的领导力概念清单，可以使管理人员和领导者能够应对当前复杂的医疗卫生环境中的挑战（Healthcare Leadership Alliance，2013）。美中不足的是，它没有为有抱负的领导者提供指导、榜样、个人经验或灵感。对于护士长来说，必须通过许多可用的领导力学院、会议、短期强化课程和其他类似的选择来获得这些支持。

休斯顿（Huston）（2008，p.906）概述了 2020 年护士长的八项"基本"领导能力：

1. 医疗卫生和专业护理问题的全球视野。
2. 促进关系、交流和操作流程的流动性和可转移性的技术技能。
3. 扎根于实证科学的专家决策技能。
4. 能够创造贯穿优质医疗卫生和患者/员工安全的组织文化。
5. 了解并适当干预政策进程。
6. 具备协作和团队建设技能。
7. 能够平衡真实性和业绩预期。
8. 具备预见和主动适应快速变化和混乱的医疗卫生系统的能力。

希兰（Shillam）等人（2018）最近的一项研究可用于自我评估影响他人的能力——这是所有领导力中最重要的能力之一。该工具旨在帮助护士领导者评估和提高他们影响他人的能力，通过测量特征和实践，并指出个人的优势和需要改进的方面。亚当斯影响力模型（Adams Influence Model）被用作概念模式，作为该工具的基础。该模型包含五个能力领域（Adams & Natarajan，2018）：

- 基于知识的能力：反映个人的知识专长，以他们领域的经验知识、对其文化的个人和审美知识，以及他们所工作的社会和伦理理解为衡量标准。
- 权威：采取行动的权利。
- 地位：拥有崇高的地位或威望。
- 沟通特征：与他人沟通和互动的熟练程度。
- 时间和培训的利用：知道什么时候采取行动和什么时间范围内可以采取行动

以取得最大成效之间的平衡。

该工具的开发是基于对十五名来自学术界、临床实践、政策和慈善机构的护士领导者的访谈。所有领导者的共同主题包括：真诚的领导力、冒险精神和情商。其他技能包括谈判，微观和宏观的专注感以及诚信。该工具对于中高层领导者在规划下一阶段的发展时非常有用，并将有助于确定可以努力加强的领域。

当你考虑新的角色或只是对现有临床领导角色的新视角以及在临床实践的晋级准备时，如果你试图重新定义能力的整个概念，那将是最不幸的。该综述证实了在医疗卫生领导能力方面的大量工作。下一代领导者有责任对支持变革型领导者的最有效能力进行分类、识别、测试和应用。

反思性问题

1. 下一代的护理领导者需要具备哪些习惯、技能和能力？
2. 与领导风格和能力相关的常见假设和期望是什么？根植于临床实践的领导者可能会满足哪些特殊需求？
3. 如果你是一个在学术和实践上都负有责任的领导者，你必须具备哪些领导技能？
4. 你的领导榜样是谁？在哪里？你从他们身上看到了哪些知识、技能和能力是你欣赏并想要效仿的？你认为在技能上有哪些差距？
5. 如果你访谈你的一位榜样，你会问他（她）哪 3 个问题，以帮助你了解他（她）是如何培养领导技能的？

愿景：视角和批判性分析

愿景可能是最常被讨论和普遍接受的领导者特质之一。有远见的领导者不会仅仅停留在让员工对能力负责。他们养成了向前看的习惯，预见未来的步伐和未来的挑战、机遇和责任。他们自己的个人视野使正式的愿景陈述生动起来，并将这些陈述的意义融入他们的存在之中。愿景释放出吸引承诺的力量，激励人们创造生活的意义，建立卓越的标准，并在现在和未来之间架起桥梁（Kouzes & Posner, 2010）。

如果你不知道要去哪里，为什么别人要跟随你？下属希望领导者知道他们要去哪里，并为实现愿景开辟道路。库兹（Kouzes）和波斯纳（Posner）（2007，2010）曾说过一句名言："没有什么比一个领导不能清楚地表达我们为什么要做我们正在做的事情更令人沮丧了。"出于同样的原因，有远见的领导者会从日常任务和工作之外开阔的角度来看待问题，以避免自己因日常的苦差事和负担而士气低落。

什么是愿景？你如何培养维持自己愿景的习惯？愿景是你想要创造的未来形象。这是你对可能的一切想象。愿景需要一个梦想和一个视角，它设定了其他人想要遵循的方向。希思菲尔德（Heathfield）（2015）提出了愿景要真正发挥作用的基本要求：愿景必须清楚地为整个组织设定方向和目标。它必须激发出个人参与企业的承诺、忠诚、关怀和真正的兴趣。愿景应该反映出独特的文化、价值观、信念、力量和组织的方向。它必须"适合"组织及其团队的文化。愿景总是让下属产生一种感觉，他们是比自己更伟大的事物的一部分，他们的日常工作不仅仅是可操作的，而是更伟大的未来的一部分。这样的愿景挑战他人，使他们去开拓、达到和超越他们自己的期望。

　　设定这样一个愿景的领导者不仅会对官方的愿景或战略计划有更大的视角，而且还会超越。尽管如此，有效的有远见的领导者不仅能看到愿景的大局，而且能够在组织所有成员的日常工作中敏锐地支持他人。对于有洞察力的领导者来说，愿景不仅仅是一种鼓舞人心的口号。它代表了行动和成就的实质性方向。愿景只是战略行动计划的一个方面，但它是该计划至关重要的生命力。鼓舞人心的领导者拥有梦想的勇气和动力。在近乎绝望、困惑、混乱，甚至是例行公事和无聊的时候，我们需要梦想。作为领导者，你必须相信自己的梦想，相信它会发生。库兹和波斯纳（2007，p.17）指出：

> "每一个组织，每一个社会运动，都始于一个梦想。梦想是创造未来的力量……领导者凝视着时间的地平线，想象着诱人的机遇就在眼前……他们设想令人兴奋和变得崇高的可能性。领导者有一种让事情发生的欲望，去改变事情的方式，去创造别人从未创造过的东西。"

　　实现的梦想在关键群体的成员之间共享。一个领导者必须有追随者。没有分享的孤独的愿景只是白日梦。变革型领导者必须警惕，他们不会太过追随自己的光芒，以至于追随者被留在黑暗中。共同的梦想"适合"在那些致力于组织的人心中成长。斯迪克勒（Stichler）（2006，pp.255－256）指出：

> "护士领导者负责为组织创建一个愿景，并向其他人清晰地阐明这个愿景。愿景必须是引人注目的，让其他人对它有足够的热情，从而引导他们朝着实现愿景的方向努力。愿景必须是为了'共同利益'，领导者必须培养这种共同承诺的意识，以使其他人愿意追随对愿景的追求。"

　　护士领导者负责专业护理模式如何体现首席护理官和组织的愿景（Pelletier & Stichler，2014）。领导者定下基调并传达对以患者为中心的护理的期望，从而产生积极的结果。

　　愿景陈述是清晰表达梦想的有效方式。最有效的愿景陈述是简短的（2～3句话），反映组织的价值观，并提供了组织将要成为的样子（展示框6－1）。

展示框6-1　愿景练习

　　想象你在一个特定项目上与之合作的团队。甚至项目也有愿景——这是一个理想的最终状态——一个共同的目标——一个团队想要结束的地方。让人们参与创建愿景陈述是一个很有帮助的练习。此活动应该不超过一个小时的会议时间。

● 在进行头脑风暴来开发愿景陈述时,大胆使用隐喻、诗歌、图像、故事和情感。大家需要真正地体验这个画面。要求小组的每个成员画一幅画,一幅图,或者一个词来描述他或她希望自己的项目完成后是什么样子。

● 现在请每位参与者用一分钟时间生动地描述和讨论它,并鼓励所有人分享他们的观点。

● 当最后一个人完成时,让团队成员写下一个清晰、简洁的陈述,抓住每个人的"愿景"中的共同主题,选择它们来做最终的陈述的准备。

● 最后,如果小组中有10~12个人,将会有2~3个不同的主题。所以下一步就是达成一个共同的清晰的理解,大家唯一的反应就是:"是的!这就是我们。这就是我们想要的。这就是我们的方向!"

　　任何项目或组织的共同愿景都能提供很多远见。它使每个人都可以从许多能力列表中进行查找以及几乎每个团队或组织都在某个时间面临的日常工作。作为心中有远见的领导者,你是远见的守护者。你可以批判性地评估什么是重要的,什么在当时看起来很紧急的。你帮助人们清除每天必须做的"难题"清单,看看为了更美好的未来真正可以做些什么。有时,它只涉及片刻的反思或提醒;有时是更改时间表或程序;有时是语言的不同用法。语言很重要,尤其是在愿景陈述中,它必须是美丽的,能够清楚地反映你的方向和理想的未来图景。相信并始终贯彻愿景的领导者能够批判性地分析决策、解决问题并有效地预测下一步。愿景与你、你的职业目标或你的个人愿望无关。组织是一个有生命的有机体,一个社区,甚至可以是一个家庭。你是组织愿景的管家。为了让你的愿景真实,你必须热爱这个地方、那里的人和你正在做的工作。

　　因为愿景已经整合到你作为领导者的存在中,许多计划和决定似乎会自动地朝着愿景的方向发展。机会会出现,或者你会突然以一种新的方式看到机会,让你朝着梦想前进。愿景变成了你的习惯。这并不容易,但清晰的愿景可以让我们进行有目的的批判性分析,并帮助我们排除那些影响方向的问题。它让你更好地相信你的决定,因为你知道你要去哪里,你的行动更有可能被信任,因为你有一个明确的方向。批判性分析变得更容易,几乎成了第二选择,因为你已经设置了自己的基准,知道你前进的方向。

利用证据和领导力发挥积极作用

如果没有依证决策来让梦想成真，那么愿景就只是个梦想。在保健中使用证据不再是一种选择（Malloch & Melnyk，2013）。它必须成为所有领导者和临床人员的知识和实践习惯。如果使用证据或实证研究数据真正能产生影响，它必须在所有层面得到接受，从点到面的最广泛的系统层面上被接受。此外，必须从领导者、临床医生和患者感受的各个方面来实施和评价证据。证据的效应或结果不能从任何单一的角度来评价。证据必须整合和综合实践经验，患者的反应以及整个照护或康复过程。

循证实践（evidence-based practice，EBP）最近在很大程度上得到了学术界的全面推动，特别是对直接进行患者护理的临床人员。护士领导者长期以来已经习惯了在医疗机构内推动研究的实践应用。当前的护理环境中通常充满了习惯、传统和常规的做法。尽管如此，波特-奥格雷迪（Porter-O'Grady）和马洛赫（Malloch）（2010）警告不要加入"循证实践风潮"，当前使用证据的激增不应排除其他非定量的证据来源，并告诫不要过度简化临床护理知识。当我们接受 EBP 时，重要的是我们不要迷失，也要经验性地记录其他重要的认知和实践方式。例如，临床直觉、对个体差异的关注、基于临床专业知识的实践艺术和专业自主性。事实上，R. 霍尔姆（R. holm）（2009，p.168）"挑战了将领导力实践建立在对证据的狭隘、简化的理解之上的智慧"，并捍卫了证据定义中情境的含义。随着对基因检测和基因组学影响的最新关注，医疗卫生实践准备从基于证据的方案应用转向关注个性化或定制的护理。

尽管临床实践中证据的开发、探索和应用不断增加，但仍然需要不断缩小证据与实践之间的差距（Meljak，Gallagher-Ford，Thomas，Troseth，& Szalacha，2016）。在大多数临床环境中，真正整合的循证实践仍然不是第二选择。在过去几年中，人们越来越重视领导力在循证实践中的作用。阿伦斯（Aarons）、法拉纳克（Farahnak）、埃拉尔（Ehrhart）和斯克拉（Sklar）（2014）讨论了领导者在塑造一种文化方面的重要性，在这种文化中，所有临床医护人员在工作中都重视证据而不是传统的做法。领导者的任务是期待、支持和奖励那些体现了工作价值的人。临床护士体现出工作价值的行为包括：

- 护士在患者提到他的妻子从家里带来了抗恶心药后向该部门的药剂师咨询，并且在输入电子健康记录（electronic health record，EHR）时的药物检查会触发警报。
- 一名刚毕业的护士在读了一篇关于该单位期刊上的相关研究后，在护士长的员工会议上，质疑了 48 小时给予患者更换衣服的做法。

● 一名经验丰富的护士,在阅读了有关信息负荷和用药错误之间关系的新证据后,向正在给药的护士建议了一种新的传达医生信息的程序。

护士长对于维持循证护理文化的作用至关重要。成(Cheng),冯(Feng),胡(Hu)和布鲁姆(Broome)(2018)发现,护士长通过挑战流程、树立榜样和鼓励护士来帮助护士是最有效的。护士们希望领导者通过证据支持他们改善患者护理的努力,并赞扬他们"超出寻常"的努力。那些专注于通过影响护士来改善患者结局的领导者,会利用与护士们的关系来传达明确的期望,让他们参与决策,并帮助他们看到自己的优点。

领导者的职责是消除障碍,为临床护士提供资源获取最佳研究证据。这种做法通常代表着文化的改变和临床交流中证据使用的完全整合(Aarons et al.,2014;Cheng et al.,2018)。所有的护理领导者,从护士长到高层都期望实施创新的方法(O'Reilly,Caldwell,Chatman,Lapiz,& Self,2010)。如果他们不积极支持,临床护士在护理患者的实践中可能会恢复到传统的、反复试验的模式。

在很大程度上,领导者仍有责任打破常规,促进循证实践在所有系统中全面发展。证据的应用必须成为临床实践中的一种做法和存在方式。整个组织文化,特别是其领导层,必须支持基于证据的决策、行动和结果评价的持续实践。

领导者必须把循证实践的语言和概念融入组织的使命和战略计划中,制定明确的证据应用相关的执行预期,循证实践的工作内容整合到系统的管理结构中,并承认和奖励基于证据的应用结果。变革型领导者指导并促进临床护士、患者和研究人员之间的合作,创造一种"专业氛围和变革型的护理环境,决策要基于最佳证据、患者的偏好和需求,以及专家的临床判断"(Worral,2006,p.339)。

因此,众所周知,如果没有领导者的支持,循证实践将不会蓬勃发展(Aarons et al.,2014;Berwick,2003;Everett & Titler,2006)。领导者须提供证据获取途径、变革实践的权力、合作的环境和支持循证实践的政策(Malloch & Melnyk,2013)。

虽然我们已经更加谨慎地寻求和使用患者照护方面的研究,而且我们所有的注意力都在过去10年循证实践的趋势上,但是我们很大程度上忽视了产生和应用证据的需要,特别是与领导力实践相关的证据。越来越多的临床指南在国际上被使用,但我们才刚刚开始收集经验检验领导力的最佳实践知识库。戴(Day)等人(2014)最近回顾了25年来关于领导力发展的研究,并呼吁继续关注收集支持领导力战略和教育或培训项目的效益方面的数据。在医疗卫生领域,我们刚刚开始记录和推广基于证据的领导决策模式(Aarons et al.,2014;Uzarski & Broome,2019)。高效的领导者招聘护士的时候比较关注那些喜欢用创新方法应对旧挑战的护士,支持那些用积极的循证策略改变政策和程序来影响他人的护士和能够给予团队愿景和时间的护士

(Broome，Everett，& Wocial，2014)。下一代变革型领导者必须继续探索和利用成功领导力的最佳证据。领导力证据的有效应用会定义和增强未来领导者权力的全部概念。关于领导力的实践见方框 6-1。

方框 6-1　领导力的实践

玛丽·W.(Mary W.)是约翰斯顿县紧急护理机构(urgent care，UC)的一名护士。她意识到许多打电话来的患者是在医院急诊科就诊后打电话的，并且正在经历一些不幸的事(如发生一些症状、对药物的反应等)。由于之前的住院患者看诊或停留的性质，她不愿意告诉他们来紧急护理机构看病。她知道他们担心因接触社区中的传染病(例如流感)而再返回医院和急诊室。他们中的许多人住在离医院 1 小时车程的地方。他们通常会参考他们的出院告知书，但不相信他们的问题得到了回答。所以她觉得别无选择，只能要求他们返回急诊室或医院。

周一，玛丽决定和诊所的高级护理实践注册护士马克·R.(Mark R.)谈谈，他去年在州立大学完成了他的临床型护理博士学位(DNP)。她知道，必须有一种更好的方法来解决这些患者的担忧，并在情况变得紧急、需要昂贵的护理之前，增加他们获得医疗服务的机会，能够解答他们的问题。马克仔细倾听她的担忧，并确认这些问题是他们需要考虑的，然后与诊所领导层以及卫生系统领导层讨论替代解决的方案。

1. 马克要求玛丽回到 UC 保留的所有来电记录，并记录来电原因和处理情况。通过这种方式，他告诉她可以向领导提供一些有关这个问题的普遍性和重要性的数据。她对过去 3 个月的分析显示，35% 的 UC 电话符合玛丽的观察，所有人都被转回急诊科和医院系统，具体情况尚不清楚。

2. 马克自己也打电话给他在急诊科和医疗系统的同行，讨论 UC 工作人员不知道的这些患者可能已经有哪些选择。目前，还不清楚哪些患者已经致电 UC。

3. 然后，玛丽和马克考虑如何解决这个问题，降低总体成本，增加这些患者的就医机会，同时根据他们之前的医院就诊情况提供高质量的护理。他们决定向 UC、急诊科和医院领导提议，进行一个远程访问概念的试验，让一位高级实践护士打电话给 UC 询问问题的患者进行评估。玛丽会调出之前的就诊记录，用于高级实践护士的评估，然后预定一个时间，通过视频通话或类似的应用程序与患者进行远程交谈，以便医护人员可以与患者沟通并评估。他们将进行 3 个月的试验。

4. 在 3 个月结束时，随访数据显示，85% 的通话(打到 UC 的电话占全部电话的 33%)是通过应用程序(TeleCare)连接的。高级实践护士能够解决患者 75% 的问题和疑虑，同时将 25% 转介到急诊室或医院进行进一步评估。当患者在 2 天后被 UC 工作人员呼叫时，100% 的患者和(或)其护理人员对护理感到满意。

5. 3 个机构的所有领导进行了后续讨论，决定要求患者为未来 3 个月的远程访问支付 35 美元，并详细说明了实施该计划的成本(即高级实践护士的工资成本、避免到急诊科或医院就诊以及随后的补偿)，然后确定如何为未来提供资金。

6.马克祝贺玛丽在处理护理服务问题上的创新方法,并鼓励她继续扩展自己的领导才能。

在这个案例中,你认为马克在指导实践中崭露头角的领导者玛丽时体现出来的最重要的领导能力是什么?

有效地利用你的权力和影响力

领导力、权威、权力和影响力常常是混淆的。领导力可以是正式的或非正式的,其特点是能够影响他人实现某些任务或目标。我们已经将变革型领导力描述为价值驱动,并建立在道德基础上。它包括领导者的个人素质和行为。权力是一种正式指定或组织赋予的能力、责任制或行动和决策权。权力是施加影响的能力,但它可能根植于道德价值体系,也可能不根植于道德价值体系。它也可以是正式或非正式的。加德纳(Gardner)已经将权力定义为"启动和维持行动所需的基本能量,或者……将意图转化为现实并维持它的能力"(National Defense University,n.d.,p.2)。地位的权力是"赋予影响决定谁获得什么资源、追求什么目标、组织采用什么理念、采取什么行动、谁成功和谁失败的决定的能力"(National Defense University,n.d.,p.4)。世界领导人的权力来源和使用在几个世纪以来一直是一个令人着迷的问题。

权力是领导力的关键,这是它潜在的能量。要成为一个有效的领导者,你必须适应权力。它有多种形式,有地位权、人格权、在场权或魅力权,非正式授权的权力,以及与其他权力更大的人之间的关系的权力。权力是推动他人、推动事业前进、扩展能量和信心的能力。不管权威的外部来源是什么,如果某些个人权力意识不从内部燃烧起来,权力最终是无效的。它来自对自我的信念、动力和信心,来自更伟大的自我,来自组织的方向。

要领导权力,你必须了解自己,建立权力基础。真正的领导人会使用任何正式的权力,他们必须了解挑战的方方面面。如果他们认为你不会给予他们信任达到好的结果,他们只能通过对挑战的了解和理解来做到这一点。

一些领导者可能会觉得自己很强大,可能会把"权力"理解为凌驾于他人之上。这与事实相去甚远,权力在被用于好的方面的时候是最好的。强大的领导者与他人合作来实现目标,依靠他们及下属们的知识、承诺和创造力(Speedy & Jackson,2015)。斯皮迪(Speedy)和杰克逊(Jackson)描述了作为领导者可以用来增强自己权力的 13 种战略影响(2015)。

获得管理权力的领导者试图通过使用以下几种策略来维持或增强他们的权力：

- 提高他们在组织中的中心地位和重要性。
- 在工作中增加个人的判断力和灵活性。
- 在工作任务中加入较难评价的内容。
- 扩大他们工作绩效的可见度，从而增加与他们想要留下深刻印象的高层人士的接触（Wood et al.，2012）。

还有其他一些常用的增强权力和影响力的策略，包括：

- 建立和发展个人资源。
- 使用理性推理（使用证据支持逻辑论点）。
- 对人友善。
- 发展联盟或与其他人的关系。
- 与他人谈判，利用利益交换作为谈判基础。
- 果断，这需要直接的个人方式。
- 向上级求助，得到高层的支持。
- 不断提高自己的技术和知识。
- 酌情使用有组织的奖励和惩罚（Wood et al.，2012）。

建立的网络和权力基础既是一个过程，也是一个连接到个人属性、技能、组织和人员的结构，为战略目标、方向和资源的创建和控制做出贡献（Broome，Bowersox，& Relf，2018；Uzarski & Broome，2019）。通过参与沟通、信息和个人网络建立权力基础：向有影响力的人寻求指导；获得强大的声誉；并反映自己组织的影响力和声誉（National Defense University，n.d.）。

普费弗（Pfeffer）（1992，2015）概述了领导者获取和维持战略权力基础的以下属性：

- 具有充沛的精力和身体耐力，包括个人为组织工作贡献长时间、有时甚至是艰苦工作的能力和动机。
- 将精力集中在明确的战略目标上，注意与目标相结合的细节。
- 成功地解读他人的行为，以理解关键人物，包括评估是否愿意听从领导者的指示。
- 运用适应性和灵活性来重新调整精力，放弃不起作用的行动方针，并管理在这种情况下的情绪反应。
- 激励面对冲突、愿意面对困难的问题，并有能力挑战困难的人来执行成功的战略决策。
- 通过遵守纪律、约束和谦逊，使个人的自我意识服从于组织的集体利益。

真正变革的权力源于价值观和原则。这些原则有其自身权力形式，由推动它们的人来扩展。以原则为基础的权力并非自我膨胀或自我提升。相反，赋予他人权力越多,产生的权力越多。

在自我组织和变革型领导力的新范式中,权力产生于共享,通过共同愿景增强,当被理解并被用作在组织内战略性地分享权力的领导者的秘密财富时,权力就变成了放大的变革能量。事实上,明智地以他人为中心的使用权力和影响力通常被定义为给予他人权力(Broome,2012;MacPhee,Skelton-Green,Bouthillette,&Suryaprakash,2012)。给予他人权力实际上也是扩大了给予者的权力。当人们感到权力被剥夺时,他们就会采取行动"囤积"权力:破坏、消极抵抗、退缩或彻底反叛,但拥有权力的感觉可以释放能量,促进了自我效能感、积极影响力、承诺和更大的奉献意愿。随着影响力变得更加积极和共享,冲突就会减少。此讨论使过程听起来合理且简单,但并不容易。然而,值得努力培养分享权力和影响力以及赋予他人权力的技能(方框6-2)。变革型领导者用他们的权力帮助他人和组织成长。

方框6-2　用领导力影响他人

TED 演讲

Sheryl Sandberg,2010,"Why We Have Too Few Women Leaders."

Lars Sudman,June 2016,"Great Leadership Starts With Self-Leadership."

Roselinda Torres,September 2014,"What It Takes to Be a Great Leader."

视频

Todd Dewett,May 2019,Lynda.com,"Delivering Employee Feedback."

Colin Powell,YouTube,"The Essence of Leadership."

Ashwin,PP,July 2,2013,YouTube,"BEST LEADERSHIP VIDEO EVER!!!"

博客

Lolly Daskall,www.lollydaskall.com,"Two Rare Skills You Need to Be a Great Leader."

Randy Grieser,https://theordinaryleader.com,"Know Yourself—Self-Awareness for Strong Leadership."

Michael Hyatt,www.michaelhyatt.com/leadership "Seven Steps to Think Big."

反思性问题

1. 想想你最近在工作中遇到的挑战。是谁在利用自己的权力帮助他人为讨论提供解决方案?

2. 领导者应该表现出什么样的领导行为来激励你成为解决这个挑战的一部分?

3. 领导者,无论是正式的还是非正式的,将使用哪些证据来源来帮助促进:①评估和理解问题的背景;②制定一些策略;③制定一些解决问题的方案。

像企业家和创新者一样思考

适当使用权力可以释放创新自由，并利用你的创业知识。然而，作为医疗卫生专业人员的准备并非植根于创业思维。在美国的专业临床课程中，创业精神基本上不存在。马歇尔记得多年前，一位富有创造力、不墨守成规的护士在工作时间她们："你们有没有想过创业的自己？"

> 我不知道她在说什么。我常常想知道她发生了什么事。我一直想象她开始自己的护理业务或咨询公司。我一直认为，企业家要么有赞助人来支持他们的发明习惯，要么把他们的家庭财富置于异想天开的新商业理念的风险之中。我错了。创业习惯是思考、创造和解决问题的方式。

在医疗卫生领域，创新创业思维的机会从未像现在这样多。美国的体制迫切需要用创新的方法来解决困难而复杂的问题。这可能是一种新的独立实践；它可能是解决独特问题的咨询服务；也可能是执业者和代理机构之间的一种新型商业关系（Broome et al.，2018）。然而，我们需要更多独立的、创造性的方法来解决问题。美国护理学会（2016）重点列举了一些创业护士为改善健康而发展企业的优秀例子。

你可以成为一个系统员工，并且仍然是一个创业者。创业者的同义词包括冒险家、发起人、制片人、探险家、英雄、机会主义者、航海家、风险家和创新者。我们的医疗卫生系统需要创新者和思想家。我们需要那些愿意冒新想法风险的人，为新想法的价值提供证据，承担实施和评估的责任，培养团队冒创新实践的风险获得积极成果。一个创新的思考者会抵制"僵化"的思维习惯，形成以新方式看待旧问题的新习惯。如果在系统内有效地采用这种方法，创业者可能会更受系统的重视。当你看到一个问题时，在哀叹它的存在之前，先反思这个问题，让它慢慢酝酿，然后头脑风暴至少3种方法来解决它。寻找关于这个问题的证据，更多的思考，制定解决问题的计划，组织团队实施新想法，然后测试结果。这个过程和实践一样古老和熟悉，但它是重新构建问题，需要冒一些险来寻找想法和解决方案。

总的来说，考虑到专业护理和高级护理实践的先驱根源，具有讽刺意味的是，创业者精神似乎对当前的日常实践如此陌生。莉莲·瓦尔德（Lillian Wald）敢于设想、拥护和创造公共卫生护理。在失去自己的两个孩子和看到美国农村缺乏医疗卫生的痛处之后，玛丽·布雷肯里奇（Mary Breckinridge）毫不犹豫地几乎一手将护士助产术的独立实践带到美国。洛雷塔·福特（Loretta Ford）通过建立第一个开业护士项目使公共卫生护士的初级护理实践合法化。那么,为什么创业型护理在今天每个护士领导者的日常实践中不明显呢? 一些作者指出,尽管护士的专业知识在世界范围内日益得到认可,但传统的组织官僚主义和等级制度、根深蒂固的文化、执业者在塑造"新"身份和做法方面的矛盾及模棱两可继续限制了可能改善医疗卫生的创业活动(Aranda & Jones, 2008; Austin, Luker, & Roland, 2006; Exton, 2008)。

创新的习惯需要培养,想法不是凭空产生的。它们来自广泛的观察、倾听和阅读。从今天开始,养成阅读医疗卫生文献的习惯。阅读商业杂志和报纸。

当一些创新发生在你自己组织的某个部分时,传播信息有时会很困难,而传播积极的行动则更具挑战性。与组织的沟通和市场部门约个时间,看看他们使用什么媒体渠道。你能不能为他们的年度杂志写一篇给患者和器官捐赠者的报道? 你是否参与了一个医疗卫生创新项目,该项目对患者护理、家属满意度和员工归属感的结果和影响令人印象深刻,需要与他人分享(Chaudoir, Dugan, & Barr, 2013; Ireland, 2016)? 有时需要完全改变文化来接受创新作为一种生活、工作和服务的方式。当你对缓慢的变革速度感到沮丧时,记住以下指导方针来促进创新的传播:

- 推广理念:创新必须被认为比当下做的事情更好,所以你需要做一些推销工作。
- 提供可靠的信息来源或沟通渠道,传播更好的新想法。
- 给员工一点时间去了解创新,参与决策,并实施变革。
- 让你的机构成为一个学习的场所。(Newhouse & Melnyk, 2009)

为了能够鼓励他人创新,你必须提供一种鼓励他人胸怀大志、勇于承担小风险的文化。创新者会对那些支持他们不同(有时是不同的)观点的变革型领导者做出回应(Broome, 2016)。为了促进创新的传播,领导者必须让他人看见他是采用和支持创新的。杜克大学护理学院的创新计划已经发展多年。例如,杜克大学护理学院健康创新实验室主任瑞恩·肖(Ryan Shaw)与医学工程学院的同事合作,为学生、教师和护士在实践中解决他们每天面临的复杂问题,培育一种创新的治疗方法。他的模型如图6-1所示。

这个模型说明了新想法的重要性,平衡了资源和支持才能产生成功的结果。鼓励用新的方式思考老问题,支持不可避免的小失败,这也是任何领导者都应该预料到的。重要的是要记住,失败只是反馈,作为一名成功的创新者,你必须开放地学习如何"调整"想法并改进它们!

一旦你致力于一个新想法,仅仅有热情是不足以成功的。护士通常没有准备好面对创业实践的挑战。你必须致力于成为确保资源和关系方面的专家,以帮助解决法律问题、财务管理、营销策略、支付计划、定义你的角色和工作、时间管理和结果衡量。这需要勇气和冒险的意愿,但世界需要更多的护士愿意以创业的方式在医疗卫生领导力领域开辟新的道路。

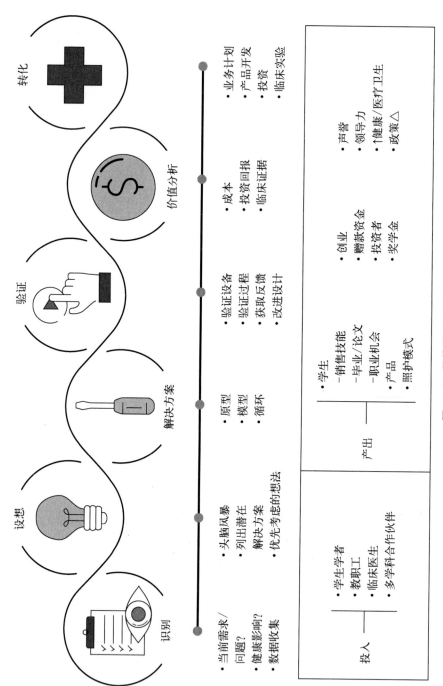

图6-1 具体的创新举例

来源：© Ryan Shaw

关怀他人：服务型领导力的真正含义

显而易见的是，我们相信有效的医疗卫生领导力的根本是关心和关怀他人，以及作为领导者的你自己。没有哪个行业更适合服务型领导力。

"领导力是给予，力是一种道德，是自身对共同事业和更高使命的馈赠。"(Bolman & Deal，2001，p.106)领导者的独特权力和特权可以自由地分享你自己、你的风格、你的价值观，以及你对美好未来的影响。伯尔曼(Bolman)和迪尔(Deal)(2001，p.106)继续写道：

> 领导力的本质不是给予物质或提供愿景。它是奉献自己和自己的精神。物质礼物并不重要。面包和玫瑰我们都需要。灵魂和精神不能代替工资和工作条件，但是，礼物最重要的是它背后的精神……作品、爱、力量和意义的恩赐，只有当它们被自由地给予和接受时，才会发挥作用。领导者不能给予他们没有的东西……当他们尝试时，就会滋生失望和愤世嫉俗。当他们的礼物是真实的，他们的精神是正确的，他们的给予将使一个组织从一个单纯的工作场所转变为一个生活的分享方式。

服务型领导力的概念是由罗伯特·格林利夫(Robert Greenleaf)在 20 世纪 70 年代(1977,1998)提出的，并由斯皮尔斯(Spears)(1995)进一步发展。服务型领导力能释放出强大的能量，并提出在医疗领域尤为有效的技能，其核心是某种程度的利他主义。它在护理学科中以特殊的方式产生了共鸣(Howatson-Jones，2004；Swearingen & Liberman，2004)。它鼓励领导者和临床医生的专业成长，并促进积极的健康结果。它促进了协作、团队合作、共享决策、价值观和道德行为(Barbuto & Wheeler，2007)。

有些人天生就是服务型领导者。在你的生活中，你知道他们是谁。但更重要的是，一个人可以学会成为服务型领导。它始于对个人和专业学习的终身承诺和实践。掌握个人技能是第一步。它意味着不断地重新定义和阐明你自己的个人使命。这意味着你要培养精细的自我认识和个人成长，你要设定个人目标，更多的是为了他人的进步而不是自我强化，你要花时间反思和充实内在的自我。要带着一种使命感看待你的工作。

意识到思维模式意味着你对自己的个人偏见、观点、历史和风格很敏感，你努力用最好的自己来促进他人的有效工作，以实现组织目标。你审视自己的想法，努力创建一个清晰的愿景，你可以勇敢地沟通和捍卫。你在倾听、觉察和移情方面培养了敏锐的敏感性。你从治愈的角度看待你的工作和人际关系。

服务型领导力也被称为无私的领导力（Hougaard & Carter, 2018）。无私的领导力需要一个人放弃对人和过程的控制，通过愿景、能量、支持和指导来领导。无私的领导者与"他们的人们"同在。在工作场所，中层管理人员和一线管理人员都能看到他们的身影。它是关于确保你足够了解某人发生了什么好事或坏事，以便下次看到他们时，你可以说些什么——分享你的赞扬或关心。无私的领导者致力于他们的员工，分享他们的经验、希望和智慧，这样个人就可以在他们所做的事情上表现出色，对组织感觉良好（Hougaard & Carter, 2018）。这正是共同愿景的形成方式。

共同的愿景是对未来的共同和有说服力的形象。作为领导者，你有远见地构想和促进这一愿景，并让其他人分享梦想，集中精力做出改变，为实现共同目标而工作。

团队学习反映了你暂停个人设想和速度的能力，让团队团结起来，互相倾听，协调一致地工作。这意味着你的重点是团队的需求和优势，创造了发展团队的方法，以促进协作和效率。你带着一种管理意识和对团队成员成长的兴趣来领导团队，并帮助他们一起建立这个团体。系统思维允许你将整体视为一个协同的概念，而不是简单地将部分放在一起。它可以让你看到自己的行动和团队的工作对整个系统的影响。

塞克雷坦（Secretan）（2016）确定了服务型领导力的以下五个"转变"：① 从自我到他人；② 从事物到人；③ 从突破到"改善"（庆祝以不同的方式做事，而不是简单地把事情做得更好）；④ 从软弱到强大；⑤ 从竞争和恐惧到爱。他提醒领导者们要问如何利用我们的天赋去服务，并进一步概述了"高地领导力"的六个价值观或原则：勇气、真实、服务、真诚、爱和效能。

当领导者采取变革的立场时，伴随着对组织的变革的努力，是一种对他人的隐性承诺。这是一个不言而喻的契约，旨在宣传和塑造他人的正直、尊重和好的作品。这可以通过多种方式实现。创造充满仪式的传统，给予团体意识和归属感，并强调正在发生的事情的重要性和参与人员的重要价值。庆祝成功，为他人的成就而欢欣鼓舞。想办法区分好工作并给予奖励。创造一个高标准的工作环境，让人们确信他们的工作是值得赞赏的。服务型领导是基于这样一种假设：人比任务更重要，真诚地为人民服务才能完成任务。

培养：为下一代做准备

医疗卫生领域的变革型领导者关注并用心培养下一代领导者。领导能力的发展、辅导和指导被整合到变革型领导者的生活中。这是社会对美好未来的唯一希望，是留下的有生命的遗产。随着医疗卫生领域经验丰富的管理人员和领导者的数量持续减少，同时对有能力和远见的领导者的需求正在增加；整个组织现在开始将领导力发展整合到临床实践的日常生活中。

杜拉克（Drucker）（2000）提出了四种激励和培养未来领导者的方法：① 了解人们的长处；② 把他们放在他们能做出最大贡献的地方；③ 把他们当作伙伴对待；④ 让他们面对挑战。这个建议仍然是及时的。韦尔斯（Wells）和希伊纳（Hijna）（2009 年）提出了在医疗卫生领域培养新的领导人才的五个关键要素：① 确定领导能力；② 有效的工作设计；③ 高度重视领导力的招聘、发展和留用；④ 组织各级领导培训和发展；⑤ 持续的领导力评估和绩效管理。当然，这是常识术语，但我们如何以一种激发新的领导力梦想和希望的方式来做呢？

激励下一代领导者的一个方法是讲述你自己的故事。故事需要与当前的情境相关，并且在潜在领导者理解的层次上。有效的故事是由受人尊敬的榜样讲述的。分享你经历中的热情和戏剧性事件，你是如何失败的，如何从失败中吸取教训的，你的成功是什么，以及你是如何学会生存的。倾听有抱负的领导者的故事。他们的背景是什么，他们要去哪里？你如何帮助他们到达那里？

所有经验丰富的领导者都需要花些时间思考自己所能遗留下来的东西，因为他们帮助其他人成为未来的领导者。培养领导者专注于解决方案，以结果为导向，擅长构建框架和重构（Pesut，2015）。他们会问自己以下问题：

1. 我想在这里为别人创造什么样的氛围？

2. 我如何帮助别人"看到我所看到的观点"，以便他们能够在更长的情境中构建他们发现的问题？

3. 我该如何鼓励那些来向我寻求建议的年轻的新领导者相信自己和自己的优势呢？

格里菲思（Griffith）（2012）对护理中的继任计划的文献进行了综述，以解决即将到来的领导力资本流失问题。她强调了继任计划是如何跨越招聘新护士到最高管理层的。辅导、正式的领导力指导和指导必须用于有效的计划。

一位护士长提出了将继任管理作为一项职业义务的具体步骤，称为"移徙风险评估"（Ponti，2009）。首先，评估组织内潜在的人员流失和新兴领导者，建立领导职位的核心能力，并制定个人计划，同时确定未来领导者的关键成功因素。然后按优先顺序，辅导和指导有抱负的领导者。

变革型领导者不断关注发展他人的领导力，这是对未来的投资。传承是领导者的一种特质，他们对自己所做的事情充满热情，对更美好的未来充满憧憬，并真心希望帮助他人成长。通过培养下一代，你们将自己的努力传承下去，使我们的经历生动起来，并为积极的人力投入做出贡献，使世界变得更美好。

参考文献

Aarons，G. A.，Farahnak，L. R.，Ehrhart，M. G.，& Sklar，M. (2014). Aligning leadership across systems and organizations to develop a strategic climate for evidence-based practice implementation. Annual Review of Public Health，35，255 - 274. doi：10. 1146/annurev-publhealth - 032013 - 182447

Adams，J. M.，& Natarajan，S. (2016). Understanding influence in the context of nursing：Development of the Adams Influence Model using practice，research and theory. Advances in Nursing Science，39(3)，E40-E56. doi：10.1097/ANS.0000000000000134

American Academy of Nursing. (2016). Raise the voice：Edge runner. Retrieved from https：//www.aannet.org/initiatives/edge-runners

American Organization of Nurse Executives. (2016). Resource library. Retrieved from http：//www.aone.org/resources/? search=competencies

Aranda，K.，& Jones，A. (2008). Exploring new advanced practice roles in community nursing：A critique. Nursing Inquiry，15(1)，3 - 10. doi：10.1111/j.1440 - 1800.2008.00393.x

Austin，L.，Luker，K.，& Roland，M. (2006). Clinical nurse specialists as entrepreneurs：Constrained or liberated. Journal of Clinical Nursing，15(12)，1540 - 1549. doi：10.1111/j.1365 - 2702.2006.01576.x

Avolio，B. J.，& Gardner，W. L. (2005). Authentic leadership development：Getting to the root of positive forms of leadership. Leadership Quarterly，16，315 - 338.

Bal，P.，De Jong，S.，Jansen，P.，& Bakker，A. (2012). Motivating employees to work beyond retirement：A multi-level study of the role of I-deals and unit climate. Journal of Management Studies，49(2)，303 - 331. doi：10.1111/j.1467 - 6486.2011.01026.x

Bamford，M.，Wong，C. A.，& Laschinger，H. (2013). The influence of authentic leadership and areas of worklife on work engagement of registered nurses. Journal of Nursing Management，21(3)，529 - 540. doi：10.1111/j.1365 - 2834.2012.01399.x

Barbuto，J. E.，& Wheeler，D. W. (2007). Becoming a servant leader：Do you have what it takes? In NebGuide. (G1481). Lincoln，NE：University of Nebraska-Lincoln Extension，Institute of Agriculture and National Resources.

Berwick，D. M. (2003). Disseminating innovations in health care. Journal of the American Medical Association，289(15)，1969 - 1975. doi：10.1001/jama.289.15.1969

Bolman，L. G.，& Deal，T. E. (2001). Reframing organizations：Artistry，choice，and leadership. Hoboken，NJ：John Wiley & Sons.

Broome，M. E. (2012). Doubling the number of doctorally prepared nurses. Nursing Outlook，60(3)，111 - 113. doi：10.1016/j.outlook.2012.04.001

Broome，M. E. (2013). Self-reported leadership styles of deans of baccalaureate and higher degree nursing programs in the United States. Journal of Professional Nursing，29(6)，323 - 329. doi：10.1016/j.profnurs.2013.09.001

Broome，M. E. (2016). The innovator. Nursing Outlook，64(1)，1 - 2. doi：10.1016/j.outlook.2015.12.001

Broome，M. E.，Bowersox，D.，& Relf，M. (2018). A new funding model for nursing education through business development initiatives. Journal of Professional Nursing，34(2)，97 - 102. doi：10.1016/j.profnurs.2017.10.003

Broome，M. E.，Everett，L. Q.，& Wocial，L. (2014). Innovation through partnership：Building leadership capacity in academe and practice. Nurse Leader，12(6)，91 - 94. doi：10.1016/j.mnl.2014.04.003

Calhoun，J. G.，Vincent，E. T.，Baker，G. R.，Butler，P. W.，Sinioris，M. E.，& Chen，S. L. (2004). Competency identification and modeling in healthcare leadership. Journal of Health Administration Education，21(4)，419 - 440.

Chaudoir，S. R.，Dugan，A. G.，& Barr，C. H. (2013). Measuring factors affecting implementation of health innovations：A systematic review of structural，organizational，provider，patient，and innovation level measures. Implementation Science，8，22. doi：10.1186/1748 - 5908 - 8 - 22

Cheng，L.，Feng，S.，Hu，Y.，& Broome，M. E. (2018). Leadership practices of nurse managers for implementing evidence-based nursing in china. Journal of Nursing Management，26(6)，671 - 678. doi：10.1111/jonm.12594

Day，D. V.，Fleenor，J. W.，Atwater，L. E.，Sturm，R. E.，& McKee，R. A. (2014). Advances in leader and leadership development：A review of 25 years of research and theory. Leadership Quarterly，25(1)，63 - 82. doi：10.1016/j.leaqua.2013.11.004

Drucker，P. (2000). Managing knowledge means managing oneself. Leader to Leader，16. Retrieved from http://rlaexp. com/studio/biz/conceptual _ resources/authors/peter _ drucker/mkmmo _ org.pdf

Everett，L. Q.，& Titler，M. G. (2006). Making EBP part of clinical practice：The Iowa model. In R. F. Levin & H. R. Feldman (Eds.)，Teaching evidence-based practice in nursing (pp. 295 - 324). New York，NY：Springer Publishing Company.

Exton，R. (2008). The entrepreneur：A new breed of health service leader? Journal of Health Organization Management，22(3)，208 - 222. doi：10.1108/14777260810883503

Greenleaf，R. K. (1977). Servant leadership：A journey into the nature of legitimate power and greatness. New York，NY：Paulist Press.

Greenleaf，R. K. (1998). Power of servant leadership. San Francisco，CA：Bennett-Koehler.

Griffith，M. B. (2012). Effective succession planning in nursing：A review of the literature. Journal of Nursing Management，20(7)，900 - 911. doi：10.1111/j.1365 - 2834.2012.01418.x

Guo，K. L. (2009). Core competencies of the entrepreneurial leader in health care organizations. Health Care Management，28(1)，19 - 29. doi：10.1097/HCM.0b013e318196de5c

Hamric，A. B.，Spross，J. A.，& Hanson，C. M. (2009). Advanced practice nursing：An integrative approach (4th ed.). St. Louis，MO：Saunders Elsevier.

Healthcare Leadership Alliance. (2013). HLA competency directory. Retrieved from http://www.healthcareleadershipalliance.org/directory.htm

Heathfield，S. M. (2015). Important leadership skills for workplace success. Retrieved from http://humanresources.about.com/od/leadership/a/leader_success.htm

Howatson-Jones，I. (2004). The servant leader. Nursing Management，11(3)，20 - 24.

Hougaard，R.，& Carter，J. (2018). The mind of the leader：How to lead yourself，your people，and your organization for extraordinary results. Brighton，MA：Harvard Business Review Press.

Huston，C. (2008). Preparing nurse leaders for 2020. Journal of Nursing Management，16，905 - 911. doi：10.1111/j.1365 - 2834.2008.00942.x

Ireland, A. M. (2016). Leading change: Implementation of a new care coordination model. Oncology Nursing Forum, 43(3), 278 – 280. doi: 10.1188/16.ONF.278 – 280

Kouzes, J. M., & Posner, B. Z. (2007). The leadership challenge (4th ed.). San Francisco, CA: Jossey-Bass.

Kouzes, J. M., & Posner, B. Z. (2010). The five practices of exemplary leadership (2nd ed.). Hoboken, NJ: John Wiley & Sons.

Kouzes, J. M., & Posner, B. Z. (2016). LPI: Leadership practices inventory®. Retrieved from http://www.leadershipchallenge.com/professionals-section-lpi.aspx

Laschinger, H. K., Wong, C. A., & Grau, A. L. (2013). Authentic leadership, empowerment and burnout: A comparison in new graduates and experienced nurses. Journal of Nursing Management, 21(3), 541 – 552. doi: 10.1111/j.1365 – 2834.2012.01375.x

MacPhee, M., Skelton-Green, J., Bouthillette, F., & Suryaprakash, N. (2012). An empowerment framework for nursing leadership development: Supporting evidence. Journal of Advanced Nursing, 68(1), 159 – 169. doi: 10.1111/j.1365 – 2648.2011.05746.x

Malloch, K., & Melnyk, B. M. (2013). Developing high-level change and innovation agents: Competencies and challenges for executive leadership. Nursing Administration Quarterly, 37(1), 60 – 66. doi: 10.1097/NAQ.0b013e318275174a

Meljak, B. M., Gallagher-Ford, L., Thomas, B. K., Troseth, M., & Szalacha, L. (2016). A study of chief nurse executives indicates low prioritization of evidence-based practice and shortcomings in hospital performance metrics across the United States. Worldviews on Evidence-Based Nursing, 13(1), 6 – 14. doi: 10.1111/wvn.12133

National Center for Healthcare Leadership. (2015). NCHL health leadership competency model. Retrieved from http://www.nchl.org/static.asp? path=2852,3238

National Defense University. (n. d.). Leveraging power and politics. Strategic leadership and decision-making. Retrieved from http://www. au. af. mil/au/awc/awcgate/ndu/strat-ldr-dm/pt4ch17.html

Newhouse, R. P., & Melnyk, B. M. (2009). Nursing's role in engineering a learning healthcare system. Journal of Nursing Administration, 39 (6), 260 – 262. doi: 10. 1097/NNA. 0b013e3181a7293e

Northouse, P. G. (2018). Leadership: Theory and practice (8th ed.). Thousand Oaks, CA: Sage.

O'Reilly, C. A., Caldwell, D. F., Chatman, J. A., Lapiz, M., & Self, W. (2010). How leadership matters: The effects of leaders' alignment on strategy implementation. The Leadership Quarterly, 21(1), 104 – 113. doi: 10.1016/j.leaqua.2009.10.008

Pelletier, L. R., & Stichler, J. F. (2014). Patient-centered care and engagement: Nurse leaders' imperative for health reform. Journal of Nursing Administration, 44(9), 473 – 480. doi: 10.1097/NNA.0000000000000102

Pesut, D. (2015). Avoiding derailment: Leadership strategies for identity, reputation and legacy management. In J. Daly, S. Speedy, & D. Jackson (Eds.), Leadership and nursing (2nd ed., pp.251 –262). Chatswood, NSW, Australia: Churchill Livingston.

Pfeffer, J. (1992). Managing with power: Power and influence in organizations. Boston, MA: Harvard Business School Press.

Pfeffer, J. (2015). Leadership BS: Fixing workplaces and careers one truth at a time. New York, NY: Harper Collins Publishing.

Ponti, M. A. (2009). Transition from leadership development to succession management. Nursing Administration Quarterly, 33(2), 125 – 141. doi: 10.1097/NAQ.0b013e3181a10cc6

Porter-O'Grady, T., & Malloch, K. (2010). Quantum leadership: Advancing information, transforming health care (3rd ed.). Sudbury, MA: Jones & Bartlett Learning.

Porter-O'Grady, T., & Malloch, K. (2017). Transitional moments: Reflections on fulfilling the professional role across a lifetime. Nursing Administrative Quarterly, 41(3), 237 – 242. doi: 10.1097/NAQ.0000000000000235

R.holm, M. B. (2009). Evidence and leadership. Nursing Administration Quarterly, 33 (2), 168 – 173.

Secretan, L. (2016). What is higher ground leadership®? The Secretan Center. Retrieved from http://www.secretan.com/about-us/higher-ground-leadership/

Shillam, C., Adams, J., Bryant, D., Deupree, J., Miyamoto, S., & Gregas, M. (2018). Development of the leadership influence self-assessment (LISA″) instrument. Nursing Outlook, 66, 130 – 137.

Simonet, D. V., & Tett, R. P. (2013). Five perspectives on the leadership-management relationship: A competency-based evaluation and integration. Journal of Leadership & Organizational Studies, 20(2), 199 – 213. doi: 10.1177/1548051812467205

Spears, L. C. (1995). Reflections on leadership: How Robert K. Greenleaf's servant leadership influenced today's top management thinkers. New York, NY: John Wiley & Sons.

Speedy, S., & Jackson, D. (2015). Power, politics and gender: Issues for nurse leaders and managers. In J. Daly, S. Speedy, & D. Jackson (Eds.), Leadership and nursing (2nd ed., pp.37 – 50). Chatswood, NSW, Australia: Churchill Livingston.

Stefl, M. E. (2008). Common competencies for all healthcare managers: The Healthcare Leadership Alliance model. Journal of Health Care Management, 53(6), 360 – 373. Retrieved from http://healthcareleadershipalliance.org/Common％20Competencies ％20for％20All％20Healthcare％20Managers.pdf

Stichler, J. F. (2006). Skills and competencies for today's nurse executive. AWHONN Lifelines, 10(3), 255 – 257. doi: 10.1111/j.1552 – 6356.2006.00047.x

Swearingen, S., & Liberman, A. (2004). Nursing leadership: Serving those who serve others. Health Care Manager, 23(2), 100 – 109.

Uzarski, D., & Broome, M. E. (2019). A leadership framework for implementation of an organization's strategic plan. Journal of Professional Nursing, 35, 12 – 17. doi: 10.1016/j.profnurs.2018.09.007

Wells, W., & Hijna, W. (2009). Developing leadership talent in healthcare organizations. Healthcare Financial Management, 63(1), 66 – 69.

Wood, G., Fromholtz, M., Morrison, R., Seet, P.-S., Wiesneer, R., & Zeffane, R. M. (2012). Organisational behavior: Core concepts and applications. Melbourne, VIC, Australia: John Wiley & Sons.

Worral, P. S. (2006). Traveling posters: Communicating on the frontlines. In R. F. Levin & H. R. Feldman (Eds.), Teaching evidence-based practice in nursing (pp.337 – 346). New York, NY: Springer Publishing Company.

第七章

建立有凝聚力的高效团队

玛丽昂·E.布鲁姆和伊莱恩·索伦森·马歇尔

> 如果你的行动能激励别人有更多的梦想,学习更多的东西,做更多的事,成为更多样的人,你就是一个领导者。
>
> ——约翰·昆西·亚当斯

本章目标

- 讨论团队和团队合作对任何医疗卫生组织的成功的中心作用。
- 描述基于价值的医疗卫生中团队护理的重要性。
- 讨论在组织中建立有效网络的核心价值的重要性。
- 描述团队下属的基本组成部分,以及领导者如何培养敬业的下属。
- 识别团队发展、培养和维持的阶段。
- 描述在组织中指导领导者建立团队的技巧。
- 讨论团队内部和团队间冲突的管理策略。

引言

在商业和医疗卫生领域,团队领导是最常见的功能结构和期望。一个有效的团队会放大领导者的权力,而领导者赋予团队成员权力,就会在各个层面扩展整个组织的能力。在复杂性科学的理想情境下,自组织跨专业团队在跨系统的重大问题上工作,以实现组织的特定目标。这样的结构有巨大的潜力释放能量,鼓励承诺和责任,并促进创造力。对跨专业合作的新兴趣,以及虚拟团队成员的技术可能性(Orchard, King, Khalili, & Bezzina, 2012),提供了扩大团队合作概念的承诺,包括咨询专家、社区员工、患者和其他人。这种团队合作的全部潜力还有待发掘。

团队遍布整个医疗卫生组织。从广义上讲,团队的概念是指任何致力于医疗卫生服务目的的专业人士和其他人员。许多研究为团队在医疗卫生领域的管理和决策方法提供了依据(Clark,2009;Humphrey,Morgeson,& Mannor,2009;Kearney & Gebert,2009;Mitchell et al.,2012;Reeves,Perrier,Goldman,Freeth,& Zwarenstein,2013)。然而,激励不同学科的成员自然地合作,最大程度地发挥其作用和效力并不容易。

跨专业教育协作组织(The Interprofessional Education Collaborative,IPEC)由包括美国护理院校协会(AACN)在内的六个国家卫生专业协会的领导人组成,概括了合作实践的四个能力领域(Interprofessional Education Collaborative Expert Panel,2016)。它们是:

1. 与其他职业者进行跨专业合作,保持相互尊重和共享价值观的氛围(跨专业实践的价值观或伦理)。

2. 利用自己的角色和其他职业的知识,适当评估和解决患者的医疗卫生需求,并促进和提高人口健康(角色或责任)。

3. 以负责任的态度与患者、家庭、社区和卫生及其他领域的专业人员进行沟通,支持团队方式来促进和维护健康和预防和治疗疾病(跨专业沟通)。

4. 应用关系建立的价值观和团队动力的原则,在不同的团队角色中有效地执行计划、实施和评估以患者为中心的护理和人口健康项目和政策,这些项目和政策是安全、及时、高效、有效和公平的(团队和团队合作)。

2016 年,IPEC 理事会重申了这些能力,将能力模型牢固地建立在专业间合作的单一领域,并扩大能力范围,更好地整合整个卫生和合作专业的人口卫生方法,以加强合作,改善个人照护和人口健康结局(Interprofessional Education Collaborative Expert Panel,2016)。在这 4 个全面的能力中有 39 个次级能力,所有健康专业学校都应审查并酌情将其纳入课程及经验团队为基础的学习机会。

例如,基于南卡罗莱纳医科大学(Medical University of South Carolina)开发的一个框架,一个由卫生专业人士组成的协作小组描述了每个团队成员所需的四种关键行为,以改变成员对如何在团队中相互交流的"了解方式"。这些行为是① 准备;② 思考;③ 练习;④ 行动。成功的变革将在很大程度上依赖于一位能够真正激励他人超越个人专业领域和偏见、改变个人对权力和影响力的看法的领导者。其结果将改善患者和客户的质量指标,以及对团队服务提供者的满意度。作为一个整体,团队必须能够作为一个以患者为中心的单位,基于证据开展实践。这些团队在环境中使用信息系统,以最大程度地提高效率,并根据患者个体量身定制干预措施,提供最高质量的护理。

跨专业教育始于卫生专业培训期间，必须包括学生在团队中接受临床培训的机会。目前，有一些模式的护理服务反映了跨专业护理的核心原则。这种情况正在改变，并将随着我们走向基于价值的医疗模式而继续改变。对于这一转变至关重要的是领导者能够在互动和决策中建立协作实践的模式，否则学生将无法学到最重要的信息：以患者为中心的护理需要许多团队成员的知识、技能和经验。

建立有效的团队：招聘、保留和发展

在许多情况下，建立团队是领导者的工作。在另一些情况下，领导者必须学会与现有人员一起工作，这些人由于其职位和职责范围，在逻辑上是一个团队的成员。团队领导力可以同时激励和满足领导者和团队成员。领导者必须在建立团队成员满意度和推动团队生产力之间取得平衡。人们往往倾向于关注构建团队的动态过程，但是过于强调这个组成的领导者可能会忽视团队要完成的实际工作。循证实践（evidence-based practice，EBP）和当前结局视角要求对团队进行评估，主要依据其生产力、患者结局和工作的成功（Körner，Ehrhardt，& Steger，2013）。个人承诺，团队满意度，或令人印象深刻的团队过程不能取代对临床和组织结果的积极影响。因此，变革型领导者的愿景不仅是团队精神和活动，而且是团队的实际成就，以改善被服务的人的生活。懦夫不适合领导一个成功的团队。

对于领导者来说，最重要的活动是招聘、发展、培训和留住团队成员。的确，在医院，人力资源管理不善与患者病死率和异常的人员流动成本有关（Needleman et al.，2011）。在急症护理医院环境以及流动和社区护理机构的背景下，医疗卫生中的团队的概念是重要的。社区卫生和初级保健以及跨机构中有一些最有效的团队模式。事实上，在社区环境中，跨专业合作往往更强、更健康（Reeves，Lewin，Espin，& Zwarenstein，2011；Thistlethwaite，2012）。医疗卫生组织的复杂性和速度需求团队解决问题的方法以及理解并促成团队成就的领导者。当前和未来的医疗卫生挑战要求改变照护服务、评估和补偿的方式。随着技术的发展，提供医疗服务的新方式将会出现，领导者必须思考如何实施新的医疗模式。没有一个单独的人可以解决如此复杂的问题，照顾患有复杂慢性疾病的个体，甚至来自任何一个学科的多个人也不可能。我们需要多样化的视角，领导者不仅要管理这种多样性，还要接受它。

无论当前的背景或任务是什么，招募最佳团队成员的计划都是至关重要的。领导者的招聘和分配团队的计划应该包括明确的目标、长期的预测、潜在候选人的分析，以及吸引和保留团队中最优秀的人才的具体策略。领导者可能会偶尔雇佣合适的人来领导一个重要的基于团队的计划，但在其他情况下，一个人要么继承一个团队，要么拥有有限的资源来建立正确的团队，这些情况需要不同的方法。

招聘最佳团队成员是当前有效管理需求与未来人力资本长期投资之间有一个谨慎合作的领域。每个团队都应至少有一名对医疗卫生行业相对陌生或正在解决的问题的个人。有两个原因。首先，加入团队为该人员提供了一个成长和发展基于团队的技能的机会；其次，这个人可能会对解决问题有一个新的视角。然而，在选择潜在团队成员时，我们通常默认为在特定领域具有经验和责任的行政职位人员。虽然能够指导团队的行政领导至关重要，但仅靠这一点不足以创新应对挑战的解决方案。事实上，人们需要接近这个过程和问题的人，他们在解决过程中有既得利益。这意味着领导者必须依靠个人的力量，以及他们与他人合作的能力，以实现共同目标。

那么，如何评估个人作为潜在团队成员的优势呢？此外，因为需要利用这些优势与团队中的其他人合作，如何"推销"那个忙碌的人，以实现组织目标？这是战略领导者的愿景和计划最有用的地方。

你对反思性问题的回答很重要，因为它们可以指导你招募团队成员。例如，你可能会发现别人没有意识到的优点，而他或她会很高兴听到你的意见。团队成员很可能一开始不会认识到从这样的经验中得到的好处。如果你能够清楚地回答这些问题，那么你在招募最优秀人才方面的成功将会大大提高。

反思性问题

想想你工作的一个问题或议题。假设你需要招募一个团队来解决这个问题。当你在考虑如何选择最好的团队成员，谁是最好的团队成员时，问问自己以下问题：

- 对于这个团队来说，总体的首选结果是什么？
- 实现该结果需要什么样的技能（例如，分析当前问题的处理技能；具备审查成本的财务头脑；组织能力，包括时间管理；建立共识的技巧）？
- 在你的影响范围内，哪些人拥有这些技能？
- 谁的目标与向多元化的个人组成的团队学习以达到预期结果相一致（例如，有人表示有兴趣参与到组织的领导中）？
- 每个人加入团队可能获得什么好处？

领导团队

在具有凝聚力和前瞻性思维文化中工作的团队

为什么一个有效的团队对促进具有前瞻性的文化很重要？有人可能会问："什么

是有凝聚力的、具有前瞻性的文化？"具有前瞻性思维的企业文化着眼于未来,对所做的工作及其预期产生的影响水平有清晰的愿景和使命陈述。在这些组织中,个人会主动考虑可能会促进组织抓住重要机会的替代方案。当问题或挑战出现时,具有前瞻性文化的领导者不会解释或否认问题,而是讨论组织应对挑战的方法,以保持稳定和有效地完成任务。一个有凝聚力的文化对这些挑战是透明的,组织中的大多数人都有兴趣为寻找问题的解决方案而贡献自己的努力。

这就是团队及其领导者可以发挥主要作用的地方。任何领导者的大部分工作都是组建团队。通过构建团队,你正在构建一个成为组织文化的团体。在这种情况下,领导者的重要作用包括提供清晰的愿景和预期的结果,以指导团队成员的工作,指导团队成员和领导者在过程中经历不可避免的冲突以获得结果,以及在精力匮乏时激励团队(Wang, Waldman, & Zhang, 2013；West, Lyubovnikova, Eckert, & Denis, 2014)。

这些团队建设的功能要求团队领导者受到团队成员的高度尊重和信任,但领导一个团队也需要一个人有选择地、诚实地分享弱点。当一个领导者表现出脆弱时,他或她会变得更平易近人和谦逊。毫不犹豫地依靠直觉(经验和智慧)来解释环境中的线索,帮助团队成员知道何时以及如何处理问题并做出决定。以同情和坚定的态度管理团队成员,这是一种"强硬的同理心"。团队成员需要知道领导者是有热情的,关心他们和他们的工作。此外,不要害怕展示你作为领导者的不同之处,学会分享你自己的独特之处(Goffee & Jones, 2011)。

有效的团队会在一段时间内(有时是分阶段)一起工作,通过识别核心价值观来创建一个互相尊重、共享的亚文化。此过程允许团队成员分析支持所审查的挑战的证据。团队成员将来鼓励个人的想法和贡献,相互思考提议的解决方案和决定的意外后果,并愿意监督和支持决策的执行。

组织和团队的核心价值观

如果个人缺乏共同的价值观和对彼此的尊重,他们很难在一起工作。核心价值因个人和组织的不同而不同,通常取决于组织的愿景和使命。这些价值观是人们如何工作,特别是如何一起工作的基础和指导原则。方框 7-1 列出了组织中常见的核心价值观的例子。

任何团队的领导者都必须准备好领导一场关于团队核心价值观的讨论,以及这些价值观如何与上级组织相一致。核心价值观通过以下方式影响团队的工作:

● 指导团队提问和应对挑战的方式。

● 当他们收集关于问题的数据,然后彼此之间就他们的发现进行讨论时,积极影响团队如何与组织中的其他人进行讨论。

方框 7-1　组织共有的核心价值观举例

透明度
问责制
信任
接受新思想
灵活性
关心
责任

- 帮助领导者确定团队需要何种信息和指导。
- 帮助领导者指导团队做出决策,尤其是在有不同观点和意见的时候。

因此,两个不同的团队,在不同的核心价值观甚至不同的领导者的指导下,可能会在不同的时间表上对同一个问题达成不同的解决方案。这是方框 7-2 中提出的"行动中的领导力"情景。

方框 7-2　行动中的领导力:核心价值观

读完案例后,和你的同学或同事讨论一下你对下面的反思问题的回答。

A 组和 B 组被要求开发一个流程来改善急诊科的分诊和护理服务,以减少等待时间,提高患者和家属的满意度。在最初的会议上,A 组将其核心价值观确定为创新、透明度、灵活性和共识。B 组的核心价值观是团队合作、证据、包容、透明。

A 组:在第二次会议上,A 组的领导者鼓励团队成员查看他们要求的数据(当前等待时间、当前流程等),并考虑所有减缓将患者安置在护理室的过程的因素(例如,在房间的时间长度、他们在整个访问过程中所做的事情等)。团队成员被要求单独列出策略,解决导致时间增加和满意度降低的每个因素。每个人分享自己的想法后,寻求不同因素的共性,并确定共同的策略。

在第三次小组会议上,整个小组设计了可实施和评估的变革试点验证。在 1 周后的第四次会议上,小组分析了每次小规模变革所需的时间、精力和中断的"成本",并决定如何评估每项更改的有效性,以实现提高患者满意度和缩短等待时间的目标。他们还决定服务人员的满意度至关重要,并将此纳入他们的评估计划。最后,根据这些决定,他们优先考虑应首先实施哪些变革测试,其次实施变革验证等。这个过程花了 4 周时间,每周有一次 2 小时的会议。

B 组:B 组还要求根据数据做出决策。团队成员在第二次会议中花时间讨论数据如何不完整,并且无法掌握整个情况。在第二次会议上,领导者要求他们集思广益,讨论所涉及的因素和潜在的策略。在急诊室工作时间最长的两名成员和另一名最高级别管理者,发言最多并做笔记,其他人点头表示同意。当团队领导者询问是否有其他想法时,不会再有任何想法。

在一周后的第三次会议上,原小组的1/3由于"时间冲突"而没有返回参会;然而,两位经验丰富的人返回并领导了会议。确定了解决问题的一种新方法,并决定将实施和评估这一办法。正式领导者感谢大家的到来,并思考如何"在我们有限范围内"有效地工作。这个过程花了三周时间。

尽管关于医疗卫生组织中基于团队的护理需求的讨论非常盛行,但一些同事提醒我们,他们在共享领导力和共享决策方面面临的种种挑战,尤其是在复杂的医疗卫生组织中(West et al.,2014)。许多人报告说,在一天中,跨学科团队成员作为一个团队实际工作的时间相对较少。大多数情况下,他们通过各自的角色为患者提供个人支持,只有在极少数情况下,如临床急诊,他们才会跳出角色,真正作为协同团队一起工作。地盘之争,知识水平和经验的差异,以及难得的小组谈话机会,都可能导致一种竞争的氛围,每个人都在努力做正确的事情(Gerardi,2010)。对这种常见情况的解释如下:

- 今天的医疗卫生专业人员在学习成为护士、医生、理疗师或团队其他成员时没有一起接受过培训。
- 专业人员个体加入医疗队伍后,他们作为团队成员的表现没有得到奖励。
- 照护的实施和结局没有因为团队护理的成功而得到补偿;相反,护士、医生和其他卫生专业人员提供的照护需要单独的成本和收费。
- 在许多情况下,各个职业的核心价值是不同的,如果要让高效、优质的团队成为医疗卫生组织的核心,必须共享和讨论。

各学科的新毕业生报告说,虽然他们可能接触过医疗卫生领域的教师团队,但在实践中也有一些例子。在汤姆森(Thomson),乌特勒姆(Outram),吉莉安(Gilligan)和莱韦特-琼斯(Levett-Jones)(2015)的一项研究中,参与者分享了他们观察到的对其他专业人员的负面刻板印象、等级沟通和与患者的时间竞争导致了以专业为中心而不是以患者为中心的护理。因此,作为领导者,我们还有很多工作要做,要提醒卫生专业人员,患者是我们工作的中心。

没有所谓的"正确的"或"完美的"团队成员。我们在团队中工作是因为,几个具有个人特点和特长的人的组合比任何特定的人都要好,不管他们有多么出色。当然,团队成员需要具备诚实、尊重、有责任感和愿意参与的基本素质,但选择主导的人格风格并不能让团队受益,无论这种风格看上去多么有能力。

维持高绩效团队

领导者特征对任何团队的有效性都很重要。一些研究已经证实,领导者的变革质量有助于更有效的团队功能。有效的团队需要大量的精力、计划、沟通和对他人的投资。这是由确定的团队领导以及"最高层"的组织领导贡献的。团队领导力的艺术经常被讨论,但很少有完美的。团队的工作需要无缝衔接,目标要大于个人努力的总和。在确定基调以确保每个团队成员清楚地理解他或她的角色,以及每个成员拥有实现其目标所需的资源方面,团队领导者是至关重要的。

以下是任何高绩效团队的关键要素:

- 领导者与所有成员之间,以及所有成员之间的期望和沟通应明确和公开。
- 团队必须就要实现的目标达成共识,通过这些核心价值观来管理对话和分歧,谁将负责向团队提供什么信息,团队在任务完成前多久和多长时间会面一次。
- 每个团队成员都应该对他或她的团队角色内的决策负有完全的责任,这些决策应该在每次会议上公开分享。
- 整个团队必须参与更广泛的战略决策。

高效率和高绩效团队是多样化的。也就是说,成员必须根据自己的年龄、种族、性别、工作经验和文化给团队带来不同的观点。佩吉(Page)(2017)的研究表明,决策团队的多样性是成员提出不同的问题,提出更多样化的解决方案的原因。他还指出,一些研究已经证明了不同流程如何带来更高的利润(基于更好的商业决策)。然而,将来自不同背景的团队成员聚集在一起,可以预见会在团队工作时带来一定程度的分歧或冲突。

团队处理挑战或冲突的方式不同。一些团队通过简单的多数投票做出决定。这种方法的风险在于对团队的关注更少,而对个人的关注更多。在这种情况下,一旦进行投票,所有团队成员都支持这个决定是很重要的。其他团队能够通过共识来工作,这更具有挑战性，但在实现变革时往往更有效。共识要求团队成员一起工作，直到制定出反映整个团队成员的决策，而不需要投票。它的优点是让团队成员共同做出决定。它需要讨论、倾听和妥协。在某些时候，整个团队必须在所有决策的背后，没有团队的全力支持，一个好的决定几乎没有意义。

高效的团队都有目标。成员了解他们的角色和工作的优先级。他们为自己的贡献感到感激，理解行为规范和冲突管理。团队的决策权是明确的，团队成员对成功的构成有一个愿景。团队成员可以自由地参与其中做出贡献，承认并欣赏成员之间的差异。高效团队会有以下行为：

- 管理他们的任务和职责之间的界限。有效的团队能够识别他们可以承担的任务和其他不合适的任务。
- 挑战过程，勇于改变。
- 对实现目标所需要的资源进行现实的评估。
- 自我管理并支持他们的社会氛围（Morgeson，DeRue，& Karam，2010）。

沟通和信息共享可能是团队领导和团队合作最重要的方面。团队成员个人和集体使用所有可用的信息源，包括团队成员本身，对于成功是至关重要的。梅斯梅尔-马格纳斯（Mesmer-Magnus）和达丘奇（DeChurch）（2009）对 72 项独立研究进行了荟萃分析，共计 4 795 个工作团队，17 279 个成员，探讨了团队信息共享。他们发现信息共享对团队绩效、凝聚力、决策满意度和知识整合至关重要。信息共享对各层次的团队绩效具有正向预测作用。维斯特（West）等人（2014）在对医疗卫生和团队功能研究的另一项荟萃分析中发现，组织的各级领导者必须围绕价值观、行为和实践保持一致，这将改变文化，促进安全和高质量的医疗。

反思性问题

事实是，从变革的角度来看，我们甚至还没有开始创造性地思考团队。

1. 思考一个你熟悉的组织。为什么真正的跨专业团队如此之少，包括护士、开业护士、医生、领导、社区成员、患者和学生在内的所有类型的临床人员？什么样的"旧"思维方式，什么样的价值观，什么样的等级结构阻碍了我们包容地思考？

2. 对于团队以高水平运作的领域，其他人会怎么看？团队成员表现如何？他们的结果有多有效？

3. 你的组织目前面临的哪些挑战可以由一个跨专业的团队来更好地评估和管理，授权他们深入了解问题，生成解决方案，并监督变革的实施？

4. 你会为这个团队招募谁？你如何评价它的有效性？作为一个变革型的领导者，你会在它的成功中扮演什么角色？

共享领导力和管理团队冲突

共享领导力反映了我们大多数人工作的组织的复杂性。在一项研究中（Grille，Schulte，& Kauffeld，2015），领导者与团队成员的相似性，以及个人对自己的心理授权和公平奖励的看法，都与共享领导力有关。这意味着团队领导者必须在其团队成员中有很强的可信度，并利用与领导者和组织中信息的公平和平等的途径参与决策过程。在一项关于共享领导力的荟萃分析中（D'innocenzo，Matthieu，& Kukenberger，2014），科学家们发现，过程的复杂程度和团队期望的结果并不总是简单直接的，也就是说，赋予一个团队的任务越复杂，组织内的上级部门也必须提供更多的指导——即使团队中具有共享的领导力。

尽管具有共享的领导力，但当一个人要组织大家或给个人分配任务以完成目标并需要定期互动的时候，矛盾就产生了。不同的团队自然会带来不同的观点。成功团队建设的挑战之一是团队成员之间的认知和期望的潜在差异。团队成员和领导者之间（Gibson，Cooper，& Conger，2009）或团队成员之间（如医生和护士之间，或不同学科的其他代表）可能存在不同的观点。事实上，目前的观点表明，团队成员之间健康、尊重的分歧保证了公开、透明和基础广泛的决策（Broome，2015）。然而，许多团队的分歧绝不是公开和透明的！相反，在会议结束后，经常会以小组、咖啡室或走廊谈话的方式讨论分歧，这个过程可能会对团队运作造成干扰，有时可能变得有害。领导者必须勇敢地面对这些行为，并为团队树立前进的榜样。

所有人类动态都有潜在的冲突。在任何工作环境中，冲突都是不可避免的（Greer，Caruso，& Jehn，2011）。此外，认识到人类在个人经验、观点和价值观方面的多样性和根本差异，就是承认冲突是人类交往的正常特征。冲突是人类的一种经历。特别是高度多样化的劳动力和高风险的复杂环境中下，冲突会发生。

护理和医疗卫生组织尤其容易发生冲突，因为每天有不同的期望、角色和责任的个人之间发生的互动次数较多。这些相互作用（当冲突发生时）可能会影响患者和专业人士在工作场所的安全（Rosenstein，Dinklin，& Munro，2014）。冲突是无法消除的，特别是在医疗卫生组织中，这些组织具有广泛的压力因素以及学科和职业的多样性。一位专业调解员指出了为什么医疗卫生环境特别充满冲突的可能性：

医疗卫生专业人员的典型一天像一场疯狂的比赛，涉及协调资源、提供照护、执行程序、收集数据、整合信息、对紧急情况做出反应、解决问题，以及与不同群体的人进行互动。不管专业人员的角色是什么，作为一个群体，医疗卫生专业人员比其他任何职业都面临更多的冲突和更大的复杂性。尽管在平衡相互竞争的利益、理念、培训背景、充足资源的无穷无尽的问题以及他们所从事的工作的情感质量方面存在挑战，但很少有医疗卫生专业人员有机会学习协调周围环境所必需的技能和流程(Gerardi，2010)。

冲突的其他原因包括：① 视角、能力、信息获取和策略重点的差异引发的分歧；② 缺乏明确的目标和角色(Rosenstein et al.，2014)；③ 信息超载、信息不准确和对关键情况的理解差异(Broome & Gilbert，2014)。临床决策的日益复杂，以及为任何特定患者做出临床决策的人的范围，也可能基于信息和实践问题的模糊性造成了误解和冲突(Sitterding & Broome，2015)。

积极、健康的专业护理环境在减少错误、提高安全性、缓解压力和总体上增强患者和护理者体验方面具有显著差异(Doucette，2008)。很少有人有解决冲突的经验或培训。因此，领导者的基本角色是理解、接受和有效处理冲突的能力。冲突不仅仅是一个"必要的麻烦"，而且可以是学习和洞察的资源，最重要的是，创造性的解决方案(Broome，2015)。因此，领导者对组织的最大利益不是消除冲突，而是接受冲突，并"将管理冲突的机制制度化"。不幸的是，大多数医疗照护专业人员的临床和领导培训都没有让他们做好应对冲突管理和解决现实的准备。

反思性问题

1. 当有不同意见的人在会议上强烈表达意见时，你是什么感觉？
2. 当不同的意见让其他团队成员感到不舒服时，你或其他人使用了什么策略来化解这种情况？
3. 作为一个团队的领导者，你能想象自己在冲突的观点之间使用协商的力量，鼓励那些沉默的成员分享他们的想法，并提出一些潜在的解决方案吗？
4. 如果你觉得不合适，或者无法想象自己使用这些策略，你还能从其他有效的领导者身上学习吗？

处理好冲突是一门艺术。基本原则包括：首先，作为一名领导者，重要的是要克制自己的情绪反应。利用你最高水平的情商，这可以帮助你把冲突局势化作学习的机会。

有效的领导者用敏锐、冷静和智慧来处理冲突。在冲突局势中可采用的有用策略包括：

- 退后一步，坚定立场，反思双方的观点，以富有同情心的调解人或治疗师的身份处理问题。

- 记住,你是领导者,而不是家长或裁判。检查自己对冲突的想法和感受。如果这是有帮助的,与一个信任的人在冲突之外分享,以确保你的思考是理性的。
- 目的是支持他人解决分歧。仔细而公平地计划你对卷入冲突的人的反应。
- 除了倾听,不要对各方做出反应。然后仔细倾听并做出反应,在口头或书面总结中反映各方的观点。
- 作为领导者,你可以设定任何正式会议时间、地点和议程,以便解决问题。问问题,再听一遍。将事实与观点(包括你自己的观点)分开,同时考虑相关各方的观点。
- 把他人与你自己的问题分开。很少有人仅仅是"很难相处",尽管挫折可能会让你或其他人这样理解。思考一下"难相处的人"所处的环境有助于更好地理解这个观点。
- 最后,坚持维护人与人之间的尊重和工作关系的目标。

有时,向冲突双方提供彼此观点的明智解释就足够了。如果没有,花时间规划你的回复,以书面形式记录下来,追究各方责任,跟进,酌情咨询内部或外部专家,并在可能的情况下态度坚定但温和。促进妥协和合作。帮助别人走出那些有时因恶言恶语陷入的困境。你可能需要诉诸重新分配或其他方法来简单地分开双方。不管是什么方法,强调每个人的优点,允许挽回面子的积极回应,不要对怨恨做出回应。

在开始使用本节所述的策略之前,你可能会发现,评估自己对冲突的缓和程度是有用的。其中最常见的工具是托马斯-基尔曼冲突模式工具(Thomas-Kilmann Conflict Mode Instrument)(Thomas & Kilmann,1974),也称为冲突解决量表(Conflict Resolution Scale),此量表已经在研究和商业中使用了几十年,可在线获得。分析工具的结果需要收取少量费用,但从评估中收集到的信息可能值得花费。

偶尔,冲突可能会升级,超出你作为领导者的能力来解决它们。如果问题特别复杂或危险,请一名调解人来避免全面的诉讼可能会有所帮助,因为对组织和人力资源来说,诉讼成本很高。一旦冲突各方聘请律师,规则就会改变,必须通过法律解决。

新手领导者很快会了解到,作为领导者,他们的职责之一就是背负着组织中某些员工的冲突、不当行为和损害的机密情况。一些损害可能指向领导者。出于与你个人无关的怨恨而进行的谈话可能会产生针对你作为领导者的情绪。可以与其他人交谈,但你必须承担保密的责任。

干预冲突局势

除了实际冲突解决的个案,明智的领导者还会为员工提供处理冲突的培训和教育。因为这个话题在培养卫生专业人员的教育项目中明显缺失或被低估,作为领导者,加强意识和教育同事就成了你的责任。这可以通过研讨会、继续教育项目、邀请专家、员工会议、静修和其他项目来积极主动地实现。从局部来看,它至少和任何临床更新一样重要。角色扮演和跨学科的培训可能特别有帮助。

卫生专业人员接受过解决问题的培训。他们是评估问题、制定计划和策略、保护资源、治疗疾病等方面的专家,也让其他人参与解决产生冲突的问题:

- 利用非威胁性的、合作的目标设定和流程,让同事在工作中发现并解决与自己团队和单位的人际冲突相关的问题。
- 对解决复杂问题的替代方案保持开放的态度。
- 鼓励创新,而不仅仅是制定新的政策、方针或计划。
- 提供一个信任和支持的环境。
- 添加适量的幽默不会造成伤害,而且往往有助于帮助开展较为困难的对话。

一个关键的目标是为人们提供一个清晰的流程,在不损害关系或组织士气的情况下独立解决问题。如果没有一个可靠的结构化过程,员工不仅会陷入最终结果的困境,还会陷入如何解决问题的困境。此外,系统性的方法可能会促进各方友好,并防止出现各方"折中"或陷入僵局的不太理想的结果。提供可行的机制,促进开放、支持、友好和鼓励深思熟虑,以解决整个人际关系环境和各级领导之间的问题,是具有挑战性的任务,但值得付出努力。成功的冲突解决可以改善治疗环境,加强人际关系,创新过程,共享意义和新故事(Rahim,2011)。方框 7-3 列出了鼓励团队合作和解决工作场所冲突的一些资源。

方框 7-3　新媒体资源：促进团队合作、化解冲突

TED 演讲

Edmondson, Amy, 2017 年 10 月,"How to Turn a Group of Strangers Into a Team"(13 分钟)。

Conley, C, 2018 年 9 月,"What Baby Boomers Can Learn From Baby Boomers-and Vice Versa."(22 分钟)。

Lorenzo, R, 2017 年 10 月,"How Diversity Makes Teams More Innovative"(11 分钟)。

博客

Attfield, Bev,来源:www.blog.jostle.me, "7 Ways to Create a Culture of Teamwork in the Workplace." *JOSTLE: Employee Engagement & Internal Communication*.

Kim, Larry,来源:The WordStream Blog, "Twenty Ways to Improve Your Presentations." 2018 年 4 月 13 日

Wachtel,T,来源:Element Three Blog, "5 Companies With Core Values That Stand Above the Rest.", 2019 年 4 月 9 日

在线资源
TeamSTEPPS：https：//www. AHRQ.gov
TeamSTEPPS app store（免费）

是否存在有益的冲突？

在健康的工作环境中，争吵、不同意，甚至建设性的冲突都能释放出创造性的能量，寻求共识，促进有效的决策。要警惕"是"文化，在这种文化中，人们只告诉你他们认为你想听的话，或者持不同意见的人在会议上安静地坐着，什么也不说，然后在走廊上与他人议论，破坏领导力和决策。或者，他们静静地坐着，什么也不说，然后消极地抵制进步或改变的努力。那些最不可能表达不同意见的人可能正是你应该倾听的人！

想一想，知道谁不同意一个决定，以及为什么那个人不同意，实际上可能会帮助你做出不同的决定，以更有效的方式执行一个决定，阐明你的理由，或邀请一个更好的改变。然而，过多的"不"文化会扼杀进步。在这种文化中，员工们拥有否决或抵制每一个决定的全部权力。罗伯托（Roberto）（引用于 Lagace，2005）还描述了一种"也许"文化，在这种文化中，领导者和下属会陷入分析的困境，抵制模棱两可，继续收集信息，努力获得正确答案的确定性。这样的环境会使领导者和整个组织无法行动。在这种情况下，一点建设性的冲突可以推动决策过程。管理得当的冲突能使其他人在解决冲突和问题的方法上更有创造性和创新精神。前面提到的创造性损耗依赖于不同的观点和提供的"安全空间"，在这里，持不同观点的人可以表达自己的观点。在这些对话中，禁止对他人及其思想进行人身攻击是至关重要的。

然而，记住你寻求的是建设性的冲突。这就是艺术所在：决定如何使分歧和争论具有建设性。建设性的冲突可以培养批判性思维、积极参与、激烈辩论和承诺，从而在建立共识的同时提高决策的质量（见方框 7-4，它描述了一个名为"集体的智慧"的框架，用于创造性地解决冲突）。

共识必须以目标和行动为导向，而不是以情感为基础。当一个组织中的冲突非常严重时，无论是正式的还是非正式的领导者，都必须诚实和透明地指出问题所在。它有助于建立内部对话的基本规则，明确角色，认识认知和沟通方式的差异，并建立相互尊重。这个过程必须是公平的，以促进对决定的最终承诺。建设性的冲突不会导致每个人都达到他们想要的结果。当一个组织中出现冲突时，至关重要的是所有

方框7-4　集体的智慧

当代医疗卫生的各种复杂问题提出了许多必须解决的挑战，以实现护士在实践、教育和研究方面的目标。我们高度规范的职业往往反映出实现质量和一致性的僵化方法，这往往导致教育创新较少，创新和培训的成本更高（Broome，2015）。要解决这些复杂的问题，需要采取更灵活、更有凝聚力和更具包容性的方法，以确保更多地为患者提供高质量的护理。希尔（Hill），班杜（Bandeau），特鲁洛夫（Truelove）和莱恩巴克（Lineback）（2014）提出了一个框架，可以促进这样的解决过程的发生。该框架有三个主要部分。

创造性交流是指讨论、辩论和探索驱动的关于手头的复杂问题范围的学习。但交流不仅仅是谈论这个问题。它涉及对造成当前局势的各种因素以及预期的未来状态进行诚实、公开的审查。为了达到这种对话水平，个人必须放弃他们在想法和解决方案方面的领地。变革型领导者必须呼吁、鼓励，然后参与这些讨论，以激励他人并为他人树立榜样。

创造性敏捷性指的是通过"快速循环"试点（或变化的小测试）创建和实施的方法，这些方法被密切监测和评估，以评估其实现变化目标的有效性。集体的智慧框架的这一特殊方面从来都不是护理专业的强项。我们倾向于延长对问题的讨论，并对提出的解决方案进行长时间的辩论，而不采取"行动"和执行。为了实现创造性的敏捷性，我们需要领导者不仅允许改变项目的试点向前推进，而且让那些测试试点项目的人对评估其影响负责，然后与他人交流过程和结果。

创造性的解决方案需要有敬业精神的领导者和下属，他们可以与具有不同观点和工作项目的人一起工作，但他们可以确定共同的目标和结果。复杂问题的解决需要个人付出代价，因为没有一个单独的团体或派别能够达到想要的全部结果。相反，创造性的解决方案反映了截然不同和对立的观点，并以一种允许，甚至促进解决这些复杂问题的创新方法的方式汇集在一起。

人都能自由地表达他们的观点。奥姆斯特（Almost）等人（2016）描述了影响冲突和冲突管理风格选择的前因，包括个人特征、环境因素和人际条件。最常见的原因包括缺乏情商、某些个性特征、糟糕的工作环境、角色模糊、缺乏支持和沟通不善。

有时候由于说话大声的成员常常会垄断讨论，对于小组的领导者来说，询问每个成员的具体想法是很重要的。每个成员都必须感到受到尊重，并理解指导最终决定的标准。此外，以下的"行为"准则应该在冲突的讨论中讨论。

1. 每个成员都应该有机会说出他的想法，并向小组成员描述对正在讨论的话题的感受。

2. 未经本组明确许可，不得与本组以外的成员进行会议外谈话。

3. 在任何情况下,小组成员都不应该在会议之外向其他人透露他们在讨论期间的立场和意见。

4. 所有团队成员都应该有充分的机会来表达他们的观点,并讨论他们如何以及为什么与其他团队成员不一致。

5. 团队成员应该感到决策过程是透明的;也就是说,审议工作相对而言没有秘密的幕后操纵。

6. 团队成员应该相信,领导在做决定之前认真听取了他们的意见,认真考虑了他们的意见。

7. 成员们需要认识到,他们有真正的机会影响领导者的最终决定。

8. 所有成员都需要对最终决定的逻辑依据有清晰的理解(Lagace,2005,p.3)。

领导者们努力达成共识

对领导者和下属来说,知道他们在一起工作是令人安心的。共识不是盲目的。这是通过社会融合实现的(Stephen,Zubasek,& Goldenberg,2015)。共识是在个人能够在两三个人的小组中提出自己的最初想法,并解释为什么他们认为这些想法有助于解决手头的问题之后出现的过程。这些小群体的想法随后被派遣到一个大群体中,并在其中达成一致意见。

一致意见通常比多数投票更有效,多数投票在决定做出后会自动引起反对意见。协商一致代表了对行动方针的一般高水平的承诺、对过程的认同以及对工作方向的共同理解。正是通过共识,团队才能推进组织的愿景和任务。

对于领导者来说,建立和维持有效的团队可能是最具挑战性的任务之一。但是,在各种头脑和心灵之间就棘手问题达成共识所带来的回报,远远超出个人提供的任何独特的创造性方法。团队合作是医疗卫生决策和进步的规范和要求。让它成为一种观察健康、有效的团队的实践,并审查他们的领导者的特点和他们是如何运作的。你对医疗卫生行业更美好未来的贡献可能是你自己团队的工作。

参考文献

Almost, J., Wolff, A., Stewart-Pyne, A., McCormick, L., Strachan, D., & D'souza, C. (2016). Managing and mitigating conflict in healthcare teams: An integrative review. *Journal of Advanced Nursing*, 72(7), 1490-1505. doi: 10.1111/jan.12903

Broome, M. (2015). Collective genius. *Nursing Outlook*, 63(2), 105-107.

Broome, M. E., & Gilbert, J. (2014). Developing and sustaining self. In J. Daly, S. Speedy, & D.

Jackson (Eds.), *Leadership and nursing: Contemporary perspectives* (2nd ed., pp.199 - 212). Sydney, NSW, Australia: Elsevier.

Clark, P. R. (2009). Teamwork: Building healthier workplaces and providing safer patient care. *Critical Care Nursing Quarterly*, *32*(3), 221 - 231. doi: 10.1097/CNQ.0b013e3181ab923f

D'Innocenzo, L., Mathieu, J. E., & Kukenberger, M. R. (2014). A meta-analysis of different forms of shared leadershipteam performance relations. *Journal of Management*, *20*(10), 1 - 28. doi: 10.1177/0149206314525205

Doucette, J. N. (2008). Conflict management for nurse leaders. In H. R. Feldman et al. (Eds.), *Nursing leadership: A concise encyclopedia* (pp. 125 - 128). New York, NY: Springer Publishing Company.

Gerardi, D. (2010). *Conflict management training for health care professionals*. Retrieved from http://www.mediate.com/articles/gerardi4.cfm

Gibson, C. B., Cooper, C. D., & Conger, J. A. (2009). Do you see what we see? The complex effects of perceptual distance between leaders and teams. *Journal of Applied Psychology*, *94*(1), 62. doi: 10.1037/a0013073

Goffee, R., & Jones, G. (2011). Why should anyone be led by you? In *Harvard business review, on leadership* (pp.79 - 95). Boston, MA: Harvard Business Review Press.

Greer, L. L., Caruso, H. M., & Jehn, K. A. (2011). The bigger they are, the harder they fall: Linking team power, team conflict, and performance. *Organizational Behavior & Human Decision Processes*, *116*(1), 116 - 128. doi: 10.1016/j.obhdp.2011.03.005

Grille, A., Schulte, E. M., & Kauffeld, S. (2015, February 4). Promoting shared leadership: A multilevel analysis investigating the role of prototypical team leader behavior, psychological empowerment, and fair rewards. *Journal of Leadership & Organizational Studies*, *22*(3), 324 - 339. doi: 10.1177/1548051815570039. Retrieved from https://journals.sagepub.com/doi/abs/10.1177/1548051815570039#

Hill, L., Bandeau, G., Truelove, E., & Lineback, K. (2014). *Collective genius: The art and practice of leading innovation*. Boston, MA: Harvard Business Review Press.

Humphrey, S. E., Morgeson, F. P., & Mannor, M. J. (2009). Developing a theory of the strategic core of teams: A role composition model of team performance. *Journal of Applied Psychology*, *94*(1), 48 - 61. doi: 10.1037/a0012997

Interprofessional Education Collaborative Expert Panel. (2016). *Core competencies for interprofessional collaborative practice: 2016 update*. Washington, DC: Interprofessional Education Collaborative.

Kearney, E., & Gebert, D. (2009). Managing diversity and enhancing team outcomes: The promise of transformational leadership. *Journal of Applied Psychology*, *94*(1), 77. doi: 10.1037/a0013077

Körner, M., Ehrhardt, H., & Steger, A. K. (2013). Designing an interprofessional training program for shared decision making. *Journal of Interprofessional Care*, *27*(2), 146 - 154. doi: 10.3109/13561820.2012.711786

Lagace, M. (2005, June 6). Don't listen to "Yes." In *Harvard Business School, working knowledge: The thinking that leads*. Retrieved from http://hbswk.hbs.edu/item/dont-listen-to-yes

Mesmer-Magnus, J. R., & DeChurch, L. A. (2009). Information sharing and team performance: A meta-analysis. *Journal of Applied Psychology*，94(2)，535－546. doi：10.1037/a0013773

Mitchell，P.，Wynia，M.，Golden，R.，McNelis，B.，Okun，S.，Webb，C.，... Von Kohorn，I. (2012). *Core principles and values of effective team-based health care*. Discussion paper. Washington，DC：Institute of Medicine.

Morgeson，F. P.，DeRue，D.，& Karam，E. (2010). Leadership in teams：A functional approach to understanding leadership structures and processes. *Journal of Management*，36(2)，579－587.

Needleman，J.，Buerhaus，P.，Pankratz，V. S.，Leibson，C. L.，Stevens，S. R.，& Harris，M. (2011). Nurse staffing and inpatient hospital mortality. *New England Journal of Medicine*，364 (11)，1037－1045. doi：10.1056/NEJMsa1001025

Orchard，C. A.，King，G. A.，Khalili，H.，& Bezzina，M. B. (2012). Assessment of interprofessional team collaboration scale (AITCS)：Development and testing of the instrument. *Journal of Continuing Education in the Health Professions*，32(1)，58－67. doi：10.1002/chp.21123

Page，S. E. (2017). Diversity bonuses and the business case. In *The diversity bonus. How great teams pay off in knowledge economy* (pp.184－208). Princeton，NJ：Princeton University Press.

Rahim，M. (2011). *Managing conflict in organizations* (4th ed.). Piscataway，NJ：Transaction Publishers.

Reeves，S.，Lewin，S.，Espin S.，& Zwarenstein，M. (2011). *Interprofessional care for health and social care*. Oxford，UK：Wiley-Blackwell.

Reeves，S.，Perrier，L.，Goldman，J.，Freeth，D.，& Zwarenstein，M. (2013). Interprofessional education：Effects on professional practice and healthcare outcomes (update). *Cochrane Database of Systematic Reviews*，3(3)，CD002213. doi：10.1002/14651858.CD002213.pub3

Rosenstein，A.，Dinklin，S.，& Munro，J. (2014). Conflict resolution：Unlocking the key to success. *Nursing Management*，45(10)，34－39. doi：10.1097/01.NUMA.0000454027.46483.4f

Sitterding，M.，& Broome，M. E. (2015). *Information overload：Framework，tips，and tools to manage in complex healthcare environments*. Washington，DC：American Nurses Association.

Stephen，A.，Zubasek，P.，& Goldenberg，J. (2015，July 24). People offer better ideas when they can't see what others suggest. *Harvard Business Review*. Retrieved from https://hbr.org/2015/07/people-offer-better-ideas-when-they-cant-see-what-others-suggest

Thistlethwaite，J. (2012). Interprofessional education：A review of context，learning and the research agenda. *Medical Education*，46(1)，58－70. doi：10.1111/j.1365－2923.2011.04143.x

Thomas，K. W.，& Kilmann，R. H. (1974). *The Thomas-Kilmann conflict mode instrument*. Mountain View，CA：Xicom.

Thomson，K.，Outram，S.，Gilligan，C.，& Levett-Jones，T. (2015). Interprofessional experiences of recent healthcare graduates：A social psychology perspective on the barriers to effective communication，teamwork，and patient-centered care. *Journal of Interprofessional Care*，29(6)，634－640. doi：10.3109/13561820.2015.1040873

Wang，D.，Waldman，D.，& Zhang，Z. (2013). A meta-analysis of shared leadership and team effectiveness. *Journal of Applied Psychology*，99(2)，181－198. doi：10.1037/a0034531

West，M.，Lyubovnikova，J.，Eckert，R.，& Denis，J. L. (2014). Collective leadership for cultures of high-quality health care. *Journal of Organizational Effectiveness：People and Performance*，1(3)，240－260. doi：10.1108/JOEPP－07－2014－0039

第三部分

引领新的护理模式设计

第八章

创建及塑造支持卓越实践的组织环境和文化

梅根·R.温克勒和伊莱恩·索伦森·马歇尔

创造性有两种,一种是唱歌和跳舞,另一种是为歌手和舞者创造充分展示其才华的环境。

——沃伦·G.本尼斯

本章目标

- 描述组织环境和文化的重要性及其与积极的患者、医疗卫生提供者及组织结果的关系。
- 概述医疗卫生机构中卓越实践文化的组成部分及创建卓越实践文化的方式。
- 明确为医疗卫生系统内的所有个体构建安全环境的方法。
- 描述支持下一代医疗卫生领导者的指导方法。

引言

环境和文化事关紧要。它们关系到患者和家属、医疗卫生提供者及其他医护人员。作为个人健康行为的动态方面,所处的位置及其文化作为个体健康和行为的动态属性,其重要性并非新概念(Alter,2013;Cummins,Curtis,Diez-Roux,& Macintyre,2007)。我们是谁与我置身何处密切相关(Torkington,2012),因此,这给了我们重要启示,所处的局面对患者、家属、医护人员及医疗卫生提供者的健康和幸福具有重要意义。医疗卫生领导者面临的挑战不仅要确保人们认识到人与环境之间复杂的整体联系,还要确保组织环境和文化是为了增进所有人的健康和康复而建立。

在医疗卫生系统中成功构建和管理环境面临诸多挑战和障碍（Dixon Woods，McNicol，& Martin，2012；Parmelli et al.，2011）。其中一些挑战在一定程度上与美国医院文化和结构的快速演变有关，从权威但充满关怀的进步、科学和技术程序的地域性里程碑到如今更为企业化和复杂的医疗系统业务。这些变化要求组织领导方式从注重控制的自上而下的方式转变为创造条件和环境的领导方式，以促进关系和协作，实现高产出的、适应性的结果（Ford，2009；Shi & Singh，2015）。

本章介绍了领导者培养人际关系和创造条件的一些方法，以促进对患者和家庭的最佳护理，以及为医疗卫生提供者和医护人员提供最佳的工作条件。具体而言，我们回顾了如何建立和维护卓越实践文化，如何为所有人的健康成长营造安全的环境，以及有助于培养和指导未来医疗卫生领导者的人与人之间的技巧及组织层面的技巧。

在护理服务和专业支持方面创建和维持卓越文化

在医疗卫生领域的领导者必须影响的许多重要领域中，塑造和保持卓越的组织文化是最基本的因素之一。文化几乎涉及我们生活的方方面面，包括价值观、知识、信仰和态度。通过社会的互动作用可习得这些价值观、知识、信仰和态度，并被社会群体共享。它帮助我们理解他人的行为，并帮助我们了解在各种生活领域中哪些行为是合适的或被接受的（Schein，2012）。医疗卫生机构：

> 文化规则。服务点由患者群体文化驱动，系统由赋予文化规则目标感的社区文化及赋予文化规则重点的成员或员工文化共同驱动。这些人员聚集在一起，推动该系统蓬勃发展（Porter-O'Grady & Malloch，2015，p.60）

医疗卫生组织文化具有高度的独特性。患者个体和群体（事实上，这正是作为一名患者的体验）为整个组织的完全形态贡献了他们自己的亚文化。这种重要的交流，以只有医疗卫生领导者、护理者和患者才知道的亲密感和紧迫感为特征，为文化创造了一种高度独特性。这种文化应受到最严格的审查及最佳的思考，并致力于使该种文化真正成为服务于患者护理及康复的卓越文化。

与为患者护理创造的卓越文化同样重要的是，为支持那些献身职业生涯促进患者健康提供患者护理的人而创造的卓越文化。环境必须对在其中工作的人和被护理的人一样健康。在过去的 30 年里，护理领导者一直在调查支持护理实践、招募和留任的工作环境。他们已经开始识别这些因素不仅对劳动力结局如生产力、离职率/职业倦怠、满意度等具有重要性（Aiken et al.，2011b；Baernholdt & Mark，2009；Gunnarsdottir，Clarke，Rafferty & Nutbeam，2009；Lewis & Malecha，2011；Warshawsky & Sullivan Havens，2011），还对患者结局如减少跌倒和用药错误、优质护理、院内感染和病死率具有重要性（Aiken et al.，2011a，2011b；Duffield et al.，2011；Wong，Cummings，& Ducharme，2013）。事实上，将三重目标转变为四重目标的第四步是改善医疗卫生提供者的工作经验和环境的重要性（Morrow，Call，Marcus & Locke，2018）。

卓越文化

医疗卫生领域的领导者要想了解如何建立卓越文化，必须首先了解卓越文化的内涵。美国护士资格认证中心（American Nurses' Credentialing Center，ANCC）提出磁性模式有助于使卓越文化概念化，相关内容在前面章节讨论过。在此项目中，卓越文化包含五大方面：

1. 变革型领导力
2. 组织授权
3. 模范的专业实践
4. 新知识、创新和改进
5. 高质量的实证结果

每个方面包括几个要素，包括：① 具有护理领导力的战略定位，倡导医护人员和患者的利益；② 建立决策结构和流程，促进董事会护士的直接护理经历对组织运营和患者护理实践的影响；③ 确保通过跨专业合作提供有效和高效的护理，以产生高质量的患者结局；④ 整合研究与循证实践（evidence-based practice，EBP），在临床护理和组织过程中进行创新和改进；⑤ 获得信效度较好的评价工具，测量与领导力和患者护理相关的质量结局（ANCC，2016）。

需要注意的是，我们这里提到的是美国护士资格认证中心（ACNN）提出的磁性模式，而不是磁性认证项目——一种仅对提供急症护理服务的医院的认证项目。尽管有数据表明，磁性医院比非磁性医院的病死率降低 14%，抢救失败率降低 12%，护理人员受教育程度更高，工作环境更好（Kelly，McHugh，& Aiken，2011；McHugh et al.，2013），而其他研究也证实了非磁性医院具有较好的患者护理结局、较合理的人员配备和较高的护士满意度（Goode，Blegen，Park，Vaughn，& Spetz，2011）。对于这些差异可能存在几种解释，但需要考虑的是，领导层不一定需要通过磁性认证来实施磁性模式中卓越实践的重要方面。努力建立卓越文化，而不是获得这种特殊地位，这样领导层才不会将通过磁性认证视为终点，避免将"标准"视为可能达到的最高成就而不是继续追求卓越护理(Summers & Summers，2015，para. 2)。

此外，将 ANCC 磁性模式作为构建和维持卓越文化的概念框架，同时也存在着将这一目标和实现过程过于简化的风险。因此，至关重要的是领导层，即使得到磁性认证的机构领导层，也要审慎地处理该模式的局限性和缺口(Summers，2012；Summers & Summers，2015)。变革型领导者会考虑如何促使组织机构去填补重大缺口，不断改善患者健康及医疗卫生提供者的福利，这超出了认证的要求。追求最高标准的个体卓越原则和独特创造性是变革型领导者的特征。

创造和保持卓越文化

建立或支持任何文化，不仅仅是卓越文化，都需要医疗卫生领导者对其重新定位，首先要认识到组织文化的存在及其力量。无论领导者的资质如何，任何与现有组织文化不一致的任务、愿景或变革战略其实都没有成功的机会。为什么？因为文化每天都把策略和结构作为早餐(Wesley，2014)。尽管我们的共同目标是作为领导者(以及医疗卫生提供者)解决问题，但文化可以抵御任何改变其传统或舒适的事物，并在每一个转折点上努力维护自身(Wesley，2014)。因此，作为变革型领导者，必须认同组织文化，认识到组织文化的诸多特征、优势和挑战可能长期存在，理解在组织文化中实施可持续性积极变革是实现期望结局的重要方法之一。

其次，有效的组织领导者意识到，我们往往不完全了解甚至意识不到我们工作所处的组织文化。价值观、认识、信念、行为模式和关系通常深深地融入组织中，以至于我们可能认为它们是理所当然的。"我们根植于文化，成为其中的一部分，以至于我们甚至没有意识到文化对我们的做事方式产生的重要影响"(Ross，2011，p.184)，以及我们的行为和行动如何促进组织文化规范和价值观的延续。当领导者试图进行文化变革时，这种意识的缺失会给领导者带来更大的挑战。变革型领导者见多识广，富有远见，能够超越自我和环境。

罗丝(Ross)(2011、2014)提出了组织变革模式，该模式有助于思考构建文化变革的持续过程。抵制的组织文化会将领导者局限于战术和运营决策，阻止他们将精力投向愿景或战略决策。因此，对于任何一个组织领导者来说，拥有可以用于创造和维持文化变革的策略至关重要。虽然罗丝(2011)开发了这个面向阶段的过程，专门促进组织的多样性和包容性，但在这里，它被作为一种创造文化变革的方式，以实现卓越实践文化。

罗丝(2011)解释说，要创造变革，我们必须首先转变我们开展创造卓越文化的工作意识。一个积极的、有利的愿景或融入组织结构的集体身份首先必须通过聚集一个代表组织缩影的群体形成，而不是由领导者独自形成。一旦创建了组织想要实现卓越实践的愿景，下一阶段就是了解组织目前的状况。通常情况下，"我们仅仅倾向于发现我们可以做的事情，而未能真正努力了解现有的系统以及该系统的各个方面相互影响的方式"(Ross，2011，p.180)。

对组织文化的评估虽然需要漫长的过程，但至关重要。变革型领导者倾听并鼓励组织成员与之进行坦诚交流和生成式对话。良好的沟通有助于实现这一点，如邀请所有员工参与磋商、在之前的想法上开展建设，澄清想法，并肯定其他人提出的不同想法(Thomas，Sargent，& Hardy，2011)。高效的领导者还可以创建其他渠道，用于评估和评价组织的历史、使命和价值观、业绩、故事和经历、文化、环境和其他杠杆点。他们注重留意组织员工及其加入组织的方式，员工在组织中的学习方式，以及员工是怎么样在组织中成功或失败的。领导者珍惜向下属学习的机会，基于下属的经验，不断促进工作场所的文化多样性(Hiemstra，Derous，& Born，2017)。

除了文化变革所需的其他阶段(例如战略规划，建立新的系统和结构，克服"我们就是这样做的"症候群)，为利益相关者提供教育和发展机会，建立信任，将卓越文化从创造转变为持续，需要一个动态结构来衡量对愿景及其目标的责任。组织文化不是固定的要素，因此，对文化变革的发展或倒退的一致反馈至关重要。此外，通过承认成就并在其基础上不断更新组织文化，使其达到再生，对于保持文化活力以迎合劳动力、患者和社区的需求做出反应非常重要。

无论你是否意识到它们的存在，或者你是否希望它们存在，组织文化总是在创造自己，但领导力确实很重要。因此，对于领导者来说，一个重要的问题是，"你是有意识地在你的组织中创造文化，还是在你努力生存时，让它无意识地创造自己？"(Ross，2011，p.212)

反思性问题

1. ANCC磁性模式有助于将组织问题从"你做了什么？"重新定义为"你创造了哪些不同之处？"(Drenkard，2010)。当理解所取得的成果很重要时，还应该问哪些问题？为什么这些问题比确定你和你的组织对患者结局的影响同样或更重要？

2. 为什么领导者避免将通过磁性认证视为终点如此重要？如果你在磁性医院工作过，领导层和员工团队是如何确定这种认可的？这是一个动态过程还是终点呢？

3. 你当前或最近工作所处的环境中，领导层是否认识到组织文化的力量？如果他们这样做了，领导者会采取哪些行为或行动来表明他们重视文化的重要性？如果你认为他们没有，是什么让你这么想？

4. 新加入贵组织的护士对他们的工作和他们所照顾的人首先要了解的3个文化信息是什么？这些信息是对卓越文化的支持吗？

创建能够获得利好的安全环境

在领导层建立和维持卓越文化的过程中，最重要的任务之一是创建让所有人都能获得利好的安全环境，包括组织的提供者、医护人员、患者及其家庭。虽然"安全环境"一词可能会让人联想到个人防护设备、避免腰背痛或针刺伤的安全计划、手部卫生和清洁工作场所（这显然很重要），但这里主要指的是组织的社会环境特征，以保护患者和医护人员免受压力、权力丧失，以及不满情绪。这些问题可能包括破坏性行为、不平等、偏见、歧视或各种骚扰。领导层可以在整个环境中发挥积极作用，取决于如何管理这些问题（Syed，Redmond，Bussey-Jones，Price-Haywood，& Genao，2018）。防范对健康的威胁不仅对于改善医疗卫生工作者的结局至关重要，而且对于防止患者和组织的不良结局也至关重要（方框 8-1）。

方框 8-1 新媒体资源：建立利于个人成长的安全环境

TED 演讲

Brigit Carter，哲学博士，护理学硕士，注册护士，CCRN."Addressing the Gap in Nursing Workforce Diversity" https://www.youtube.com/watch? v=TD-p-xiG3e0

Bryan Stevenson, JD. "We Need to Talk About an Injustice."

https://www.ted.com/talks/bryan_stevenson_we_need_to_talk_about_an_injustice/transcript#t-617836

播客

SelfPerspective — JohnGSelf, May 19, 2016, "Population Health Management: Importance of Having Diverse Leadership Teams," with Fred Hobby, president of the Institute for Diversity in Healthcare Management. http://johngself.com/self-perspective/2016/05/population-health-management-importance-diverse-leadership-teams/

预防这些不良结局创建安全环境有多种方法。健康保健领域的领导者开展这项工作的主要方法之一，似乎是让员工通过参与和倡议健康计划，以便员工建立个人的心理弹性（例如，减轻压力和建立弹性的计划；护理执行中心，2018 年；Pipe et al.，2012）。这些举措很重要，并论证了改善个人结局的证据（Gilmartin et al.，2017；Pipe et al.，2012）。然而，在医疗机构从未如此致力于这些举措的时候（护理执行中心，2018 年），医疗行业专业人员的精神压力和职业倦怠发生率仍然很高，在某些情况下可能会增加（Chuang，Tseng，Lin，Lin，& Chen，2016；McHugh，Kutney-Lee，Cimiotti，Sloane，& Aiken，2011；Shanafelt et al.，2015）。这种矛盾表明，针

对个人的干预可能没有完全解决导致这些不利结局的情况(McCann et al., 2013)，而对创建和维持安全环境的关注可能是缺失的一部分。在这里，我们介绍了 4 种方法，致力于建立社会关系和保护、鼓励、解放及支持所有人的健康和福祉的组织环境，因此可以通过创造安全环境促进弹性劳动力的重建。具体而言，包括以下内容：

1. 了解为患者及其家庭提供文化照护的基本原则。
2. 为医疗卫生人员创造公平包容的环境。
3. 解决跨专业实践中固有的权力不平等问题。
4. 消除不文明行为和工作场所暴力，建立尊重和信任的文化氛围。

为患者及家属提供文化照护

健康保健提供者和领导者所提到的文化，通常指的是患者不同的个人、种族和社区背景，而不是工作场所中存在的文化。这种文化聚焦于对患者及家属的文化照护，在过去的几十年里，受到了越来越多的关注。事实上，现在人们普遍认为，消除不同人群之间健康差异的两个重要步骤是：① 建立一支能够更好地反映普通人群性别、民族和种族特征的医疗卫生队伍；② 更好地为医疗卫生领域的领导者和提供者提供文化胜任的护理［Dogra, Reitmanova, & Carter-Pokras, 2010；Institute of Medicine (IOM), 2010］。提高所有人在种族、性别、民族、性取向、宗教、社会经济地位以及代表我们作为人类成员的所有其他方面的文化敏感性和包容至关重要，对医疗卫生提供者尤其如此。变革型领导者将在我们的患者和同事间开辟完全包容的道路。

尽管这些要求可能会被认可，但完全满足这些要求所需的行动是缓慢的。此外，目前尚不清楚一些以白人为主的医护人员教师是否准备教授文化胜任力，并将其融入教学方法中，以进一步增加我们医护人员的多样性(Beard, 2013, 2014)。

我们社区中与健康差异相关的文化偏见对健康的影响令人震惊。例如，在过去 20 年中，美国非白人人群的癌症、心脏病和分娩的存活率持续较低(Hostetter & Klein, 2018)。

"隐性偏见"(或无意识偏见)的概念对于理解整个组织非常重要(see Bedford, 2018；Fitzgerald & Hurst, 2017；National LGBT Health Education Center, 2018；Zestcott, Blair, & Stone, 2016)在众多与健康差异相关的因素中，令人担忧的是健康保健服务提供者的隐性偏见问题。有时我们可能会认为，我们已经超越了一些不幸的歧视历史。不幸的是，证据证实尚存在太多令人担忧的领域。某些形式的歧视"深深扎根于我们的社会、政治和经济结构中"(Hardeman, Medina, & Kozhimannil, 2016；King & Redwood, 2016；Tello, 2017，p.1)。菲茨杰拉德(Fitzgerald)和赫斯特

（Hurst）（2017 年）以及斯图尔特（Stewart）和奥莱利（O'Reilly）（2017 年）发现健康保健服务提供者和普通人群之间的隐性偏见水平没有差异。塞克斯科特（Zestcott）等人（2016，p.532）提出了一个模式，表明健康保健服务提供者的偏见会影响判断和决定、沟通和信任，从而降低患者参与度及治疗依从性，最终导致健康差异的形成。

此外，证据表明，简单的培训是不够的，个体护理提供者需要进行自我反思练习、换位思考决策，并肯定个人平等主义的目标（Blair et al.，2011；Lai et al.，2014；Zestcott et al.，2016）。其他个人策略包括认识自己的刻板思维，取代假设，了解个人，探索新视角，增加积极接触的机会（Bedford，2018）。最近美国护士协会（ANA；2018a，2018b）发布了两份立场声明，涉及针对 LGBTQ＋的具体护理倡议，以及护士在处理实践环境歧视中的作用。

同样重要的是，每一位领导人都要熟悉并执行美国卫生与公众服务部少数民族健康办公室发布的标准：国家文化和语言适宜服务标准（简称 CLAS 标准；2019）。见方框 8-2。

方框 8-2　国家文化和语言适宜服务标准（CLAS 标准）

基本标准
1. 提供有效、公平、可理解和尊重的优质护理和服务，满足不同的文化健康信仰和实践、首选语言、健康素养和其他沟通需求。

管理方式、领导力和劳动力
2. 推进和维持组织管理能力和领导力，通过政策、实践和分配资源促进 CLAS 和卫生公平。
3. 招募、提升和支持在文化和语言上具有多样性的管理、领导和员工队伍，以适应服务领域的人群需求。
4. 基于动态基础，对管理者、领导者和员工进行文化和语言上适宜政策和实践的教育和培训。

沟通及语言援助
5. 免费向英语水平有限和（或）有其他沟通需求的个人提供语言援助，以便及时获得所有医疗卫生服务。
6. 采用他们偏爱的语言，以口头和书面形式明确告知，所有人均可享受语言援助服务。
7. 保障提供语言援助者的胜任力，应避免任用未经培训者和（或）未成年人作为口译员。
8. 提供易于理解的印刷品和多媒体资料，以及采用服务区内居民常用语言制作的标牌。

参与、持续改进和问责制

9. 制定文化和语言上合适的目标、政策和管理责任，并将其贯穿于整个组织的规划和运作。

10. 对组织的 CLAS 相关活动进行持续评估，并将 CLAS 相关措施整合到测量和持续质量改进活动中。

11. 收集和维护准确可靠的人口统计数据，以监测和评估 CLAS 对卫生公平性和结局的影响，并为服务提供信息。

12. 对社区卫生资产和需求进行定期评估，利用评估结果来规划和实施服务，以应对服务区内人群的文化和语言多样性。

13. 与社区合作，设计、实施和评估政策、实践和服务，以确保文化和语言的适宜性。

14. 创建对于文化和语言方面合适的冲突和不满解决流程，以识别、预防和解决冲突或投诉。

15. 向所有利益相关者、成员和公众传达组织在实施和维持 CLAS 方面的进展。

资料来源：美国卫生和公众服务部少数民族健康办公室（2019）。国家文化和语言适宜服务标准（CLAS 标准）。网址链接：https://thinkculturalhealth.hhs.gov/clas/standards

毫无疑问，文化胜任力的概念仍然是医疗卫生教育和实践中讨论的主导话题（Jeffreys，2010）。不幸的是，它的模糊和众多的定义，以及这个短语的过度使用，使其原始含义一直不确定。同时，除了文化胜任力，其他术语也被推广，如文化熟练程度、文化谦逊和文化敏感性（Chang，Simon，& Dong，2012；Foster，2009；Kosoko-Lasaki & Cook，2009；Purnell，2013），但这些概念也有可能最终失去其意义。因此，与其提供与不同术语相关的定义和特征列表，不如向患者和家庭介绍文化护理的一些基本原则。

文化关怀的目标不仅仅是学习和欣赏他人的文化，还应该包括审视自己的偏见、盲点和文化局限（Chang et al.，2012；Dogra et al.，2009；Hawala-Druy & Hill，2012；Levi，2009；Sabin & Greenwald，2012）。相反，那些希望提供最优秀文化护理的人必须愿意终身自我意识和自我批评自己文化观点的局限性，并对新思想和新文化持开放态度。这对于那些在社会等级体系中占据一个或多个职位的人来说尤其重要，这些社会等级体系每天（尽管往往是不被承认的）都赋予他们权力、特权和资源（例如，白人、男性和富人）。

同样地，敏感的领导者和医疗卫生提供者认识到了任何文化群体中固有的个体异质性，并以个体而不是群体代表的身份与患者互动（Nacoste，2015）。并非所有特定种族、民族、宗教、语言、地区或社会经济群体的人都拥有相同的文化观和价值观；相反，观点和价值观是由将自己视为某个群体成员的个人学习和持有的（Thagard，2012）。因此，敏感的领导者和医疗卫生提供者检查并解决其无意识偏见，将文化特征归因于某个群体的所有人（见 Bahaji & Grenwald，2016；DiAngelo & Dyson，2018；Ross，2014）。

此外，文化关怀并不是一种静态的实现状态，而是一个过程（Beard，Gwanmesia，& Miranda-Diaz，2015）。不可能完全了解其他文化，医患双方的文化也会以不同的方式影响医患关系。因此，有效的领导者必须致力于为护理提供者树立榜样，并支持他们终生学习和接受经验，终生自我反省，在医患关系中对文化中的权力失衡保持敏感，并认识到文化差异的价值（Kumagai & Lypson，2009；PricewaterhouseCoopers，2014；Simon，Chang，& Dong，2010；Tervalon & Murray-Garcia，1998）

为医疗卫生工作者创造公平和包容的环境

医疗卫生提供者和患者之间文化关怀的原则和方法延伸为员工和同事的直接关系。创建尊重和包容所有个体的组织文化需要更多的努力和时间，而在美国医疗卫生组织中，成长仍然是一个挑战（see Devine，2017；Neal，2013）。在这一领域组织失败的著名案例是，工作场所中女性和有色人种的保留率持续下降（Ross，2011，2014）。例如，2015 年，我们注意到，在财富 500 强公司中，只有 24 名（4.8%）女性（Swanson，2015）和 5 名（1%）黑人（Wallace，2015）担任首席执行官。到 2018 年，这些职位上的女性人数下降了 25%（Stewart，2018）。在工业界和高等教育界，包括医疗卫生领域，女性和有色人种在所有高级职位上都面临着玻璃天花板等其他影响（Cook & Glass，2013；Jackson，O Callaghan，& Leon，2014）。尽管这些案例的结果并不明显，但在过去的一代人中，美国学术机构、医疗卫生组织和其他企业已经提高了对多样性和包容性的关注。尽管投入了这些时间和资源，各组织仍在努力寻找有效的方法，将来自不同背景的人聚集在一起，实现共同的目标和承诺，创造新的行动可能性（Ross，2011，p.13）。

造成这种困境的原因，以及改变它所必需的许多策略，都超出了本工作的范围，除了指出为改善我们目前的状况所做的一些努力之外。教育和医疗卫生机构正在加大工作力度，以认识需求，提供培训，并提高多样性和文化胜任力（Betsch & Böhm，2016；Cuellar，Miller，Knappen，& Visina，2016；Young & Guo，2016）。这项工作有利于员工和患者（Hiemstra et al.，2017；Johnston & Villa，2018；Scherman，2017）。作为领导者，有责任提供或强制进行偏见培训，并作为典范来确保全面覆盖。

首先看看你当前组织中的状态。很可能，这与大多数组织没有太大区别，他们在多样性和包容性项目的增量方法上投入了大量的时间和金钱，但效果有限（Ross，2011，2014）。如果是这样，你就有一个重要的机会认识到这些情况，并通过以下方法致力于改变它们：① 通过持续的文化转变支持组织成为公平、包容、尊重、反种族主义、多文化的机构，接受新的多样性，② 采取并坚持实施创造和维持这些变化所需

的关键步骤(方框 8-3)。近十年前,罗丝宣布,美国是一个充满挑战的国家,而这些挑战至今仍在继续:

方框8-3　评估组织公平性和包容性的特定工具

正在开发越来越多的工具来评估个人层面(如隐性偏见)以及组织内部的公平性和包容性。我们鼓励你使用其中一种工具,完成问卷/评估,并思考这对你、你的组织或两者都意味着什么。以下是一些可供参考的工具和网站:

- 针对领导者的多样性、公平性和文化胜任力的评估工具:你的医院是否反映了它所服务的社区? 网址:http://www.diversityconnection.org/diversityconnection/membership/Resource％20Center％20Docs/Assessment％20Tool％20v4(20-page％20bklt).pdf
- 隐性项目。网址:https://implicit.harvard.edu/implicit/
- 种族平等资源指南。网址:http://www.racialequityresourceguide.org/
- 组织评估工具和资源。网址:http://www.racialequitytools.org/plan/information-the-plan/organization-assessment-tools-and-resources

---

我国和各组织的多样性状况正处于危急关头……在一个历史的开端,我们有机会进入一个新的未来,在这个未来中,我们有效地应对向更加多样化的社会和不断变化的世界的转变,这种转变不可避免和改变,或者在这个未来中,我们陷入一种越来越深的部落主义意识,一种有可能使我们的社会四分五裂的感觉(Ross,2011,p.18)。

奥沙纳斯(O'Shanassy)(2019 年)描述了护士在工作场所持续遭受以下歧视:宗教、种族、性别(护理中男性特有的感受)和残疾。其他具有显著歧视的方面包括性取向和性别认同(人权运动,2019 年)、年龄、怀孕、婚姻或家庭状况、政治观点和工会活动(MDC Legal,2017)。可能表现为无缘无故拒绝工作机会或减少轮班、禁止参加培训或晋升、不平等薪酬、孤立、隐瞒信息、安排不可能完成的任务或骚扰或欺凌(MDC Legal,2017)。

如果你遭遇歧视,请采取以下适当措施:

- 立即采取行动。
- 让对方知道你被冒犯了。
- 保持高绩效。
- 与他人建立网络联系以获得支持(O'Shanassy,2019)。

作为领导者,以下是组织内部可采取的有效措施:

- 学习就业法,利用人力资源部和风险经理的资源。

- 建立培训、网络、多元化招聘和指导小组。
- 积极主动，倡导美好。
- 参与并积极支持和告知他人你的反歧视观点（见 O'Shanass，2019）。

关于行动中的领导力，见方框 8-4。

方框8-4　行动中的领导力：创造和维持利于员工成长的安全环境

凯莉·J.(Carrie J.)是一位 44 岁的白人女性，她在卫生系统的职位有所提升，现任护理教育主任。她偶尔会拜访十年前与她一起在门诊手术室工作的前同事。有一天，她在大厅里遇到了这位朋友：朗达·W.(Rhonda W.)，一位非裔美国人，在医院工作了 15 年。朗达·W.是她认识的最好的护士之一，现在仍然在门诊手术室工作。

凯莉：嘿，朗达！最近怎么样？

朗达：糟透了。很明显，我在这里没有前途！

凯莉：发生什么事了？

朗达：我刚参加了手术室经理职位的另一次面试。和门诊手术室的其他人一样，很明显，作为领导者，我在这家医院没有前途。

嘉莉：我很抱歉。你是什么意思？

朗达：真是难以置信。我拿到护理实践博士(DNP)学位后，15 年来一直在这家医院勤恳地工作，他们太种族主义了！我被阻止晋升。

嘉莉：也许我能帮忙？

朗达：你不明白！你说起来很容易。你就是不明白歧视。大家都在谈论"增加多样性"，但没有采取任何行动。

嘉莉：也许是别的什么你不知道的？

朗达：不！这是种族主义，我对此无能为力。

1. 如果你是嘉莉，你会怎么做？
2. 你认为嘉莉是否具备为朗达谋取权益和解决组织多样性及种族主义的知识、技能和（或）权威（正式或非正式）？
3. 如果你是朗达，你会怎么做？
4. 你认为朗达是否具备为自己谋取权益和解决组织多样性及种族主义的知识、技能和（或）权威（正式或非正式）？
5. 本组织需要做什么？

资料来源：Scenario inspired by Kivel，P. (2011). Clprooting racism：How white people can work for racial justice (3rd ed.). Gabriola Island，BC，Canada：New Society Publishers.

解决跨专业实践中固有的权力不平等问题

目前正在开展一项支持跨专业实践以改善患者护理结局的运动。然而，越来越多的证据对这类合作所固有的复杂问题进行了探索（Alexanian，Kitto，Rak，&

Reeves，2015；Goldman et al.，2016；Liberati，Gorli，& Scaratti，2016；Nugus，Greenfield，Travaglia，Westbrook，& Braithewaite，2010；Reeves et al.，2009），其中某些合作与权力和权威方面的微妙歧视或不平等有关。例如，尽管目标是真正为了实现跨专业合作，但在急症医院医生仍然主导患者的管理决策，往往让其他临床医生认为他们充其量只是临时参与治疗（Goldman et al.，2016；Reeves et al.，2009）。相关性较高的案例是跨专业病例讨论会，通常由医生牵头和管理，讨论患者的管理决策，并由生物医学讨论和医生的"谈话时间"主导。十年前，努格斯等人（2010）研究发现，医生交谈的时间占 67.9％，而护士占 6.6％，物理治疗师占 2.7％，营养师占 0.5％，职业治疗师占 0.5％。今天我们工作场所的数据会显示什么？在非正式和非计划的跨专业互动中也观察到类似的现象，包括从医生到其他卫生专业人员进行的简洁、单向的互动（Reeves et al.，2009）。最近，马诺伊洛维奇（Manojlovich）等人（2019 年）发现，护士与医生的沟通更为间接，医生间的沟通更为直接，较少受到影响。弗莱厄蒂（Flaherty）（2017）发现，男性在学术研讨会上的发言量是女性的两倍。其他研究发现，医疗主导在跨专业实践中的影响超出了沟通和单一跨专业团队的范畴，并形成了组织间跨专业工作的常规和非正式管理实践（Alexanian et al.，2015）。

在对当前互动和真正跨专业实践障碍的诸多解释中，不平等的权力关系无疑是关键。简单地说，当权力不平衡时，跨专业团队有效工作的能力受到限制。如前面的例子所示，权力的平衡仍然适用于更为成熟的医学专业，而不是最近形成的学科专业，如护理（Liberati et al.，2016；Roberts，DeMarco，& Griffin，2009）。事实上，医学的专业化比护理早了近一个世纪，这一点提醒我们，今天的跨专业问题仍然嵌入在更大的社会历史背景中（Reeves，Macmillan，& Van Soeren，2010）。作为领导者，了解医疗卫生行业的相关历史事件及其时机，为解决未来组织中跨专业问题奠定重要基础（方框 8-5）。

方框 8-5 时间表：欧洲/北美护理和医学相关专业发展活动	
时 间 段	**相 关 事 件**
16 世纪	<ul><li>出现了由男性主导并通过政治权威或君主合法建立的欧洲手工艺协会。</li><li>协会的目的是限制商品交易，保护协会会员的利益；通过控制商品信息和生产商品的工具所有权实现。</li><li>医疗组织，如爱丁堡的巴伯外科医生，在这一时期正式成立了行会，只授予其成员特权（如外科实践）。</li><li>与此同时，护士主要通过宗教组织起来，为穷人和有需要的人服务。其中包括骑士团在西班牙创立的圣约翰医院，圣卡米卢斯德莱利斯（St. Camillus de Lellis）在罗马创立的圣詹姆斯医院，圣文森特·德·帕尔（Saint Vincent de Paul）创立的慈善之女基金会以及珍妮·曼斯（Jeanne Mance）创立的蒙特勒尔医院。</li></ul>

续　表

时间段	相　关　事　件
19 世纪	● 通过创建国家医学协会（如加拿大医学协会、英国医学协会），将医学从协会转变为专业，以进一步认可和限制医师角色。 ● 作为第一个实现专业化的健康行业协会，医学的定位是构建和控制医疗卫生机构（即医院），并为创立保护成员利益的法律进行游说。 ● 1858 年，英国通过了《医疗注册法》，规定只有通过医学考试才有行医资格。 ● 在后来的几十年中，女性最终被允许加入劳动力大军。 ● 1860 年，南丁格尔创办了第一所正规护理培训学校。 ● 2 000 多名女性志愿者在美国内战中担任护士。其中包括沃尔特·惠特曼（Walt Whitman）、路易莎·梅·奥尔科特（Louisa May Alcott）、萨莉·汤普金斯（Sally Tompkins）和索茹尔内·特鲁斯（Sojourner Truth）。 ● 1873 年，琳达·理查兹（Linda Richards）成为第一位从护理学校毕业的美国护士。
1900—1910 年代	● 1910 年，北美医学院进行了一项名为《弗莱克斯纳报告》的综述。该报告的实施促成聚焦于对抗医学（即身体作为一台可修复的机器）的医学教育标准的制定，而非其他整体方法。它还导致许多小型农村学校和除两所非裔美国医学院外的所有学校关闭。 ● 1901 年，成立了第一个护理委员会，以制定标准和资格证（随后在各州相继成立）
20 世纪20 年代	● 剑桥大学和牛津大学允许女性入学并获得学位，首次允许她们接受大学教育，毕业后就业于医学等专业。 ● 首次护理专业注册发生在英格兰和安大略省。 ● 边境护理服务（FNS）由玛丽·布莱金瑞奇（Mary Breckinridge）建立。美国第一个将护士作为助产士的组织。
20 世纪60 年代	● 安大略省最终通过《卫生学科法案》允许护理专业成为独立学科（即专业地位）。 ● 1965 年，由洛雷塔·福特（Loretta Ford）和亨利·西尔弗（Henry Silver）创建了第一个护士从业人员项目。

资料来源：

Caldwell, K., & Atwal, A. (2003). The problems of interprofessional healthcare practice in hospitals. British Journal of Nursing, 12(20), 1212 - 1218. doi：10.12968/bjon.2003.12.20.11844；

Hall, P. (2005). Interprofessional teamwork：Professional cultures as barriers. Journal of Interprofessional Care, 19(Suppl. 1), 188 - 196. doi：10.1080/13561820500081745；

Keeling, A. W., Hehman, M. C., & Kirchgessner, J. C. (2018). History of nursing in the United States. New York, NY：Springer Publishing Company；

Reeves, S., MacMillan, K., & Van Soeren, M. (2010). Leadership of interprofessional health and social care teams：A sociohistorical analysis. Journal of Nursing Management, 18(3), 258 - 264. doi：10.1111/j.1365 - 2834.2010.01077.x；

Roberts, S. J., DeMarco, R., & Griffin, M. (2009). The effect of oppressed group behaviors on the culture of the nursing workplace：A review of the evidence and interventions for change. Journal of Nursing Management, 17, 288 - 293. doi：10.1111/j.1365 - 2834.2008.00959.x.

在医疗卫生史中，医疗卫生专业的价值观、学习风格和信念产生了差异，这从持续的教育和监管实践中可见一斑（例如，具有特定课程模式和认证要求的独立教育课程；Hall，2005；Reeves et al.，2010）。这种做法使人们继续关注职业分离而不是职业归属(Reeves et al.，2010)。虽然历史上卫生专业的建立和维持经历巨大的障碍和挑战，但对于有远见、高效的领导者来说，这些障碍和挑战并非不可逾越。在组织层面上，领导者可以通过患者和家庭双方整体结局所持有的价值观建立共同的参考框架，而不是由不同的职业目标和意识形态驱动的价值观来促进跨专业协作实践(Caldwell & Atwal，2003；Ross，2011，2014)。此外，医疗卫生领域的领导者可以确保跨专业团队具备相关技能(如冲突处理、跨专业沟通)，不仅要应对与融合不同专业文化(如不同词汇、不同问题解决方法)相关的挑战，还要驾驭影响团队活力的员工个性。

在大多数组织中，典型案例中的跨专业团队已经在成员之间建立了地位平等的基础，以产生更好的患者结局(Nugus et al.，2010)。这些尝试在各种环境和国家都在增加(Reeves，Pelone，Harrison，Goldman，& Zwarenstein，2017)。成功的个案包括癌症护理跨专业模式(Knoop，Wujcik，& Wujcik，2017)、姑息治疗(Wahab et al.，2016)以及护理和医学教育(Tang，Zhou，Chan，& Liaw，2018)。能够认识到这些团队并了解如何将其战略扩展到整个组织的跨专业团队领导者，可能最适合有效解决这些持续的跨学科挑战。

前面许多建议可能有助于领导者推进组织间的跨专业合作。然而，值得一提的是，卫生专业的结构配置是基于具有 500 多年历史的体系；"只要这段历史不被承认，将使领导者成为比较艰难的角色"(Reeves et al.，2010，p.263)。因此，在发展的道路上，医疗卫生领导者不断评估他们组织的发展，以防止跨专业的分离，并创造可以加强内部团结的环境，这至关重要。

消除不文明行为和工作场所暴力，创建尊重和信任的文化

工作场所暴力、不文明和欺凌是为医疗卫生服务提供者创建安全环境的障碍。这些障碍可能发生在专业范围内部，也可能跨专业存在，也就是说，可能发生在任何工作环境(Luparell，2011)。这些有害事件的范围从公开的(如口头恐吓同事)到隐蔽的(如隐瞒安全工作的重要信息)，并通过多种作为和不作为而发生(ANA，2015)。大部分护士都曾受到过某种形式的暴力、欺凌和无礼行，调查发现这些不良事件的自我报告率为 1/4～2/3(Johnson & Rea，2009；Pompeii et al.，2013；Simons，2008)。尽管在这些不良事件中，伤害程度各不相同，从拒绝协助同事到恶意言论以及对身体和心理进行威胁的伤害行为，所有这些都会给受害者带来有据可查的负面后果。其中包括生理或心理上的痛苦，从护理岗位辞职的打算，以及个人健康状况的下降(ANA，2015；Clark，Farnsworth，& Landrum，2009；Johnson & Rea，2009；Lanctôt & Guay，2014；Nielsen & Einarsen，2012；Ortega，Christensen，Hogh，Rugulies，& Borg，2011；Wilson，Diedrich，Phelps，& Choi，2011)。所有这些负

面后果都会对临床护理产生实际影响，增加患者安全和优质护理的风险（ANA，2015；Roche，Diers，Duffield，& Catling-Paull，2010）。

那么，我们能做些什么呢？领导者必须努力创建和维持尊重的文化（ANA，2015）。尊重被定义为"以开放的心态接受、承认和重视个人及其知识、经验和认知的独特性"（Antoniazzi，2011，p.752）。尊重的文化需要在每个工作环境中孕育。ANA（2015）制定了一份立场声明，阐明护士和雇主（包括护理领导者）的共同角色和责任，以创造免受无礼侵犯、欺凌和工作场所暴力的环境。许多建议提出预防和减轻这些不良事件的策略，并按护士和雇主的责任划分。部分建议呼吁领导者进行自我反思，认识到自己在欺凌和不文明行为发生过程中的软弱（ANA，2015）。据报道，一些处于领导职位（如经理、主管和护士长）是职场欺凌的主要来源（Johnson & Rea，2009）。因此，作为入门步骤，未来的领导者应该审查并采纳这些建议，因为它们为医疗卫生服务提供者创造尊重的工作环境提供了战术策略。有关ANA的建议见方框8-6，其他国家医疗机构为解决工作场所不文明和暴力问题提供的建议见表8-1。

方框8-6　美国护士协会立场声明：预防工作场所不文明、欺凌和暴力问题的建议（节选）

● **一级预防措施（针对注册护士）**
■ 致力于并承担与医疗团队所有成员建立和促进健康人际关系的责任。
■ 了解自己与他人的互动，包括已采取和未采取的行动以及与他人的沟通。
■ 使用预定的短语进行练习，以便转移不文明和欺凌。
● **一级预防措施（针对雇主和领导者）**
■ 为注册护士提供一种机制，使其能够在受到威胁时寻求支持。
■ 引导员工解决冲突，尊重沟通策略。
■ 教授教育课程，介绍不文明和欺凌的概念及其预防策略，并回顾组织针对欺凌和不文明制定的相关政策。
● **二级预防措施（针对注册护士）**
■ 当受到威胁时，使用预先设定的暗语或短语寻求支持。
■ 如果察觉到不文明或欺凌行为，为受害者提供支持，并让施暴者认识到其行为不符合组织文化。
● **二级预防措施（针对雇主和领导者）**
■ 识别并评估个人易受不文明行为和欺凌的脆弱性，并按照组织的政策和文化行事。
■ 实施减少员工的疲劳以及与疲劳相关的不文明行为的策略。
■ 提供培训机会，增强员工的心理承受力和韧性，习得自我护理措施和自我反思实践。

资料来源：Adapted from American Nurses Association. (2015). Incivility, bullying, and workplace violence Retrieved from http://www. nursingworld. org/MainMenuCategories/WorkplaceSafety/Healthy-Nurse/bullyingworkplaceviolence/Incivility-Bullying-and-Work place-Violence.html.

表 8 - 1　预防和管理与员工工作场所暴力或不文明行为相关问题的示例

组 织 机 构	来　　源
国家职业安全和健康研究所	护士工作场所暴力培训
罗伯特·伍德·约翰逊执行护士研究员（热衷于创造尊重和文明的环境，2015）	文明工具包：用于授权医疗卫生领导者识别、干预和防止工作场所欺凌的资源
美国危重症护理协会（2005）	AACN 建立和维持健康工作环境的标准：卓越之旅

虽然 ANA 和其他组织报道了有助于预防和管理不文明事件的策略和资源，但未来的领导者在特定工作环境中面临的挑战远不止这些。建议制定零容忍政策，看起来似乎有效，但实际上，它们的成功是有限的，因为它们没有解决不文明、欺凌和暴力的根源（Croft & Cash，2012；Farrell，Shafiei，& Salmon，2010）。务实的领导者会综合考虑组织规则、规范和权力结构，这将有助于这些事件的解决。例如，考虑加班，高离职率，不合适的护患比，政策和程序的不断变化，以及其他卫生专业人员的漠视：所有负担和潜在的护士耗时，情绪应对资源和幸福感？这样的负担会引起不文明的发生吗？这个案例不是为了"宽恕或原谅工作场所中的不正常或破坏性行为，而是为了质疑'自我和职业挫败行为'存在和盛行的原因"（Croft & Cash，2012，p.231）。领导者的道德责任是批判性地检查他们的组织实践，不仅识别和谴责以不文明和暴力方式行事的个人，而且"寻求根除支持这些个人行为的条件"（Rhodes，Pullen，Vickers，Clegg，& Pitsis，2010，p.110）。

消除不良事件的发生原因并不意味着组织中再也不会发生冲突和分歧。相反，真实的集体允许冲突的存在，因为相关人员知道环境足够安全，"可以传播、参与和解决冲突和争议"（Ross，2011，p.203），但是，在组织层面上"对成本控制、裁员、技能组合变化和权力下放的强调"（Croft & Cash，2012，p.237）导致护士和其他医疗服务提供者的现实情况是"工作量增加、加班、旷工和被剥夺选举权的感觉"（Croft & Cash，2012，p.237）。这往往与组织传达关怀及支持的使命声明和形象不符。组织职位和实际做法之间的不和谐和不一致使员工无法相信组织，降低了他们的情绪幸福感，并因缺乏资源和领导力支持而产生软弱感（Croft & Cash，2012；Goldman & Tabak，2010；Rodwell & Gulyas，2013）。

因此，关于安全环境的探讨，其根源是信任，医疗卫生组织的领导者必须不断努力，在组织的所有成员之间，包括领导者与员工、医疗卫生提供者与患者以及同事之间建立信任文化。相互信任的增强最终可能有助于创造利于所有人成长的环境。

反思性问题

科克斯(Cox)(1995)提出，在公民社会团体(或工作场所)中，"信任、互惠、相互关系、合作、时间、社会结构和社会资本是重要且有益的要素"(第5页)。相反，"专制的、自上而下的、受规则约束的和劣性竞争的组织，则可能创造出经常通过赞助获得回报的集团，该集体抵制变革，排斥具有批判性思维的人"(Croft & Cash, 2012, p.239)。

花点时间通过以下问题批判性地审视下自己的组织。

1. 工作文化的特点是什么？

2. 工作场所是否反映了你想要从事的护理工作环境？如果不是，是什么限制了领导者和组织内的其他员工采用一种安全和有益的文化？

3. 在组织内部是否存在被视为理所当然的特定霸权(即主导群体施加的社会、文化、意识形态或经济影响)？你能想出一些具体的例子来说明你的组织中的一些问题吗？

4. 你应该如何奋勇前进以实现你希望看到的机构类型？如何共同做到这一点？

指导下一代领导者创造可持续的卓越文化

医疗行业的变革型领导者一直关注和关心下一代领导者。为了确保卓越实践文化得以持续，领导者必须习惯性地着眼于未来项目，专注于培养未来领导者。不断发展的医疗卫生行业要求我们培养具备驾驭动态复杂环境技能的未来领导者。不幸的是，医疗卫生领域的许多学科存在职场霸凌(比如，"如果我这样做了，你也应该这样做")，我们中有太多人仍然参与其中，比如长时间的轮班工作、成败全靠自己，或者"看一次、做一次、教一次"。职场霸凌在不断追求安全、有效和高质量患者护理的复杂环境中根本行不通。此外，未来领导者所需的技能和能力可能与之前所需的有所不同。未来对领导力提出了新的要求，例如在护理和医疗卫生方面具有全球思维定式，能够适当干预政策制定和政治进程，具有高度发展的团队建设和协作技能，以及能够积极适应不断的变化并领导其组织变得具有同样的适应能力(Huston, 2008)。

领导者可以使用几种方法来培养未来的领导者。最基本的方法之一是积极指导。有效指导的领导者似乎越来越关注下一代(Crisp & Alvarado-Young, 2018)。指导他人的领导者不仅对帮助他人的成长感兴趣，而且今天指导他人的领导者也是明天的领导者——因为她或他也对更美好的未来有愿景，并通过培养未来的领导者来为之做出贡献。个人指导应该是领导者的一种生活方式，并且在医学和护理领域越来越受到重视(Gandhi & Johnson, 2016；Geraci & Thigpen, 2017；Wadhwa, Nagy, Chhabra & Lee, 2017)。

指导下一代是一项艰巨的任务,但对所有相关人员都非常有益。它有助于培养领导技能,促进赋权,提升和扩大个人视野,从过去的个人成功走向护理职业的未来,提高职业流动性和工作满意度,并提供有价值的反馈、见解和支持(Ensher & Murphy,2011;Hart,2010;Hodgson & Scanlan,2013)。对于领导者来说,指导可以让他们将自己的努力传承下去,使自己的日常经历变得生动,对自己的职业和组织产生新的承诺感,并为人力投资做出积极的贡献,让世界变得更美好(Ensher & Murphy,2011;Hodgson & Scanlan,2013)。此外,指导关系还可以为组织带来积极的结果(例如,提高支持及生产率、促进环境稳定和护理人员的留职;Gilbert & Broome 出版社,2015)

作为未来的领导者,从两个层面考虑导师制可能是有用的:① 你将直接在人际层面上与你想要培养的未来领导者进行的导师制类型;② 你想要在整个组织中创造的导师制文化类型(Grossman,2013;Jakubik,Eliades,Gavriloff,& Weese,2011;Latham,Hogan,& Ringl,2008;Race & Skees,2010)。虽然重点可能是分散的,但这两种类型的指导都涉及关心和培养下一代领导者的工作。细心、无私和富有同情心的导师型领导者最有机会培养下一代,并成功创建组织。霍高(Hougaard)和卡特(Carter)(2018 年)认为,以人为中心的导师型领导者(而不是把自我需求凌驾于他人之上),表现同理心和善意,并愿意支持他人(即使犯了错误),这确实为他们的员工创造了满足感、承诺感和责任感,从而发挥他们的最大能力。

人际层面的指导

导师制被描述为护士领导者的自然延伸(McCloughen,O'Brien,& Jackson,2014)。然而,指导不应该被局限于正式导师-学员关系的概念。即使是单一的、随机的慷慨和指导行为也可能与正式职业关系中的多重行为一样有价值(Jackson,2008;McCloughen et al.,2014)。因此,把你作为领导者的大部分未来关系看作是人际指导的可能机会也许是有用的。

在下文中,我们将讨论有效的导师为培养未来领导者而展示的一些关键能力和技能。作为导师,你不需要同时包含这些内容;相反,由于导师制是一个受导师和学员影响的流动过程(Jacobson & Sherrod,2012),你的方法将根据关系和每位学员的需求和目标而改变。

- 建立一种相互信任的师徒关系:作为导师,建立促进信任的关系至关重要。将学员视为同事,平等对待。开放、平易近人、容易接近。向对方保证,你对他或她的观点和感受感兴趣,并且已经建立了一种安全的关系,鼓励他们提问。定期检查关系是否满足学员的目标和需求是维持关系的重要策略。请记住,指导始终是共享的，因此作为导师，你并不是唯一负责建立成功关系的人。学员还需要灵活、诚实并乐于接受反馈和见解（Hart，2010；Jacobson & Sherrod，2012）。

- 倡议并提供机会：开门对学员发展新的领导技能和获得知名度有巨大影响。让学员参与委员会、工作组或工作小组，并努力创造机会，让学员成为同事，从而做出最大贡献。同样，监控社会环境。同事们是否在谈论你的学员？有人在说什么，没有人在说什么？这将使你能够为你的学员识别潜在的机会或潜在的威胁，这可能需要你作为一名倡议者（Davis，2015；Hart，2010）。

- 指导和建议：随着关系的发展，导师可能会开始充当知己或参谋。有时，导师可能会了解关于学员消极经历的某些特定事件或特定情况，这些信息可能需要被分享，以帮助学员更全面地理解和（或）重新构建经验。对于导师来说，这也是一个很好的时机，可以帮助学员理解冲突以及各种处理冲突的方法，尤其是当他们担任领导角色的时候。在某些情况下，也有必要建议学员做出特定的决定或选择，但这应基于学员的需要或你们共同确定的目标（Hart，2010）。

- 教授：教授不仅包括传授知识，还包括分享个人经验。个人故事很有效。分享你富有激情和戏剧性的领导经历，你是如何失败和从失败中吸取教训的，你的成功是什么，以及你是如何学会生存和发展的（Hart，2010）。

- 模仿：模仿对未来的领导者大有裨益。你的学员将通过观察你的价值观、信仰、风格和方法，学到你的许多特质。因此，要深刻意识到自己的行为，因为你总是以身作则（Davis，2015；Hart，2010）。

- 激励、鼓舞和鼓励：积极强化，或告诉学员你将他们视为未来的领导者，这对培养他们的信心并认识到这一点非常重要。有时，确认学员的感受和经历很重要。继续支持和鼓励他们，同时让他们知道你欣赏他们（Hart，2010）。

- 挑战：挑战学员是导师的一项重要职责，只有在存在信任关系的情况下才能执行。通过提出发人深省的问题，可以让学员看到新的解决方案或反思自己的专业盲点，从而形成挑战。为学员提供经验以发展新技能也会带来挑战。鼓励他们在你的组织中负责一个项目。为他们提供所需的资源；但你要相信他们会接手这个项目。强有力的指导更注重"教人们如何思考，而不是告诉他们该如何思考"（Thompson，2010，"Skill 1：Mentoring Questions，"para. 1）。然而，只有在适当的环境下，挑战才会成功。学员不应该觉得这些成败全靠自己。因此，了解你的学员的优势和劣势，并提供挑战，每次支持性地指导他们达到极限，让他们成长一点，这一点至关重要（Davis，2015；Thompson，2010）。有关新媒体资源见方框 8 - 7。

方框 8-7 相关新媒体资源：指导和引领一代领袖
Ted 演讲 "How to Be a Good Mentor." https://www.ted.com/playlists/400/how_to_be_a_good_mentor **页面展示** Bolton, L. B. "Gift to the World: Human Caring Leadership." In this presentation, Dr. Bolton, director of Cedars-Sinai Medical Center, shares *how the gift of teaching others* and *how to care for humans* can be sustained by leadership in a healthcare organization. https://www.youtube.com/watch? time_continue=4&v=KcEwIs6Rnjg **Podcast** Hidden Brain. Maggie Penman and Shankar Vedantam. October 20, 2015. "The Science of Compassion." https://www.npr.org/2015/10/20/448075446/the-science-of-compassion **Self-Assessment** Hougaard, R., Carter, J., & Beck, J. (May 15, 2018). *Assessment: Are you a compassionate leader?* In this assessment (available here at *Harvard Business Review:* https://hbr.org/2018/05/assessment-are-you-a-compassionate-leader), you will evaluate how wisely compassionate you are and may be as a future leader. As compassionate leadership can be learned, areas for improving and practical tips are provided following the assessment.

在组织层面发展导师文化

作为领导者,考虑你在组织中建立的指导和未来领导力发展的机会。针对横向暴力和留职率低的问题,一些组织开始意识到导师计划的重要性,它可以促进专业成长和员工士气的提高,从而产生与护理相关的积极效果(Chen & Lou, 2014; Grossman, 2013; Latham et al., 2008; Race & Skees, 2010)。在这一观点中,指导和领导力并不被视为相互排斥的角色,但领导力被理解为所有人共同努力完成共同工作的集体冒险和实践(Ford, 2009; Latham et al., 2008; Raelin, 2015)。

促进和维持导师文化是此类导师计划在工作场所取得成功的关键(Grossman, 2013; Jakubik et al., 2011; Latham et al., 2008; Race & Skees, 2010)。促进专业慷慨行为和支持态度及行为的工作环境是正式和非正式导师计划的理想环境(McCloughen et al., 2014)。相反,如果组织文化不符合导师计划的目标,那么该计划就无法启动或维持。因此,指导目标和价值观必须嵌入组织并与组织的价值观、实践和文化环境保持一致。方框 8-8 中提供了在贵公司成功实施导师计划的其他注意事项和策略。

方框 8-8 成功在组织中实施导师计划的策略

- 与员工协作并授权员工为工作环境制定一份任务声明，该声明包含并指导活动
计划。
- 提供支持指导的基础条件，包括行政支持、财务资源、奖励和认可、员工和调度灵活
性，以及受保护的指导时间。
- 建立委员会或专门的协调员和联络人，以持续支持指导关系和指导技能的发展与
培训。
- 确保组织各级领导层都有坚定的承诺来支持指导计划。

资料来源

Bally, J. M. G. (2007). The role of nursing leadership in creating a mentoring culture in acute care environments. Nursing Economics, 25(3), 143-148；

Chen, C., & Lou, M. (2014). The effectiveness and application of mentorship programmes for recently registered nurses：A systematic review. Journal of Nursing Management, 22(4), 433-442. doi：10.1111/jonm.12102；

Grindel, C. G., & Hagerstrom, G. (2009). Nurses nurturing nurses：Outcomes and lessons learned. Medsurg Nursing, 18(3), 183-194；

Grossman, S. C. (2013). Mentoring in nursing：A dynamic and collaborative process (2nd ed.). New York, NY：Springer Publishing Company；

Jakubik, L. D., Eliades, A. B., Gavriloff, C. L., & Weese, M. M. (2011). Nurse mentoring study demonstrates a magnetic work environment：Predictors of mentoring benefits among pediatric nurses. Journal of Pediatric Nursing, 26(2), 156-164. doi：10.1016/j.pedn.2010.12.006；

Latham, C. L., Hogan, M., & Ringl, K. (2008). Nurses supporting nurses：Creating a mentoring program for staff nurses to improve the workforce environment. Nursing Administration Quarterly, 32(1), 27-39. doi：10.1097/01.NAQ.0000305945.23569.2b；

Race, T. K., & Skees, J. (2010). Changing tides：Improving outcomes through mentorship on all levels of nursi ng. Critical Care Nursing Quarte rly, 33 (2), 163-176. doi：10.1097/CNQ.0b013e3181d91475.

此外，在单个组织之外进行正式指导的机会越来越多，特别是对于新兴领导者。表 8-2 罗列了针对国家和州级指导计划中护理领导者的一些示例。最初以学员的身份参与这些计划，最终以导师的身份参与，这有助于建立和完善自己的导师技能，并在组织内成功实施导师计划。

表 8-2 培养领导技能的导师计划（节选）

指导计划/组织	描 述	目 标 受 众
领导2 领导导师计划 美国护士管理机构(2018)	<ul><li>为期6个月的在线辅导计划，通过辅导和人际关系培养护理领导技能</li><li>为经验丰富的领导提供分享经验的机会，为新兴领导提供获得专业指导的机会</li><li>根据个人的问题和兴趣匹配导师和学员</li><li>通过在线留言板和私人信息系统进行交流</li></ul>	经验丰富的护理领导者和新兴护理领导者，他们都是美国护士职业机构成员

续　表

指导计划/组织	描　　述	目标受众
全国护士执业机构领导指导计划 全国护士执业机构 （2018）	● 通过个人教育会议、虚拟课程、定期检查，为护理从业教育中的新兴领导者做好准备并赋予其权力 ● 由接受高级领导力培训的非基金会成员担任导师 ● 该计划的目标是指导护理从业者培养学术变革型领导胜任力	在其学术机构中担任领导角色的护理从业人员
州级指导计划/新泽西州护理领导机构（2018 年）	● 计划为期 12 个月，以进一步促进护理领导者的个人和专业发展 ● 开展工作坊，为成功的导师-学员二人组打下基础，并使用工具包为导师团队提供指导和资源	新泽西州有抱负和现有的护理领导者
AONE：美国护士管理者组织（American Organization of Nurse Executives）； NONPF：全国开业护士职业联盟（National Organization of Nurse Practitioner Faculties）		

整本书都是关于如何成为变革型领导者，在这一章中，我们认为变革型领导需要富有同情心。作为领导，如果你想将组织文化发展为卓越实践，为所有人创造利于成长的安全环境，并有效地指导未来的新兴领导者，那么所有这些工作的基本假设是，人比任务更重要，真正为人民服务，才能真正完成任务。

参考文献

Aiken，L. H.，Cimiotti，J. P.，Sloane，D. M.，Smith，H. L.，Flynn，L.，& Neff，D. F. (2011a). Effects of nurse staffing and nurse education on patient deaths in hospitals with different work environments. Medical Care，49(12)，1047 - 1053. doi：10.1097/MLR.0b013e3182330b6e.

Aiken，L. H.，Sloane，D. M.，Clarke，S.，Poghosyan，L.，Cho，E.，You，L.，... Aungsuroch，Y. (2011b). Importance of work environments on hospital outcomes in nine countries. International Journal for Quality in Health Care，23(4)，357 - 364. doi：10.1093/intqhc/mzr022

Alexanian，J. A.，Kitto，S.，Rak，K. J.，& Reeves，S. (2015). Beyond the team：Understanding interprofessional work in two North American ICUs. Critical Care Medicine，43(9)，1880 - 1886. doi：10.1097/CCM.0000000000001136

Alter，A. (2013，June 14). Where we are shapes who we are. New York Times. Retrieved from http://www.nytimes.com/2013/06/16/opinion/sunday/a-self-defined-by-place.html?_r=2

American Association of Critical Care Nurses. (2005). AACN standards for establishing and sustaining healthy work environments：A journey to excellence. Aliso Viejo，CA：Author. Retrieved from http://www.aacn.org/wd/hwe/docs/hwestandards.pdf

American Hospital Association, Institute for Diversity in Health Management, & National Center for Healthcare Leadership. (2017). A diversity, equity and cultural competency assessment tool for leaders: Does your hospital reflect the community it serves? Retrieved from http://www. diversityconnection. org/diversityconnection/membership/Resource％20Center％20Docs/Assessment％20Tool％20v4(20-page ％20bklt).pdf

American Nurses Association. (2015). Incivility, bullying, and workplace violence. Retrieved from http://www. nursingworld. org/MainMenuCategories/WorkplaceSafety/Healthy-Nurse/bullyingworkplaceviolence/Incivility-Bullying-and-Workplace-Violence.html

American Nurses Association. (2018a). The nurse's role in addressing discrimination: Protecting and promoting inclusive strategies in practice settings, policy, and advocacy. Position Statement. Washington, DC: Author. Retrieved from https://www. nursingworld. org/～4ab207/globalassets/practiceandpolicy/nursing-excellence/ana-position-statements/social-causes-and-health-care/the-nurses-role-in-address ing-discrimination.pdf

American Nurses Association. (2018b). Nursing advocacy for LGBTQ＋ populations. Position Statement. Washington, DC: Author.

American Nurses Credentialing Center. (2016). Magnet recognition program new model. Retrieved from https://www.nursingworld.org/organizational-programs/magnet/magnet-model/

American Organization of Nurse Executives. (2018). AONE leader2leader member community. Retrieved from http://leaders.aone.org/mentorship-program

Antoniazzi, C. D. (2011). Respect as experienced by registered nurses. Western Journal of Nursing Research, 33(6), 745－766. doi: 10.1177/0193945910376516

Baernholdt, M., & Mark, B. A. (2009). The nurse work environment, job satisfaction and turnover rates in rural and urban nursing units. Journal of Nursing Management, 17(8), 994－1001. doi: 10.1111/j.1365－2834.2009.01027.x

Bahaji, M. R., & Grenwald, A. G. (2016). Blindspot: Hidden biases of good people. New York, NY: Random House.

Bally, J. M. G. (2007). The role of nursing leadership in creating a mentoring culture in acute care environments. Nursing Economics, 25(3), 143－148.

Beard, K. (2013). Macy faculty scholar Kenya Beard on multicultural education. Retrieved from https://macyfoundation.org/news-and-commentary/beard-on-multicultural-education

Beard, K. (2014). The impact of multicultural education training session on the multicultural attitudes and awareness of nurse educations: The METs project. Poster session presented at the 26th meeting of Eastern Nursing Research Society, Philadelphia, PA. Retrieved from https://journals. lww. com/nursingresearchonline/FullText/2014/03000/Eastern_Nursing_Research_Society_26th_Annual.12.aspx

Beard, K. V., Gwanmesia, E., & Miranda-Diaz, G. (2015). Culturally competent care: Using the ESDT model in nursing. American Journal of Nursing, 115(6), 58－62. doi: 10.1097/01.NAJ.0000466326.99804. c4

Bedford, M. (2018, March 15). Unconscious bias in healthcare. Conversations in Cultural Competency. Quality Interactions. Retrieved from https://www. qualityinteractions. com/blog/unconscious-bias-in-healthcare

Betsch, C., & Böhm, R. (2016). Cultural diversity calls for culture-sensitive health communication. Medical Decision Making, 36(7), 795－797. doi: 10.1177/0272989X16663482

Blair, I. V., Steiner, J. F., Fairclough, D. L., Hanratty, R., Price, D. W., Hirsh, H. K., ... Havranck, E. P. (2013). Clinicians' implicit ethnic/racial bias and perceptions of care among Black and Latino patients. Annals of Family Medicine, 11, 43 – 52. doi: 10.1370/afm.1442

Caldwell, K., & Atwal, A. (2003). The problems of interprofessional health care practice in hospitals. British Journal of Nursing, 12(20), 1212 – 1218. doi: 10.12968/bjon.2003.12.20.11844

Chang, E., Simon, M., & Dong, X. (2012). Integrating cultural humility into health care professional education and training. Advances in Health Science Education, 17, 269 – 278. doi: 10.1007/s10459 – 010 – 9264 – 1

Chen, C., & Lou, M. (2014). The effectiveness and application of mentorship programmes for recently registered nurses: A systematic review. Journal of Nursing Management, 22(4), 433 – 442. doi: 10.1111/jonm.12102

Chuang, C. H., Tseng, P. C., Lin, C. Y., Lin, K. H., & Chen, Y. Y. (2016). Burnout in the intensive care unit professionals: A systematic review. Medicine, 95(50), e5629. doi: 10.1097/MD.0000000000005629

Clark, C. M., Farnsworth, J., & Landrum, R. E. (2009). Development and description of the Incivility in Nursing Education (INE) survey. Journal of Theory Construction & Testing, 13(1), 7 – 15.

Cook, A., & Glass, C. (2013). Above the glass ceiling: When are women and racial/ethnic minorities promoted to CEO? Strategic Management Journal, 35(7), 1080 – 1089. doi: 10.1002/smj.2161

Cox, E. (1995). A truly civil society. 1995 Boyer lectures. Retrieved from http://www.crcresearch.org/files-crcresearch/File/cox_95.pdf

Crisp, G., & Alvarado - Young, K. (2018). The role of mentoring in leadership development. New Directions for Student Leadership, 2018(158), 37 – 47. doi: 10.1002/yd.20286

Croft, R. K., & Cash, P. A. (2012). Deconstructing contributing factors to bullying and lateral violence in nursing using a postcolonial feminist lens. Contemporary Nurse, 42(2), 226 – 242. doi: 10.5172/conu.2012.42.2.226

Cuellar, N. G., Miller, A., Knappen, J., & Visina, J. (2016). Excellence in development of health care providers: The Nicaragua clinical experience. Hispanic Health Care International, 14(4), 192 – 197. doi: 10.1177/1540415316673625

Cummins, S., Curtis, S., Diez-Roux, A. V., & Macintyre, S. (2007). Understanding and representing "place" in health research: A relational approach. Social Science & Medicine, 65, 1825 – 1838. doi: 10.1016/j. socscimed. 2007.05.036

Davis, C. (2015). Mentoring our future nurse leaders [editorial]. Nursing Made Incredibly Easy! 13(4), 4. doi: 10.1097/01.NME.0000465775.13006.pdf

DiAngelo, R., & Dyson, M. E. (2018). White fragility: Why it's so hard for white people to talk about racism. Boston, MA: Beacon Press.

Devine, A. (2017, March 7). 10 tips for caring for LGBTQ patients. Nursing.org. Retrieved from https://nurse.org/articles/culturally-competent-healthcare-for-LGBTQ-patients/

Dixon-Woods, M., McNicol, S., & Martin, G. (2012). Ten challenges in improving quality in health care: Lessons from the Health Foundation's programme evaluations and relevant literature. BMJ Quality & Safety, 21(10), 876 – 884. doi: 10.1136/bmjqs – 2011 – 000760

Dogra, N., Reitmanova, S., & Carter-Pokras, O. (2009). Twelve tips for teaching diversity and embedding it in the medical curriculum. Medical Teacher, 31 (11), 990 – 993. doi: 10. 3109/01421590902960326

Dogra, N., Reitmanova, S., & Carter-Pokras, O. (2010). Teaching cultural diversity: Current status in U. K., U. S., and Canadian medical schools. Journal of General Internal Medicine, 25(2), 164 – 168. doi: 10.1007/s11606 – 009 – 1202 – 7

Drenkard, K. (2010). Going for the gold: The value of attaining Magnet® recognition. American Nurse Today, 5(3), 50 – 52.

Duffield, C., Diers, D., O'Brien-Pallas, L., Aisbett, C., Roche, M., King, M., & Aisbett, K. (2011). Nursing staffing, nursing workload, the work environment and patient outcomes. Applied Nursing Research, 24(4), 244 – 255. doi: 10.1016/j.apnr.2009.12.004

Ensher, E. A., & Murphy, S. E. (2011). The mentoring relationship challenges scale: The impact of mentoring stage, type, and gender. Journal of Vocational Behavior, 79(1), 253 – 266. doi: 10. 1016/j.jvb.2010.11.008

Farrell, G. A., Shafiei, T., & Salmon, P. (2010). Facing up to "challenging behavior": A model for training in staff-client interaction. Journal of Advanced Nursing, 66(7), 1644 – 1655. doi: 10. 1111/j.1365 – 2648.2010.05340. x

Fitzgerald, C., & Hurst, S. (2017). Implicit bias in healthcare professionals: A systematic review. BMC Medical Ethics, 18(1), 19. doi: 10.1186/s12910 – 017 – 0179 – 8

Flaherty, C. (2017, December 19). The missing women. Inside Higher Ed. Retrieved from https://www.insidehighered.com/news/2017/12/19/study-finds-men-speak-twice-often-do-women-colloquiums

Ford, R. (2009). Complex leadership competency in health care: Towards framing a theory of practice. Health Services Management Research, 22 (3), 101 – 114. doi: 10. 1258/hsmr. 2008.008016

Foster, J. (2009). Cultural humility and the importance of long-term relationships in international partnerships. Journal of Obstetrical, Gynecological, & Neonatal Nursing, 38(1), 100 – 107. doi: 10.1111/j.1552 – 6909.2008.00313.x

Gandhi, M., & Johnson, M. (2016). Creating more effective mentors: Mentoring the mentor. AIDS Behavior, 20(Suppl 2), 294 – 303. doi: 10.1007/s10461 – 016 – 1364 – 3

Geraci, S. A., & Thigpen, S. C. (2017). A review of mentoring in academic medicine. American Journal of Medical Science, 353(2), 151 – 157. doi: 10.1016/j.amjms.2016.12.002

Gilbert, J., & Broome, M. (2015). Developing and sustaining self. In J. Daly, S. Speedy, & D. Jackson (Eds.), Leadership and nursing: Contemporary perspectives (2nd ed., chap. 15). Sydney, NSW, Australia: Elsevier.

Gilmartin, H., Goyal, A., Hamati, M. C., Mann, J., Saint, S., & Chopra, V. (2017). Brief mindfulness practices for healthcare providers: A systematic literature review. The American Journal of Medicine, 130(10), 1219.el – 1219.e17. doi: 10.1016/j.amjmed.2017.05.041

Goldman, A., & Tabak, N. (2010). Perception of ethical climate and its relationship to nurses' demographic characteristics and job satisfaction. Nursing Ethics, 17 (2), 233 – 246. doi: 10.1177/0969733009352048

Goldman, J., Reeves, S., Wu, R., Silver, I., MacMillan, K., & Kitto, S. (2016). A sociological exploration of the tensions related to interprofessional collaboration in acutecare discharge planning. Journal of Interprofessional Care, 30 (2), 217 – 225. doi: 10. 3109/13561820. 2015.1072803

Goode, C. J., Blegen, M. A., Park, S. H., Vaughn, T., & Spetz, J. (2011). Comparison of patient outcomes in Magnet® and non-magnet hospitals. Journal of Nursing Administration, 41(12), 517 – 523. doi: 10. 1097/NNA.0b013e3182378b7c

Grindel, C. G., & Hagerstrom, G. (2009). Nurses nurturing nurses: Outcomes and lessons learned. Medsurg Nursing, 18(3), 183 – 194.

Grossman, S. C. (2013). Mentoring in nursing: A dynamic and collaborative process (2nd ed.). New York, NY: Springer Publishing Company.

Gunnarsdottir, S., Clarke, S. P., Rafferty, A. M., & Nutbeam, D. (2009). Front-line management, staffing and nurse-doctor relationships as predictors of nurse and patient outcomes. A survey of Icelandic hospital nurses. International Journal of Nursing Studies, 46(7), 920 – 927. doi: 10.1016/j.ijnurstu.2006.11.007

Hall, P. (2005). Interprofessional teamwork: Professional cultures as barriers. Journal of Interprofessional Care, 19(Suppl. 1), 188 – 196. doi: 10.1080/13561820500081745

Hardeman, R. R., Medina, E. M., & Kozhimannil, K. B. (2016). Structural racism and supporting Black Lives: The role of health professionals. New England Journal of Medicine, 375 (22), 2113 – 2115. doi: 10.1056/NEJMp1609535

Hart, E. W. (2010). Seven ways to be an effective mentor. Forbes. Retrieved from http://www.forbes.com/2010/06/30/mentor-coach-executive-training-leadership-managing-ccl.html

Hawala-Druy, S., & Hill, M. H. (2012). Interdisciplinary: Cultural competency and culturally congruent education for millennials in health professions. Nurse Education Today, 32, 772 – 778. doi: 10.1016/j. nedt.2012.05.002

Hiemstra, A. M. F., Derous, E., & Born, M. P. (2017). Psychological predictors of cultural diversity support at work. Cultural Diversity & Ethnic Minor Psychology, 23(3), 312 – 322. doi: 10.1037/cdp0000141

Hodgson, A. K., & Scanlan, J. M. (2013). A concept analysis of mentoring in nursing leadership. Open Journal of Nursing, 3, 389 – 394. doi: 10.4236/ojn.2013.35052

Hostetter, M., & Klein, S. (2018, September 27). In focus: Reducing racial disparities in health care by confronting racism. New York, NY: The Commonwealth Fund. Retrieved from https://www. commonwealthfund. org/publications/newsletter-article/2018/sep/focus-reducing-racial-disparities-health-care-confronting

Hougaard, R., & Carter, J. (2018). The mind of the leader: How to lead yourself, your people, and your organization for extraordinary results. Boston, MA: Harvard Business Review Press.

Human Rights Campaign. (2019). Diversity training on sexual orientation and gender identity issues. Retrieved from https://www. hrc. org/resources/diversity-training-on-sexual-orientation-and-gender-identity-issues

Huston, C. (2008). Preparing nurse leaders for 2020. Journal of Nursing Management, 16, 905 – 911. doi: 10.1111/j.1365 – 2834.2008.00942.x

Institute of Medicine. (2010). The future of nursing: Leading change, advancing health. Washington, DC: National Academies Press. Retrieved from http://iom.nationalacademies.org/Reports/2010/The-Future-of-Nursing-Leading-Change-Advancing-Health.aspx

Jackson, D. 2008. Random acts of guidance: Personal reflections on professional generosity. Journal of Clinical Nursing, 17, 2669 – 2670. doi: 10.1111/j.1365 – 2702.2008.02346.x

Jackson, J. F. L., O'Callaghan, E. M., & Leon, R. A. (Eds.). (2014, August). Measuring glass ceiling effects in higher education: Opportunities and challenges: New Directions for Institutional Research, No. 159. Retrieved from http://www.wiley.com/WileyCDA/WileyTitle/productCd - 111895629X.html

Jacobson, S. L., & Sherrod, D. R. (2012). Transformational mentorship models for nurse educations. Nursing Science Quarterly, 25(3), 279 - 284. doi: 10.1177/0894318412447565

Jakubik, L. D., Eliades, A. B., Gavriloff, C. L., & Weese, M. M. (2011). Nurse mentoring study demonstrates a magnetic work environment: Predictors of mentoring benefits among pediatric nurses. Journal of Pediatric Nursing, 26(2), 156 - 164. doi: 10.1016/j.pedn.2010.12.006

Jeffreys, M. R. (2010). Teaching cultural competence in nursing and health care: Inquiry, action, and innovation (2nd ed.). New York, NY: Springer Publishing Company.

Johnson, S. L., & Rea, R. E. (2009). Workplace bullying: Concerns for nurse leaders. Journal of Nursing Administration, 39(2), 84 - 90. doi: 10.1097/NNA.0b013e318195a5fc

Johnston, D., & Villa, J. (2018). Shifting culture: A new CNP leading to nursing excellence. Journal of Nursing Administration, 48(9), 422 - 424. doi: 10.1097/NNA.0000000000000643

Keeling, A. W., Hehman, M. C., & Kirchgessner, J. C. (2018). History of nursing in the United States. New York, NY: Springer Publishing Company.

Kelly, L. A., McHugh, M. D., & Aiken, L. H. (2011). Nurse outcomes in Magnet® and non-Magnet hospitals. Journal of Nursing Administration, 41(10), 428 - 433. doi: 10.1097/NNA.0b013e31822eddbc

King, C. J., & Redwood, Y. (2016). The health care institution, population health, and Black Lives. Journal of the National Medical Association, 108(2), 131 - 136. doi: 10.1016/j.jnma.2016.04.002

Kivel, P. (2011). Uprooting racism: How white people can work for racial justice (3rd ed.). Gabriola Island, BC, Canada: New Society Publishers.

Knoop, R., Wujcik, D., & Wujcik, K. (2017). Emerging models of interprofessional collaboration in cancer care. Seminars in Oncology Nursing, 33(4), 459 - 463. doi: 10.1016/j.soncn.2017.08.009

Kosoko-Lasaki, S., & Cook, C. T. (2009). Cultural competency instrument: A description of a methodology. Part II. In S. Kosoko-Lasaki, C. T. Cook, & R. L. O'Brien (Eds.), Cultural proficiency in addressing health disparities (chap. 9). Sudbury, MA: Jones & Bartlett.

Kumagai, A. K., & Lypson, M. L. (2009). Beyond cultural competence: Critical consciousness, social justice, and multicultural education. Academic Medicine, 84(6), 782 - 787. doi: 10.1097/ACM.0b013e3181a42398

Lai, C. K., Marini, M., Lehr, S. A., Cerruti, C., Shin, J. L., Joy-Gaba, J. A., ... Nosek, B. A. (2014). Reducing implicit racial preferences: I. A. comparative investigation of 17 interventions. Journal of Experimental Psychology: General, 143, 1765 - 1785. doi: 10.1037/a0036260

Lanctôt, N., & Guay, S. (2014). The aftermath of workplace violence among health care workers: A systematic literature review of the consequences. Aggression and Violent Behavior, 19(5), 492 - 501. doi: 10.1016/j.avb.2014.07.010

Latham, C. L., Hogan, M., & Ringl, K. (2008). Nurses supporting nurses: Creating a mentoring program for staff nurses to improve the workforce environment. Nursing Administration Quarterly, 32(1), 27 - 39. doi: 10.1097/01.NAQ.0000305945.23569.2b

Levi, A. (2009). The ethics of nursing student international clinical experiences. Journal of

Obstetric, Gynecologic, & Neonatal Nursing, 38(1), 94 – 99. doi: 10.1111/j.1552 – 6909.2008. 00314. x

Lewis, P. S., & Malecha, A. (2011). The impact of workplace incivility on the work environment, manager skill, and productivity. Journal of Nursing Administration, 41(1), 41 – 47. doi: 10. 1097/NNA.0b013e3182002a4c

Liberati, E. G., Gorli, M., & Scaratti, G. (2016). Invisible walls within multidisciplinary teams: Disciplinary boundaries and their effects on integrated care. Social Science & Medicine, 150, 31 – 39. doi: 10.1016/j.socscimed.2015.12.002

Luparell, S. (2011). Incivility in nursing: The connection between academia and clinical settings. Critical Care Nurse, 31(2), 92 – 95. doi: 10.4037/ccn2011171

Manojlovich, M., Frankel, R. M., Harrod, M., Heshmati, A., Hofer, T., Umberfield, E., & Krein, S. (2019). Formative evaluation of the video reflexive ethnography method, as applied to the physician-nurse dyad. BMJ Quality & Safety, 28, 160 – 166. doi: 10.1136/bmjqs – 2017 – 007728

McCann, C. M., Beddoe, E., McCormick, K., Huggard, P., Kedge, S., Adamson, C., & Huggard, J. (2013). Resilience in the health professions: A review of recent literature. International Journal of Wellbeing, 3(1), 60 – 81. doi: 10.5502/ijw.v3i1.4

McCloughen, A., O'Brien, L., & Jackson, D. (2014). Journey to become a nurse leader mentor: Past, present and future influences. Nursing Inquiry, 21(4), 301 – 310. doi: 10.1111/nin.12053

McHugh, M. D., Kelly, L. A., Smith, H. L., Wu, E. S., Vanak, J. M., & Aiken, L. H. (2013). Lower mortality in Magnet hospitals. Medical Care, 51 (5), 382 – 388. doi: 10. 1097/ MLR.0b013e3182726cc5

McHugh, M. D., Kutney-Lee, A., Cimiotti, J. P., Sloane, D. M., & Aiken, L. H. (2011). Nurses' widespread job dissatisfaction, burnout, and frustration with health benefits signal problems for patient care. Health Affairs, 30(2), 202 – 210. doi: 10.1377/hlthaff.2010.0100

MDC Legal. (2017, January 30). Four examples of workplace discrimination. Retrieved from https://mdclegal.com.au/4-examples-workplace-discrimination/

Morrow, E., Call, M., Marcus, R., & Locke, A. (2018). Focus on the quadruple aim: Development of a resiliency center to promote faculty and staff wellness initiatives. Joint Commission Journal of Quality & Patient Safety, 44(5), 293 – 298. doi: 10.1016/j.jcjq.2017. 11.007

Nacoste, R. W. (2015). Taking on diversity: How we can move from anxiety to respect. Amherst, NY: Prometheus Books.

National Institute for Occupational Safety and Health. (2018). Workplace violence prevention for nurses. Centers for Disease Control and Prevention. Retrieved from https://www.cdc.gov/niosh/ topics/violence/training_nurses.html

National LGBT Health Education Center. (2018, September). Learning to address implicit bias towards LGBTQ patients: Case scenarios. Boston, MA: Author. Retrieved from https://www. lgbthealtheducation. org/publication/learning-to-address-implicit-bias-towards-lgbtq-patients-case-scenarios/

National Organization of Nurse Practitioner Faculties. (2018). NONPF leadership mentoring program. Retrieved from https://www.nonpf.org/page/MentoringProgram

Neal, J. (2013). Handbook of faith and spirituality in the workplace: Emerging research and practice. New York, NY: Springer Publishing Company.

Nielsen, M. B., & Einarsen, S. (2012). Outcomes of exposure to workplace bullying: A meta-analytic review. Work & Stress, 26(4), 309 – 332. doi: 10.1080/02678373.2012.734709

Nugus, P., Greenfield, D., Travaglia, J., Westbrook, J., & Braithewaite, J. (2010). How and where clinicians exercise power: Interprofessional relations in health care. Social Science & Medicine, 71, 898 – 909. doi: 10.1016/j.socscimed.2010.05.029

Nursing Executive Center, Advisory Board. (2018). Rebuild the foundation for a resilient work force: Best practices to repair the cracks in the care environment (Research Report). Retrieved from https://www.advisory.com/research/nursing-executive-center/white-papers/2018/rebuild-the-foundation-for-a-resilient-workforce

Office of Minority Health, U. S. Health & Human Services. (2019). National culturally & linguistically appropriate services standards (CLAS standards). Retrieved from https://thinkculturalhealth.hhs.gov/clas/standards

Organization of Nurse Leaders of New Jersey. (2018). Mentoring programs. Retrieved from http://www.njha.com/onlnj/education-calendar/mentoring-programs/

Ortega, A., Christensen, K. B., Hogh, A., Rugulies, R., & Borg, V. (2011). Oneyear prospective study on the effect of workplace bullying on long-term sickness absence. Journal of Nursing Management, 19(6), 752 – 759. doi: 10.1111/j.1365 – 2834.2010.01179.x

O'Shanassy, E. (2019). Equal opportunity nursing: How healthcare discriminates. Workplace Diversity: The source for diversity talent. Retrieved from https://workplacediversity.com/news/Equal-Opportunity-Nursing%3A-How-Healthcare-Discriminates

Parmelli, E., Flodgren, G., Beyer, F., Baillie, N., Schaafasma, M. E., & Eccles, M. P. (2011). The effectiveness of strategies to change organizational culture to improve health care performance: A systematic review. Implementation Science, 6, 33. Retrieved from http://implementationscience.biomedcentral.com/articles/10.1186/1748 – 5908 – 6 – 33

Passionate About Creating Environments of Respect and Civility. (2015). Civility toolkit. Retrieved from http://stopbullyingtoolkit.org/

Pipe, T. B., Buchda, V. L., Launder, S., Hudak, B., Hulvey, L., Karns, K. E., & Pendergast, D. (2012). Building personal and professional resources of resilience and agility in the healthcare workplace. Stress Health, 28, 11 – 22. doi: 10.1002/smi.1396

Pompeii, L., Dement, J., Schoenfisch, A., Lavery, A., Souder, M., Smith, C., & Lipscomb, H. (2013). Perpetrator, worker and workplace characteristics associated with patient and visitor perpetrated violence (type Ⅱ) on hospital workers: A review of the literature and existing occupational injury data. Journal of Safety Research, 44, 57 – 64. doi: 10.1016/j.jsr.2012.09.004

Porter-O'Grady, T., & Malloch, K. (2015). Quantum leadership: Building better partnerships for sustainable health (4th ed.). Burlington, MA: Jones & Bartlett.

PricewaterhouseCoopers. (2014). Leveraging the power of our differences: Diversity and inclusion. Retrieved from http://www.pwc.com/us/en/about-us/diversity/pwc-diversity.html

Project Implicit. (2011). Project implicit. Retrieved from https://implicit.harvard.edu/implicit/

Purnell, L. D. (2013). Transcultural health care: A culturally competence approach (4th ed.). Philadelphia, PA: F. A. Davis.

Race, T. K., & Skees, J. (2010). Changing tides: Improving outcomes through mentorship on all levels of nursing. Critical Care Nursing Quarterly, 33 (2), 163 – 176. doi: 10. 1097/

CNQ.0b013e3181d91475

Racial Equity Tools. (n.d.). Organizational assessment tools and resources. Retrieved from http://www.racialequitytools.org/plan/informing-the-plan/organizational-assessment-tools-and-resources

Raelin, J. A. (2015). Rethinking leadership: Businesses need a new approach to the practice of leadership—And to leadership development. MIT Sloan Management Review, 56(4), 95 – 96.

Reeves, S., MacMillan, K., & Van Soeren, M. (2010). Leadership of interprofessional health and social care teams: A socio-historical analysis. Journal of Nursing Management, 18(3), 258 – 264. doi: 10.1111/j.1365 – 2834.2010.01077.x

Reeves, S., Pelone, F., Harrison, R., Goldman, J., & Zwarenstein, J. (2017). Interprofessional collaboration to improve professional practice and healthcare outcomes. Cochrane Database Systematic Reviews, 6, CD000072. doi: 10.1002/14651858.CD000072.pub3

Reeves, S., Rice, K., Gotlib Conn, L., Miller, K., Kenaszhuk, C., & Zwarenstein, M. (2009). Interprofessional interaction, negotiation and non-negotiation on general internal medicine wards. Journal of Interprofessional Care, 23(6), 633 – 645. doi: 10.3109/13561820902886295

Rhodes, C., Pullen, A., Vickers, M. H., Clegg, S. R., & Pitsis, A. (2010). Violence and workplace bullying: What are an organization's ethical responsibilities? Administrative Theory & Praxis, 32(1), 96 – 115. doi: 10.2753/ATP1084 – 1806320105

Roberts, S. J., DeMarco, R., & Griffin, M. (2009). The effect of oppressed group behaviours on the culture of the nursing workplace: A review of the evidence and interventions for change. Journal of Nursing Management, 17, 288 – 293. doi: 10.1111/j.1365 – 2834.2008.00959.x

Roche, M., Diers, D., Duffield, C., & Catling-Paull, C. (2010). Violence towards nurses, the work environment, and patient outcomes. Journal of Nursing Scholarship, 42(1), 13 – 22. doi: 10.1111/j.1547 – 5069.2009.01321.x

Rodwell, J., & Gulyas, A. (2013). The impact of the psychological contract, justice and individual difference: Nurses take it personally when employers break promises. Journal of Advanced Nursing, 69(12), 2774 – 2785. doi: 10.1111/jan.12160

Ross, H. J. (2011). Reinventing diversity: Transforming organizational community to strengthen people, purpose, and performance. Lanham, MD: Rowman & Littlefield.

Ross, H. J. (2014). Everyday bias: Identifying and navigating unconscious judgements in our daily lives. Lanham, MD: Rowman & Littlefield.

Sabin, J. A., & Greenwald, A. G. (2012). The influence of implicit bias on treatment recommendations for 4 common pediatric conditions: Pain, urinary tract infection, attention deficit hyperactivity disorder, and asthma. American Journal of Public Health, 102, 988 – 995. doi: 10.2105/AJPH.2011.300621

Schein, E. H. (2012). What is culture? In M. Godwyn & J. H. Gittell (Eds.), Sociology of organizations: Structures and relationships (pp.311 – 314). Thousand Oaks, CA: Sage.

Scherman, J. (2017, April 6). Is a lack of cultural diversity in healthcare harming our patients? Rasmussen College Nursing Blog. Retrieved from https://www.rasmussen.edu/degrees/nursing/blog/lack-of-cultural-diversity-in-healthcare/

Shanafelt, T. D., Hasan, O., Dyrbye, L. N., Sinsky, C., Satele, D., Sloan, J., & West, C. P. (2015). Changes in burnout and satisfaction with work-life balance in physicians and the general U.S. working population between 2011 and 2014. Mayo Clinic Proceedings, 90(12), 1600 – 1613. doi: 10.1016/j.mayocp.2015.08.023

Shi, L., & Singh, D. A. (2015). Delivering health care in America: A systems approach (6th ed.). Burlington, MA: Jones & Bartlett.

Simon, M. A., Chang, E., & Dong, S. (2010). Partnership, reflection and patient focus: Advancing cultural competency training relevance. Medical Education, 44(6), 540 – 542. doi: 10.1111/j.1365 – 2923.2010.03714.x

Simons, S. (2008). Workplace bullying experienced by Massachusetts registered nurses and the relationship to intention to leave the organization. Advances in Nursing Science, 31(2), E48-E59. doi: 10.1097/01.ANS.0000319571.37373.d7

Stewart, E. (2018, June 8). Women are running for office in record numbers: In corporate American they're losing ground: The number of women CEOs of Fortune 500 companies has dropped by 25%. Vox. Retrieved from https://www.vox.com/policy-and-politics/2018/6/8/17413254/women-fortune – 500-ceos-politics-blue-wave

Stewart, K., & O'Reilly, P. (2017). Exploring the attitudes, knowledge, and beliefs of nurses and midwives of healthcare needs of the LGBTQ population: An integrative review. Nursing Education Today, 53, 67 – 77. doi: 10.1016/j.nedt.2017.04.008

Summers, S. (2012). Magnet status: What it is, what it is not, and what it could be. The Truth About Nursing. Retrieved from http://www.truthaboutnursing.org/faq/magnet.html

Summers, S., & Summers, H. J. (2015). Magnet status. This nursing process should be a floor, not a ceiling. Advance for Nurses. Retrieved from http://nursing.advanceweb.com/Features/Articles/Magnet-Status.aspx

Swanson, A. (2015, June 4). The number of Fortune 500 companies led by women is at an all-time high: 5 percent. Washington Post. Retrieved from https://www.washingtonpost.com/news/wonk/wp/2015/06/04/the-number-of-fortune – 500-companies-led-by-women-is-at-an-all-time-high – 5-percent/

Syed, Q., Redmond, N., Bussey-Jones, J., Price-Haywood, E., & Genao, I. (2018). Coping with harassment and discrimination in health care: A primer for leadership. Society for General Internal Medicine (SGIM) Forum, 41(7), 1 – 3.

Tang, C. J., Zhou, W. T., Chan, S. W., & Liaw, S. Y. (2018). Interprofessional collaboration between junior doctors and nurses in the general ward setting: A qualitative exploratory study. Journal of Nursing Management, 26(1), 11 – 18. doi: 10.1111/jonm.12503

Tello, M. (2017, January 16). Racism and discrimination in health care: Providers and patients. Harvard Health Blog, Harvard Medical School. Retrieved from https://www.health.harvard.edu/blog/racism-discrimination-health-care-providers-patients – 2017011611015

Tervalon, M., & Murray-Garcia, J. (1998). Cultural humility versus cultural competence: A critical distinction in defining physician training outcomes in multicultural education. Journal of Health Care for the Poor & Underserved, 9(2), 117 – 125.

Thagard, P. (2012). Mapping minds across cultures. In R. Sun (Ed.), Grounding social science in cognitive sciences. Cambridge, MA: MIT Press.

Thomas, R., Sargent, L. D., & Hardy, C. (2011). Managing organizational change: Negotiating meaning and power-resistance relations. Organizational Science, 22(1), 22 – 41. doi: 10.1287/orsc.1090.0520

Thompson, E. (2010). How to be a better mentor. Journal of Accountancy. Retrieved from http://www.journalofaccountancy.com/issues/2010/nov/20091446.html

Torkington, K. (2012). Place and lifestyle migration: The discursive construction of "glocal" place-identity. Mobilities, 7(1), 71-92. doi: 10.1080/17450101.2012.631812

Wadhwa, V., Nagy, P., Chhabra, A., & Lee, C. S. (2017). How effective are your mentoring relationships? Mentoring quiz for residents. Current Problems in Diagnostic Radiology, 46(1), 3-5. doi: 10.1067/j.cpradiol.2016.05.004

Wahab, M. T., Ikbal, M. F. B., Jingting, W., Wesley, L. T. W., Kanesvaran, R., & Krishna, L. K. R. (2016). Creating effective interprofessional mentoring relationships in palliative care: Lessons from medicine, nursing, surgery, and social work. Journal of Palliative Care & Medicine-Open Access, 6, 290. Retrieved from https://www. omicsonline. org/open-access/creating-effective-interprofessional-mentoring-relationships-in-palliative-carelessons-from-medicine-nursing-surgery-and-social-wo-2165-7386-1000290.php? aid=82484

Wallace, G. (2015, January 29). Only 5 black CEOs at 500 biggest companies. CNN Money. Retrieved from http://money.cnn.com/2015/01/29/news/economy/mcdonalds-ceo-diversity/

Warshawsky, N. E., & Sullivan Havens, D. (2011). Global use of the practice environment scale of the Nursing Work Index. Nursing Research, 60 (1), 17-31. doi: 10. 1097/NNR. 0b013e3181ffa79c

Wesley, M. (2014, December 1). Culture does indeed eat structure for breakfast [Web blog post]. Retrieved from http://www.thewesleygroup.com/blog/? p=609

Wilson, B. L., Diedrich, A., Phelps, C. L., & Choi, M. (2011). Bullies at work: The impact of horizontal hostility in the hospital setting and intent to leave. Journal of Nursing Administration, 41(11), 453-458. doi: 10.1097/NNA.0b013e3182346e90

W.K. Kellogg Foundation. (n. d.). Racial equity resource guide. Retrieved from http://www. racialequityresourceguide.org/

Wong, C. A., Cummings, G. G., & Ducharme, L. (2013). The relationship between nursing leadership and patient outcomes: A systematic review update. Journal of Nursing Management, 21(5), 709-724. doi: 10.1111/jonm.12116

Young, S., & Guo, K. L. (2016). Cultural diversity training: The necessity of cultural competence for health care providers and in nursing practice. Health Care Management, 35(2), 94-102. doi: 10.1097/HCM.0000000000000100

Zestcott, C. A., Blair, I. R., & Stone, J. (2016). Examining the presence, consequences, and reduction of implicit bias in health care: A narrative review. Group Processes & Intergroup-Relations, 19(4), 528-542. doi: 10.1177/1368430216642029

第九章

医疗卫生中的经济和财务

布伦达·塔利

我们的经济和社会实力都很强，我们可以成为社会变革的推动者。朴实地说，我相信我们能像小园丁一样细心地照料花园，也希望我们的邻居也能这样做。那么，我们可能会创造一个更美好的世界。

——盖伊·拉利伯特

本章目标

- 了解资源有效利用的内在力量。
- 阐明护理质量(过程和结果)与医疗卫生财务模式之间的相互关系。
- 利用财务管理工具，如预算编制，以支持资源的最佳利用。
- 确定医疗卫生服务的各种收入和资源的产生方式。
- 识别与新兴护理提供模式相关的财务和实践机遇。

引言

有效地处理资源稀缺问题是一个长期被关注的话题，或许应该是医疗卫生领导者的首要职责。财务压力是许多医院领导者面临的最重要的挑战之一。此外，护理环境和护理设施日益复杂和多样化以及由于人员退休流失的领导力，导致了护理领导力的净损失[American Hospital Association (AHA)，2014a；Dyess，Sherman，Pratt，& Chiang-Hanisko，2016]。这种流失标志着领导经验的不幸损失，但是也为新的人才提供了机会，进而引入新思路来思考医疗卫生和财务问题。另外，最近补偿方式的变革也影响了临床实践模式。实践专家必须积极参与到变革中，这些变化会影响临床护理方法以及实践的财务可行性。

本章介绍了与财务问题相关的选定主题,以及适用于领导者角色的财务管理基本概念。这些概念也适用于临床医生,正如我们所看到的,临床医生也对组织的财务健康负有责任。权力和影响力、决策、实现目标、领导力增长都与财务有关。整个教材、课程和专家都致力于教授经济、财务、会计和预算编制。虽然没有尝试囊括财务管理需要的每个方面,但是我们努力将财务管理的技能与领导力、变革、新兴的实践模式和机遇联系起来。

领导力和财务

目前,医疗卫生的领导者、提供者和社区成员面临着许多关键的经济挑战,包括资金的减少、预算分配的变化,以及项目和服务的取消或减少。独立和合作的伙伴关系、住院急症护理设施的横向扩展以及各种创新举措提供了不同的护理模式,如门诊中心、初级卫生保健中心、慢性病管理、家庭保健服务、临终关怀和其他护理服务的机会,都必须在不同的规章制度下运行,都要通过不同的配置和挑战来获得支付。具备高级水平的护士正在寻找其他的护理服务方式和实践环境中的变化。

关注财务计划、精心制定战略、正确定位相关市场、准确评估收入和支出、坚持愿景,不仅可以带来财务上的成功,而且可以给领导者带来个人成就感,这可能是你个人对医疗卫生变革做出贡献的开端。

医疗卫生财务的历史基础

在传统的收费服务模式下,医疗卫生服务提供者的报酬与护理结果无关。这个问题被提出来后,只有在最近几年,通过支付方决定对一个地理区域内"通常和习惯收费",来减少费用。收入的基础是提供的服务量。其他支付模式,如健康维护组织(Health Maintenance Organizations,HMOs)和按人头发放定额医疗卫生费的方法,最后出现了一定数额的补偿,提供个人所需的全部护理。这一步是将临床护理的结果与财务净收益联系起来的开始。支付金额并没有根据具体的质量定义进行区分,但是如果提供服务的结果不理想,服务提供者的责任也会增加。这些模式仍然在使用,但是正在被其他的模式慢慢取代。

医疗卫生财务的现状

20世纪的最后几十年,由美国老年和残障健康保险(不久其他支付方也在跟进)

发起的医疗卫生服务的补偿方式发生了变化，将对提供方的补偿与患者个人经历相关的结果挂钩。医疗保险和医疗补助服务中心（Centers for Medicare & Medicaid Services，CMS）是美国政府的医疗保险部门，也是美国最大的保险公司，它仍然是对医疗卫生支付影响最大的机构之一。使用疾病诊断相关分组（diagnosis-related groups，DRGs），通过分析特定疾病的支付历史来确定补偿服务，从住院急诊开始，根据患者的个人特征、人口结构、地理位置和医院类型进行调整（CMS，2014）。以量为基准的补偿仍然是重点，尽管是服务于患者安全相关并发症的指标，例如院内跌倒和院内感染，是不符合补偿条件的。主要区别在于根据护理费用的"标准化"平均值，而不是根据所提交的设施费用报告和相关因素所确定的护理费用（临时补偿率），统一确定补偿金额（按所述调整），然后根据所提交的报告中可允许的成本判断进行调和。质量问题集中在选定的结局上：上述的患者安全指标、病死率和 30 天再入院率（CMS，2015c）。

患者保护和平价医疗法案

2010 年的《患者保护和平价医疗法案》（Affordable Care Act，ACA），通常被称为奥巴马医改，为许多缺少获得医疗保险机会的人提供了医疗保障。根据这项立法，医疗保险受益人的服务支付方式也发生了巨大的变化。《患者保护和平价医疗法案》的影响在医疗卫生服务中普遍存在，这里不打算全面描述所有方面，而是重点描述护理服务与财务问题的关系。

《患者保护和平价医疗法案》的目的是通过支持基于价值的计划来降低成本，并改善护理过程和结果。医疗保险和医疗补助服务中心最初的五个基于价值的计划，允许支付金额的差异，并且允许在机构指标的基础上减少潜在的支付（方框 9-1）。其目的是在特定质量指标上，将医疗机构的表现与对医疗机构的支付挂钩。这项改革在实现充分的医疗卫生方面取得了一些进展，但其应用仍然有限。

方框 9-1　医疗保险和医疗补助服务中心

基于价值的计划，医疗保险现行计划

终末期肾病质量提升项目（End-Stage Renal Disease Quality Incentive Program，ESRD QIP）

减少医院获得性疾病计划（Hospital-Acquired Conditions，HAC）（CMS，2018）

基于医院价值的采购计划（Hospital Value-Based Purchasing，HVBP）

减少再入院计划（Hospital Readmission Reduction，HRR）

医疗价值修正计划（Value Modifier，VM）（又称基于医师价值的修正［Physician Value-Based Modifier，PVBM］）。

2018 年和 2019 年实施的其他 CMS 计划

基于家庭健康价值的计划(Home Health Value-Based Program，HHVBP；CMS，2018)

专业护理机构价值计划(Skilled Nursing Facility Value-Based Program，SNFVBP)

资料来源：Centers for Medicare & Medicaid Services. (2018). Medicare quality initiatives. Retrieved from https://www.cms.gov/Medicare/Quality-Initiatives-Patient-Assessment-Instruments/Value-Based-Programs/Value-Based-Programs.html

CMS 计划

在这场医疗卫生改革运动中，实践问题和财务问题紧密相连(Harris, Holm, & Inninger，2015)，必须开发出与新的支付系统相一致的护理新设计。临床专家将与财务领导者合作，以确保护理的过程和结果都能满足患者的需求，并实现财务上的平衡。基于健康相关的社区价值，在质量和效率之间找到完美的平衡，将是有远见的领导者面临的挑战。基于价值的计划并不是在自己的范围内运作；还需要与其他支持的项目相联系，包括过渡期护理项目和基于社区的项目。图 9-1 显示了目前 CMS 的项目和活动。

在这些计划中，人们最熟悉的是基于医院价值的采购计划(Hospital Value-Based Purchasing，HVBP)、减少再入院计划(Hospital Readmission Reduction，HRR)和减少医院获得性疾病计划(Hospital-Acquired Conditions，HAC)(CMS，2018)。自 2012 年以来，住院患者的 HVBP 支付额是通过纳入医院绩效评分来计算的，包括 HRR 和 HAC 指标的减少。这些分数每年计算一次，并与其他医院的分数和医院自身的年度表现相比较。在考虑的 34 个质量指标中，有 7 个是结果指标，27 个是过程指标(CMS，2013)。这些衡量标准经过加权被算到绩效分数中；得分最高的人会得到财务奖励，而表现差的人则会受到惩罚。尽管有些措施最终会"登顶"(即没有改进的余地)，其他措施会加入进来，但是需要持续关注快速的变化和复杂的要求(Wilson，2011)。虽然这些大部分措施会影响急诊住院环境，但请注意，其他措施也会影响，而且在不久的将来肯定会影响支付方式，尤其是门诊和社区环境中的护理服务方式。

医院消费者对医疗服务提供者和系统的评估(Hospital Consumer Assessment of Healthcare Providers and Systems，HCAHPS)是由医疗保险和医疗补助中心推出的一项全国性的、标准化的患者对医院护理看法的调查。参加医疗保险的医院被要求在患者出院后不久，对患者进行抽样调查。调查结果会向公众报告，并被用作补偿的评分标准(CMS，2014)。这项措施目前仅限于医院的住院环境，类似的计划将被纳入其他环境的补偿，包括初级卫生保健(Edwards & Landon，2014；Ryan et al.，2015)。私人保险公司和其他提供方通常跟随医疗保险的步伐来决定政策和保险覆盖面的变化。

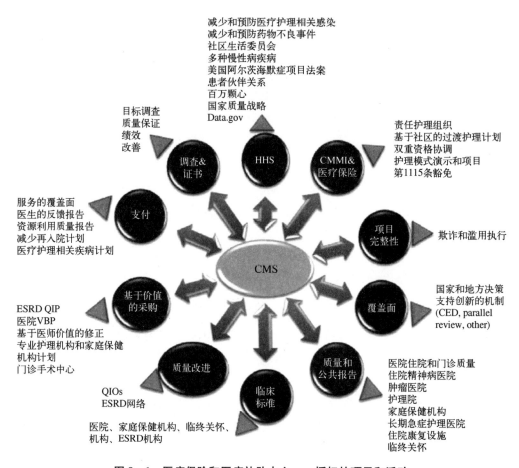

图 9-1 医疗保险和医疗补助中心——授权的项目和活动

CED，证据开发的覆盖范围；CMMI，医疗保险和医疗补助创新中心；ESRD，终末期肾病；HHS，医疗与公众服务部门；QIO，质量改进组织。

资料来源：Centers for Medicare & Medicaid Services.（2018，July）. Medicare quality initiatives. Retrieved from https://www.cms.gov/Medicare/Quality-Initiatives-Patient-Assessment-Instruments/Value-Based-Programs/Value-Based-Programs.html

患者满意度得分是一个有争议的质量指标，它也被纳入补偿的评级中。尽管有些人认为，患者满意度得分并不是护理过程中可靠的质量决定因素，甚至有潜在损害（Nix，2013；Ryan et al，2015），但是数据分析表明，患者满意度得分与更多的总体质量指标之间有很强的相关性（Isaac，Zaslavsky，Cleary，& Landon，2010）。一种考虑是，由于财务限制和其他不可控因素，较小的、农村的、资源贫乏的机构将无法与其他机构进行比较（Nix，2013）。

目前，对门诊护理影响最大的基于价值的计划，是基于医师价值的支付修正计划（Value Modifier，VM）。

2017年，医疗保险和医疗补助中心将其早期的医生质量计划合并为基于绩效的激励性支付系统(Merit-based Incentive Payment System，MIPS)，适用于包括开业护士在内的医疗卫生提供者。基于绩效的激励性支付系统包括四个部分：

1. 质量，以前是医生质量报告制度(Physician Quality Reporting System，PQRS)。

2. 促进互通性，以前是推进医疗信息(Advancing Care Information，ACI)或电子健康记录(Electronic Health Record，EHR)激励支付计划。

3. 成本，以前被称为基于医师价值的支付修正(VM)计划。

4. 改进活动，一种新类别[American College of Surgeons（ACS），2019]。

这四个部分结合起来形成基于绩效的激励性支付系统的最终得分，以确定基于绩效的激励性支付系统合格的临床医生的医疗保险 B 部分奖励金(ACS，2018)。这个计划有多个阶段，有些已经被推迟了。2018 年的预期，见方框 9 - 2。

方框9-2　基于价值的支付模式分阶段时间线[医生费用(PHYSICIAN FEES, PF)]

2018 年的预期

1 月 1 日：基于价值的支付修正计划的应用(价值修正)

基于医师价值的支付修正(VM)计划适用于联邦医疗保险医生费用表(PFS)的薪资：

● 单独执业的医生、医生助理、开业护士、临床护理专家和注册麻醉护士。

● 医生、医生助理、执业护士、临床护理专家和注册麻醉护士，根据其在 2016 年年度的表现，与两名或两名以上合格专业人员分组。

2018 年年度是医疗价值修正计划的最终支付调整期。

资料来源：Centers for Medicare & Medicaid Services. (2017b). Timeline to phase in the value-based payment modifier. Retrieved from：https://www. cms. gov/Medicare/Medicare-Fee-for-Service Payment/PhysicianFeedbackProgram/Timeline.html

---

医疗补助改革

医疗补助是一个联邦支持的以州为基础的支付计划，根据州和联邦的规章和条例选择而有所不同。从本质上讲，它是一个针对低收入人群的保险计划，是联邦和州政府的合作项目。有一些医疗补助服务需要州政府参与，而其他服务是可选的。患者保护和平价医疗法案提供了更多的选择；各州可以扩大医疗补助的覆盖范围，接受这一选择就会获得资金。然而，并非所有的州都选择参与。最新的信息表明，有 14 个州没有参与(Henry J. Kaiser Family Foundation，2018)。

由于展现的机遇，除了医疗保险和私人保险公司外，医疗补助创新服务项目也正在兴起和发展。随着医疗补助计划不断地从基于数量的补贴转向基于价值的补贴，对目前在医疗补助计划下的 7 400 万美国人来说，有一个走向管理式医疗的趋势(Mann，2018)。当越来越多的州扩大医疗补助的资格(即，截至 2019 年 12 月的 35 个州)，而其他州仍没有时,需要考虑这将对那些有高需求和高费用的最脆弱的群体产生负面影响。高级护理实践注册护士和护理领导者应研究满足这些需求所需的持续新兴的角色,例如,成功的个案管理和对人口健康的关注均需要复杂的协调。以患者为中心和以家庭为中心的护理理念将与改善结局和减少支出的创新方法密切相关(Salmond，& Echevarria，2017)。

培养对财务问题的信心

由于对护士的教育中不经常强调财务问题,导致有些人可能对财务管理感到恐惧,并且可能会避免参与到需要财务动态知识的活动中,但是,护士不仅仅只为患者或临床医生服务。变革型的领导者总是为新的护理模式创造强有力的商业案例。

一个成功的领导者必须具备财务管理的技能吗？虽然那些被描述成功领导者的人,提到他们有能力创造愿景、沟通愿景,并且支持和激励他人实现这个愿景,但是领导者必须能够控制资源,解释和实施政策,组织工作,并专注于短期目标(Yoder-Wise，2011)。

如前所述,美国护士管理组织(AONE，2015，p.3)为护理领导者开发了一个核心能力模型,包括五个领域：首要的领域是领导力,其他还有沟通能力和建立人际关系的能力、专业精神、医疗卫生环境的知识和商业技能、原则。尽管与财务领导力相关的技能和知识贯穿于各个领域,但有些领域专门涉及财务领导力的期望和责任。服务模式或工作设计从有效性、优缺点方面解决了护理提供系统和模式,并且参与开发新的护理服务模式。医疗卫生经济学和政策的亚分类领域解释了支付问题、法规、组合支付、基于价值的采购和捆绑支付相关的重要问题(AONE，2015)。

商业技能和原则领域甚至增加了更具体的能力领域(方框9-3；AONE，2015)。掌握这些能力可以提高护理领导者充分参与战略规划的能力,全力支持医疗卫生机构的使命,并开发和实施创新的护理方法。

方框9-3 美国护士管理组织(AONE)财务管理能力(5A商业技能和原则)

- 制定和管理年度运营预算和长期资金支出计划。
- 使用医疗机构的商业模式,并应用经济学的基本概念。
- 解释财务报表。
- 管理财务资源。
- 确保使用准确的收费机制。
- 教育患者护理团队的成员关于患者护理决策涉及的财务问题。
- 参与谈判和监督合同的履行(如医生、服务提供者)。

资料来源：American Organization of Nurse Executives. (2015). AONE nurse executive competencies. Chicago，IL: Author. Retrieved from http://www.aone.org/resources/nec.pd

摩斯利(Moseley)(2018)指出了财务管理与领导者实现战略目标能力之间的关键联系,指出缺乏这种联系可能会导致以下结果:

- 缺乏战略计划和资本分配过程的整合可能会抑制战略行动的启动。这不仅是无效率的,而且会导致错失机会和战略目标。
- 由于战略计划(通常为 3～5 年)和预算过程(每年)的时间段不同,这两个过程可能会被分割开来,不再协同工作。财务计划可能会被从战略计划过程中剔除。
- 组织的财务前景和信用评级可能无法证明战略行动的合理性。如果战略计划没有对支出和可接受的回报进行适当的预算,会导致资本储备的流失。
- 对战略的财务业绩监督不足是一个严重的问题。有效的财务监督过程对于避免资本损失、避免资金流动问题、实现战略目标是必要的。

对资源权力的争夺消耗了个人的生命,分裂了家庭和朋友,引发了战争和叛乱,并导致了社会、政治和经济体系的动荡。因此,在如何最好地分配组织的资源问题上,爆发冲突也就不足为奇了。优先权不同、各学科和专业之间的沟通不畅,会使问题更加严重。企业管理者的考虑会与临床医生的考虑相冲突。价值观的差别可能不大,但观点的差异却很大。

有效的领导需要创造力和与他人合作实现愿景的能力。拥有博士学位的护士实际上可能会或者不会制定预算,所以需要了解监督或支持的流程、输入验证、设置优先级、启用评估机制,或应对财务和产出目标的差异和反常。财务管理和计划工具提供了实现愿景的工具。医疗卫生提供者和财务专家在知识层面进行有效沟通和协同合作的能力,是提供高效的和有效的医疗卫生服务的有力手段。

反思性问题

护理并不局限于护士。还可以担任其他角色,如财务管理,但所关注的问题可能不在护士的考虑范围之内。思考一下这句话:价值观的差别可能不大,但观点的差异却很大。
1. 护士和企业管理者之间可能持有哪些共同的价值观?
2. 那些负责财务管理和资源的人与临床医生的看法可能有何不同?
3. 护理在财务的角度上有哪些体现?
4. 在涉及大量财务资源投资的跨学科合作中,理解别人的看法如何才能成为一种积极的力量?

理解财务语言

虽然你没有必要成为一名会计师,但是作为领导者,要在财务问题上积极主动,寻求财务专家的意见可能是明智的。与任何专业一样，财务也有其自身的术语。了解财务人员使用的基本术语，表现出学习财务知识的能力和意愿，并能传达出在决策中"亲力亲为"的意向。坦率地说，需要熟悉会计学的基本概念和术语。一旦你学会了这些术语、应用和含义，你的信心就会大增，并且你在组织财务事务中的作用也会变得越来越重要（详见 United States Small Business Administration，2016）。

网上有许多解释财务术语的资源。更重要的是，通过紧跟相关的最新文献，你将会接触到新的概念和新创造的词汇和术语。甚至因为医疗卫生服务方式和补偿方式之间的联系越来越紧密，所以一些新出现的术语正是反映了这种联系。出现了与协作实践安排相关的新短语，如以下内容，并确定了改进的因素是什么：

- 实践的可持续性。
- 临床资料。
- 共享存储。
- 工作实践；简化工作流程；加强患者访问、质量和满意度。
- 透明和公平的补偿方法（Harris et al.，2015，p.71）。

临床专家可能有责任从实践条件、实践标准和患者需求的角度来充分解释这些短语的含义。随着新实践模式的探索，以应对普遍和创新的支付模式，你可以为那些仅在财务框架里的专业人员提供翻译。当你不断地探索以了解更多的财务问题时，要充分利用每一次机会和资源。方框 9-4 提供了与财务问题相关的在线资源。

方框9-4　相关新媒体资源：财务和医疗卫生

视频

随着医学的发展，医疗卫生的复杂性和价格也在不断提高。为了寻求如何让人们负担得起医疗卫生的灵感，Jan Denecker 分享了来自发展中国家的三项简单而有效的创新，这些国家的资源限制导致医疗卫生行业采取少花钱多办事的心态。

https://www.ted.com/talks/jan_denecker_how_to_do_more_with_less_in_healthcare

安德鲁·哈格顿（Andrew Hargadon），加州大学戴维斯分校教授。"从理念到医疗卫生创新"，https://www.youtube.com/watch? v=9bbJBa266mI

丹·迈克逊（Dan Michelson），斯特拉塔决策技术公司的首席执行官，展示了成本核算在医疗卫生成本管理方面的价值。https://www.youtube.com/watch? v=ueuC374ljHM

医疗卫生财务和领导力的博客

美国医院协会资源中心博客 https://aharesourcecenter.wordpress.com/

医疗卫生财务新闻博客 https://www.healthcarefinancenews.com/blog

护士站笔记 http://www.rncentral.com/blog/2012/getting-your-rn-invention-from-the-drawing-board-to-market-shelves/

护士谈钱博客 https://nursemoneytalk.com/blog/

有用的链接

初创企业的商业计划书模板 https://www.score.org/resource/business-plan-template-startup-business

商业计划书举例。退伍军人医院员工健康计划 https://www.publichealth.va.gov/docs/employeehealth/12-sample-business.pdf

企业家简单商业计划书模板 https://www.thebalancesmb.com/entrepreneur-simple-business-plan-template-4126711

舒适的财务合作关系

很少有个人完全单独从事商业活动的情况。即使一个人没有商业伙伴,他或她也必须与资助机构、附属和相关机构及提供者、政府机构或其他社区成员合作。尤其是护士,她们了解医疗卫生的背景,可以让其他合作者了解到真实的服务需求。虽然护理标准和提供的服务水平或类型看起来没有商量的余地,但它们确实值得公开讨论。在这样的谈判中,领导者必须经常检查和权衡为了控制而控制的必要性,以及维持标准和运用专业知识的必要。增强对自己能力的信心,在实践或教育等领域倾听、思考并做出明智的、协同决策,将会提高与他人在财务问题上合作的信心。这种合作可以增加对所有问题的了解和信心,包括财务问题相关的风险。

从财务角度评估护理的背景

有效的预测和管理资源需要有理解历史的能力,包括组织的商业历史、社区的历史或商业背景,以及企业在商业社区内的服务历史和一般的社会地理环境。也有必要将企业和社区的时事联系起来,而且必须能够在某种程度上预测未来。有几种机制可以帮助进行这种评估,如环境审查。

环境审查

环境审查是指对可利用的信息进行批判性和有目的的审查,以做出与组织相关的适当的资源决策。分类信息并用于帮助指导计划、决策和资源的使用。环境审查是财务管理的一个关键步骤,也是战略计划所必需的。

进行包括国家问题在内的全面环境审查是很耗时的,而且需要技巧。许多组织定期进行环境审查。研究发表的信息可以应用于许多医疗卫生环境。这里举一个美国医院协会环境审查的例子。2015 年美国医院协会环境审查报告：

> 识别新兴趋势，以帮助医院和卫生保健领导者进行战略规划。年度审查服务是美国医院协会三年战略滚动计划的基础。主题包括消费者和患者、经济和财务、信息技术和电子健康、保险和覆盖面、医生、政治问题、供应机构、质量和患者安全、护理服务的转变、科学和技术，以及人员配置（AHA，2014b）。

美国医院协会的环境审查是由美国医院协会管理委员会建议的国家公认的资料来源汇编而成的。环境审查可以识别出资源和机遇相关的新兴的或潜在的问题，并进行批判性和系统性的信息评估。在最近的美国医院协会的审查中，发现的一个财务问题的例子是保险计划中自付额的增加。分析认为这是成本转移增加的根本原因（AHA，2014b）。医疗卫生机构相关的成本转移发生在机构试图通过提高从最佳支付方（如保险公司）获得的收入，来实现正利润率，以弥补支付方（如医疗补助）补偿费用不足的缺口（Robinson，2011）。尽管结果好坏参半，而且有利于大型医院，但在2018 年，面临这种削减的医院通过转向补偿更好的保险公司，将补偿提高了 1.6%（Darden，McCarthy，& Barrette，2018）。

社区的外部趋势

当地社区人口结构的变化可能导致医疗卫生需求的变化，并且会影响潜在的收入。例如，附近为老年人建造的高层住宅楼可能会导致更大的老年服务需求。社区内制造业工厂数量的增加可能会增加有小孩的年轻家庭的服务需求。失业率的增加可能意味着一些家庭不再拥有医疗保险，支付医疗费用的资源也更少。地方、区域或国家层面的经济变化可能导致资金减少或补偿水平的变化。

组织的内部趋势

内部环境的审查是很重要的，如过去的经历、目前的状况和未来期望的表达。应评估内部的政治气候，将适当的问题放在"优先地位"。确定多个会议议程的潜在冲突，联盟和竞争领域也应加以界定。

目前的术语将这种内部评估称为微系统分析。微系统是一个更大的复杂系统的子系统，这个复杂系统是即时医疗和更大的基础系统的一部分（Roussel，2014）。目前动态变化的环境，需要结合临床和财务问题，要求领导者识别、分析、管理流程和结果相关的关键指标。这对于改善护理服务、发展创新和达到预期标准是至关重要的。

提高即时医疗的效率和有效性的需求本身就很有价值,同时也是财务健康的关键需要。

在微系统层面进行重新设计是必要的,这一点不再有疑问:评估变革的小测试对于确定质量改进、安全和降低成本至关重要。微系统分析揭示了嵌入的用药错误、临床误判、护理过渡的碎片化、无效的团队合作的模式和过程。如果不了解临床微系统,就会导致"拼凑"解决方法,并且会对患者造成伤害(Likosky,2014)。显然,鉴于支付方式、流程和结果之间的联系,微系统分析对组织的财务健康至关重要。

2009年美国复苏和再投资法案(The American Recovery and Reinvestment Act,ARRA)通过激励措施来支持电子健康记录的广泛使用。第一阶段的重点是收集临床数据,并与个人和其他提供者分享这些信息,第二阶段的目的是利用所收集的数据来提高质量(CMS 2015b)。鉴于财务补偿对质量衡量的依赖(除了参与电子健康记录项目的财务奖励外),在微系统分析中利用这些数据将有助于识别和纠正运行能力低于预期的情况。此外,可以修改信息系统以收集需要的更精确的数据指标。例如,一个最近毕业的临床型护理博士的项目,为初级卫生保健实践开发了一个信息系统插件,能够不断地评估糖尿病患者的表现是否达到标准。系统供应商有兴趣将此应用程序和其他应用程序合并到信息系统包中,以用于其他实践(Shea,2014)。除了支持服从实践标准外——在某些情况下是支付最大化和其他潜在支付因素的实际需求——这种方法还有助于核实收费情况,注意遗漏,并提供充分的随访和持续的护理。护理的临床和财务方面不再是独立存在,而是相互交织和相互依赖的。

在进行分析和评估之前,必须系统地整理获得的指标。除了过程和结果的指标外,财务数据也可以被纳入系统。其中一些数据可以与临床经验联系起来;例如,急诊室的等待时间、出院或入院前的时间,或人口统计学中服务利用模式、支付方式或支付组合、诊断等,都是实时的。还可以在综合信息系统中加入其他措施。

可视化审查的 5P 框架

5P 已被纳入进一个提供了一种方法来直观地观察临床微系统的多个方面并进行评估的结构框架中。这一概念起源于桑福德大学医学中心的路西尔派卡德儿童医院(Dartmouth Institute for Health Care Policy and Clinical Practice,n.d.;Godfrey,2010)。

5P 包括以下内容:① "purpose,目的",或预期结果;② "patients,患者",指特定的患者群体;③ "professionals,专业人员"或护理提供者;④ "processes,过程",评估、解决问题和治疗计划;⑤ "patterns,模式",指患者结局相关的领导风格和象征、文化和微系统的价值(Godfrey,2010,p.8)。

工作手册，称为绿皮书，是为主要的实践领域开发的，其中包括：① 住院护理；② 急救护理；③ 长期照护；④ 门诊初级卫生保健；⑤ 门诊专科护理；⑥ 新生儿重症护理。每本绿皮书都可以下载 word 版，并在相应的临床领域使用，也鼓励临床医生这样做（方框 9-5）。

方框 9-5 绿皮书

1. 访问达特茅斯卫生保健政策和临床实践研究所支持的微系统学院，https://clinicalmicrosystem.org/workbooks/。查看《微系统概览》的小册子。
2. 选择最接近你临床实践领域的绿皮书。
3. 思考你的实践环境中可以改进的领域。练习的目的是选择一个对财务状况有影响的领域，但是，请记住质量衡量和费用/财务是紧密相连的。例如，在转诊、转院、给药、实验室检查结果和文件记录方面的时间延迟——仅列举这些——可能会影响质量得分和资源的有效利用，并且会扩大责任。
4. 在对所关注的领域做出明确的陈述之后，确定选择对你理解问题最有帮助的绿皮书的部分。说明你选择的理由。
5. 确定你需要的关键信息。注意量化的衡量标准（被称为指标）可能并不是你唯一的来源。许多领域允许使用质性数据，如访谈。关注你认为必要的方法。
6. 发展你的团队。这样一项工作很少能由个人完成。在你的工作环境中（或外部的），谁能帮助你进行数据收集和分析？你需要谁的支持？
7. 你会向谁展示你的结果？你会用什么方法来展示分析结果（图表、表格、软件）？
8. 思考变革的策略。在成本管理或收入最大化方面，变革的积极结果可能是什么？
9. 总结你的经验。

还有一些人开发并使用了与特定临床实践结合更紧密的工作手册，这些也是可用的。正如你在阅读材料中看到的，组织鼓励发展、反馈和贡献。其他资源包括描述微系统评估、问题识别、计划和评价工具（Dartmouth Institute for Health Care Policy and Clinical Practice，n.d.）。你可以利用的绿皮书工具包括流程图、追踪卡片、控制图和计划-执行-研究-行动（Plan-Do-Study-Act，PDSA）模板。对这些工具的全面探讨超出了本书的范围，但我们邀请你审查这些工具。

商业模式、计划和预算

临床专家通常不会像企业或财务专家那样做好准备，但是，要想发挥变革型领导者的作用，你必须了解医疗卫生中财务问题相关的语言、过程和结果。你必须能够清楚地阐述你所做的重要工作的投资回报，并向那些提供、开发或管理资源的专业同事解释促进健康和患者照护的工作。商业模式是对业务的描述，是理论图形，或是从商业或财务角度对组织的概念描述。商业计划是用于促进企业成功和应急计划的路线图，而预算是所有财务资源和管理工作的运行记录。

商业模式

已经使用多种标准开发出来了正式的和理论上的商业模式。这些模式可能基于商业关系、产品或服务的类型、基础设施的实际位置、公司结构和所有权，以及其他因素。许多模式都很复杂，似乎在医疗卫生服务方面没有明显的应用。

商业模式可以简单定义为"两个要素组成：① 企业要做什么；② 企业如何通过这些事情赚钱"（Weill，Malone，& Apel，2011，p.6）。通常，医疗卫生被认为是一种服务模式。利用这个定义，威尔（Weill）等人得出了四个基本的商业模式原型——创造者、经销商、业主和代理人——如表 9-1 所示。在这种模式下，提供医疗卫生服务最常被归类为业主型商业。此外，它还可以被细分为"知识型业主"，也就是说，这些

表 9-1　商业模式原型的特点

麻省理工学院的商业模式原型	原 型 的 特 点	医疗卫生机构举例
创造者	● 从供应商处购买原材料或部件，然后对其进行转换或组装，从而生产出一种出售给买方的产品 ● 设计销售产品 ● 在所有制造业中占主导地位的商业模式	研发和制造健康相关产品的公司。也可以是服务产品的提供者，如慢性病管理
经销商	● 购买产品并将基本相同的产品转售给他人 ● 可能提供额外的价值，例如，运输或重新包装产品，或提供客户服务 ● 在批发和零售业中普遍存在	销售维生素或补充剂等保健品，也包括指导和监测的健康维护组织
业主	● 出售使用权，在特定时期内使用但不拥有某项资产 ● 还包括提供临时金融资产使用（如货币）的贷款人，以及临时使用人力资源提供服务的承包商和顾问	允许"客户"使用设施并接受护理提供者现场护理的医院。
代理人	● 通过匹配潜在的买家和卖家来促进销售	个案管理

资料来源：Weill, P., Malone, T. W., & Apel, T. G. (2011). New research suggests that the stock market particularly values business models based on innovation and intellectual property. MIT Sloan Management Review, para 5. Retrieved from https://sloanreview.mit.edu/article/the-business-models-investors-prefer/

实体并不出售房产或耐用商品，而是出售设施的使用和护理人员的服务。有些服务是由承包人提供的，如医生。但是，"他们的时间（和知识）可能是有偿'出租'"（Weill et al.，2011）。

威尔等人按照这些原型对美国1000家最大的上市公司进行了分类，并通过对收入来源的分析来评估他们的财务业绩。结果表明，向客户出售资产使用权（业主类型）比出售资产所有权更容易获益，也更受市场的推崇。通常，基于非实物资产的商业模式比基于实物资产的商业模式更容易获益（Weill et al.，2011）。随着医疗卫生实体从传统模式不断向前发展，未来可能会出现更新的、更相关的模式。

非营利状态和营利

护士往往不喜欢考虑护理费用支付的可能性和从提供医疗卫生服务中获利，但是，你必须支付员工工资和租金，购买供应品，而且在许多情况下，还必须偿还投资者。营利性的商业模式为美国医疗卫生服务增添了一些多样性和创新性。医疗卫生机构和提供者转为营利状态的数量持续增加。根据组织和（或）社区记录在案的收入回报，那些被州政府和联邦政府承认的非营利性组织，可以免除某些特定的税收。这并不意味着该组织不希望或不需要营利，而是要看这些利润（如果有的话）如何分配或使用。扣除费用后的任何收入都会由该组织进行再投资，而不是分给所有者或者股东。经常，那些超出支出的收入都被用来提供额外的服务，来补贴那些无法支付的人，或者资助慈善服务。

商业计划

商业计划是有用的，因为它有助于向那些可能的资金管理者传达医疗卫生专业人员及提供服务的资本价值。通常，愿意支持某一类型的风险投资是基于这样一种看法，企业将会营利，或者至少是组织或社区的资产，而不是负债。即使是联合之道基金会等慈善捐赠方也想看到可持续发展的证据。在与资金管理者的沟通中，一个重要的差距可能是，创造风险投资将成为一种资产的愿景方面。这可以由专业护理人员最真实地表达出来。

商业计划书的功能是发展路线图，能够整合目标、资源需求、财务需求和计划，以及开始一项商业探索、临床实践计划、教育项目或其他一些创新的预期结果。商业计划是一份通常作为提案准备的文件，以获得资金（Baker & Baker，2011，p.271）。具备博士学位的护士可能会在建立一个新的实践、项目或服务之前制定一份商业计划。这个过程也有助于在几个相互竞争的服务或业务选项中进行选择，甚至在考虑新的服务项目或在组织内实施新的项目时也可以使用。在开始这样一个探索之前，应该考虑几个因素。马克维奇(Markwich)(2016)建议确定社区的服务需求、感兴趣的程度以及他们对服务的使用意愿,这是对服务的潜在客户或患者的估计,以及第三方支付对服务的补偿。其他还需要考虑的是实际场所的可用性。在做任何行动之前,实践者都应该了解所有的实践条件,如协作实践的要求。

拟定一项创新的商业计划包含的不仅仅是金钱问题。它还应该包括任务、目标和愿景,随着计划的展开,需要重新审视计划,以保持重点和与关键想法的联系(Markwich,2016)。作为领导者,你需要了解并清楚地表达出你的计划是否影响预算以及原因,或者为什么你的计划具有商业意义。你的预测和后续评估应该将节约成本量化,同时推进组织的任务。节约成本可以通过成本、费用或新的收入反映在实际预算中,也可以通过员工流动减少或其他员工成本(如员工的赔偿)间接反映出来。因此,临床实践活动的商业计划应该反映出,从最了解项目的人那里获得的最佳信息、好的项目设计、专业实践的证据、专业的经济和财务管理证据,以及有效领导的有力证据(Harris,2010)。

商业计划书应该是书面的,并应包含以下许多内容。考虑哪一个要素最合适,对启动你的事业最有用和最有说服力:

一定要包括实施摘要。如果你不能用一页纸说清楚你的案例,没有人会想听你的陈述。实施摘要在商业计划书的前面,是对业务简明扼要的总结,全面而简洁。商业计划对"为初创企业寻求新的合作伙伴、商业贷款或早期融资很有用。这份严格的文件中总结了商业计划和机遇。实施摘要应该按照与完整计划书相同的顺序书写。"(Cremades,2018a,2018b,para.4)。

可视化或图表的方式会受到一些人的喜欢,并且在一些企业中,将取代实施摘要成为新趋势。这被称为演示片,由大约九张幻灯片或其他描述的内容组成。精彩的演示片应该包含以下内容,充满活力,并且简洁"紧凑"。

1. 问题
2. 解决方案
3. 市场规模
4. 产品
5. 牵引力
6. 团队
7. 竞争
8. 财务
9. 筹集金额(Cremades,2018b)

● 你的愿景或宗旨,以及反映新方案的原理、需求和具体目标的背景信息。背景和原理应该反映出你对市场的明确定义和市场分析，包括利益相关者的意见；如果有的话，还要有竞争分析；以及对项目服务对象或社区的简介。目标应该来自你的基本原理。

● 对当前的具体产品或服务以及研究和开发需要，进行适当的规划。描述你的管理团队、产品或服务战略、提供服务的关键因素，以及项目将要完成的任务，包括时间表。还要具体描述资本要求、商业风险、财务计划，包括还款计划（如果有的话），以及描述维持项目的计划。

● 概述通讯、传播、广告、促销和其他宣传策略的营销计划（Harris，2010）。

盈亏平衡分析

简单来说，组织的盈亏平衡点是收入超过成本的点。在预测盈亏平衡点时，必须同时考虑固定成本和可变成本。固定成本是最容易预测并且趋于稳定的成本；可变成本本质上是会波动的成本。估计盈亏平衡点在新项目、新服务和新建组织的财务计划中尤为关键。在达到盈亏平衡点之前，可以认为运营处于"亏损"状态；也就是说，运营支出（如工资、水电费和生活费）多于收入。必须有资金来满足成本（支出），直到收入至少能与支出持平。即使这样，也不能假定收入足以应付指出，但是，准确预测盈亏平衡点有助于：① 在开始一项新的服务时，估计可接受的风险；② 接近"启动"所需的资金数额（即在获得利润之前维持运营所需的资金量）；③ 沟通潜在的商业成功与潜在的资金来源。预测盈亏平衡点也有助于确定服务单元的收费，如门诊的收费，但是，服务单元的收费也受到市场条件的影响，包括竞争、第三方支付项目的参与、基金组织或附属机构规定的条件以及其他因素。

贝克（Baker）和贝克（2011，p.69）用本量利分析（cost-volume-profit，CVP）来说明盈亏平衡点问题。盈亏平衡点被定义为"边际贡献（即净收入减去可变成本）等于固定成本时的点"。此外，盈亏平衡点可以用两种方式表示：单位服务的金额，或净收入的百分比。预测或描述本量利分析，通常用图表形式展示，横轴是数量（如就诊次数），纵轴是成本。可以使用各种低成本或免费的软件在各种情境下插入数量、收入、固定成本和可变成本。改编的电子表格可以用来生成显示收入和成本的交叉图表。可以通过改变变量来说明预测偏差如何产生不同的潜在结果。然后，制定应急计划有助于将风险降到最低。对于持续的管理，可以开发"控制图"，提供支出超出设定水平的标志，以及预测收入可能低于设定水平的标志。这些报告应该经常审查。

估计数量

估算单位预计数量是一门不精确的科学，如门诊量。首先，需要根据服务对象的特点（例如，新兴家庭、老年人、农民工）和地理位置来确定服务对象。这些服务的接受者将是目标市场。然后，可以根据社区的人口统计资料、该地区已有的服务或服务的差距、客户对这些服务的忠诚度和满意度以及与现有服务收费比较,来预测服务的需要和需求。另一个潜在的考虑因素可能是市场条件。潜在的目标市场是否认为该服务是必需的? 客户是否有类似的选择? 提供的服务竞争力如何? 该服务是否符合预期和社区规范,是否与目标市场的文化相一致?

对按服务收费选择的依赖性降低改变了这一动态,将重点从对单位数量(例如,患者就诊量)的完全依赖转移到估算收入上,但是,按服务收费仍然是一个重要的考虑因素,在进行分析时,不仅要考虑组合支付,还要考虑到支付方(例如,医疗保险)补偿模式中可能的支付计划。此外,为了确定设施、用品和工作人员等方面的需求,数量预测是有必要的。

估计组合支付

组合支付是指医疗卫生服务支付或补偿的各种来源。有关不同人口群体的信息,如符合医疗补助条件的人口比例、65 岁以上可享受医疗保险的人口数量、失业率和人口的年龄分布,有助于估计第三方支付组合。也可以通过提供的服务类型对组合支付进行深入了解。例如,针对老年人的服务,倾向于将医疗保险作为主要的第三方支付者。一般来说,与 65 岁以下的拥有管理性医疗保险的人相比,65 岁以上的人住院时间更长,由医疗保险支付大部分费用,自己需要支付的费用更低(Rundio, 2016)。贫困地区医疗卫生机构的医疗补助受益人的比例可能会更高,这些受益人还依靠其他来源来补贴治疗。这些机构中可能还有更高比例的患者没有被第三方支付所覆盖,并且这些患者无法承担自付费用。

组合支付的变化对组织收入的影响很大。如表 9 - 2 和表 9 - 3 所示,组合支付的变化或者预测近似值失败都会严重改变收入预测。注意情景 A 和 B 都显示了 100 人次就诊的收入。在这种组合支付中,交换每个支付来源的就诊次数,会导致相同就诊次数的收入相差 1 300 美元。

表 9 - 2　情景 1 组合支付

情景 1: 数量×补偿率＝补偿金总额			
第三方支付者	数量(就诊次数)	每 次 就 诊	补偿金总额
未参保者	10	$55.00	$550.00
医疗保险方	25	$85.00	$2 125.00
保险 A	30	$95.00	$2 850.00
保险 B	35	$105.00	$3 675.00
共　计	100		$9 200.00

表 9-3　情景 2 组合支付

情景 2: 数量×补偿率＝补偿总额			
第三方支付者	数量(就诊次数)	每次就诊	补偿金总额
保险 B	10	$105.00	$1 050.00
保险 A	25	$95.00	$2 375.00
医疗保险方	30	$85.00	$2 550.00
未参保者	35	$55.00	$1 925.00
共　计	100		$7 900.00

选择参与

由于收入减少而产生的潜在损失或负债，一些医疗卫生提供者选择不向那些由特定支付方付费的个人提供服务。其他医疗卫生机构提供服务，但是限制特定支付来源的患者比例。例如，医疗卫生提供者拒绝或限制通过医疗补助支付的患者数量。在许多州，允许医疗补助服务的支付费用低于其他支付来源。在社区很少或没有医疗补助支付的服务提供者，并且这一情况并不罕见。是否接受所有的支付方或者根据支付来源限制接受的治疗，是一个包含财务、法律和道德考量的决定和履行组织使命的能力。

预测收入

在计算预计收入时，必须确定费用和补偿，或费用与支付之间的差异。只有实际的补偿金额才能预测潜在的收入。例如，目前，医疗保险和医疗补助只在特定的美元限额内支付。服务的营销计划和目标应该包括确定所有潜在的支付方和估计补偿的水平。合同与协议，例如优选医疗机构保险（preferred provider organizations，PPOs）的护理费用很少按收费水平支付，而是按照商定的另一个数额或者按照合同的费用。一些支付方使用"习惯和通常"的支付指南。习惯和通常的支付是指支付方通过评估当地或区域市场，以及类似服务的通常收费水平来确定的支付方式。目前，这种方法没有谈判合同那么普遍，例如涉及优选医疗机构保险的合同。

反思性问题

医疗卫生财务的几个问题，包括成本转移和"选出最有利的"（例如，为那些拥有最佳支付方或人口统计资料的人提供服务）。

1. 在财务问题上有哪些伦理考量？

2. 对可接受的支付方的限制违反了美国护士协会（ANA）道德规范中概述的任何原则了吗？

3. 如何平衡组织的财务需求与道德问题？

　　许多合同都规定了每项服务可以向客户收费的最高金额。合同决定了客户是否可以被费用和指定补偿之间的差额收费，并且同一服务提供者的服务可能不同。例如，一个支付方可能不要求客户共同支付年度体检金额，但是对疾病就诊有固定的共同支付额。通常可以向客户收取明确的自付金额。除了设定支付率外，在预测收入时需要考虑的其他因素有折扣、合同规定的津贴、未结账的可能性和客户的共同支付额。

　　当获得最低限度的运营资金时，提供服务和收取费用之间的时间段，以及收取费用和支付服务费用之间的时间段是重要的因素。对这些时间段仔细的审查将会揭示其对组织履行财务职责能力和所需的运营资金水平的影响。使用控制图这样的工具可以显示出从出院到提交理赔、处理和收到赔款的时间长度模式。这将有助于评估该组织的资金流动情况。还可以对预期和实际时间之间的任何差异进行调查。赔付滞后（即收到理赔和赔付之间的时间增加）是一个持续存在的问题。

　　在经营风险企业且需要资金时，你必须考虑可能承担的个人财务责任水平。组织的结构和法律名称规定了责任的具体"所有权"。就这些问题咨询法律专家是非常必要的。例如，如果该组织不能产生足够的收入来支付工资、水电费、租金和偿还贷款或其他债务，就必须确定个人或公司的责任。

预算

　　简而言之，财务管理仅仅是一个管理、平衡和预测资源的问题。最简单地说，预算是一个计划，是一个实体的目的和期望的财务表现（Jones，Finkler，& Kovner，2013）。预算是基于预期的收入和支出的。预算金额和支出金额之间的任何不同都被称为偏差。有几种预算方法，如固定预算（严格的，即使收入和支出与预期不同，预算也要保持不变）、弹性预算（如果收入和支出与预期不同，允许做出调整）、零基预算（为实现特定的结果而制定），以及滚动预算（需要在当前预算结束后，制定新的预算——例如，按季度的）。虽然每种预算模式都有自身的优势和劣势，但是所选择的预算方法应支持该组织的职能（Bragg，2017）。

　　一种简单的传统预算编制方法（固定预算）是根据有关收入和支出的历史信息来计算年增量的增加或减少。如果是"零基础"，则每个财政年度都要重新制定和调整（或从零开始）。为组织创建一个预算或财务路线图是一个持续的过程。在预算编制中，最大的错误可能是认为一旦预算被编制和实施后，这项工作就完成了，直到"下一年"。

　　通常，预算是在机构或组织层面上围绕指定的成本中心创建的。成本中心是为其创建预算和收入的单位或部门。成本中心也可以是一个指定的收入来源。但是，根据成本中心的定义，收入可能难以界定。这方面的一个例子是医院护理服务的集中成本中心。护理服务的收入往往无法觉察到，是因为嵌入到了其他服务或收费中。因此，可以清楚地界定费用，但是却界定不清收入贡献。

预算编制的方法

预算通常跨越一个财政年度。私营组织的财政年度是自己界定的，例如，它可以从 1 月 1 日至 12 月 31 日或从 7 月 1 日至 6 月 30 日。囊括日期的选择受到财政年度资金来源和相关机构或政府机构报告要求的影响。公营机构通常遵循的是适当的政府财政年度。

有两种基本的预算编制方法，以及两者的变化和组合。基于历史的或基于增量的方法、零基预算或目标导向的预算编制方法。

基于历史的或增量的方法

最简单和最常用的方法是以过去的预算为基础，通常是前一年的预算并辅以本年度的数据，来制定下一年的预算。根据预计费用的增加或减少，来增加或减少一定的预算百分比。根据或多或少的可预测的变化进行调查，如员工工资、福利以及能源、用品和设备的成本。前一年的实际支出也要考虑在内。本年度的预算要加入预期的增量或减量（上一年的预算和下一年的预期支出之间的差异），以产生新的预算提案。

基于历史的预算编制方法很有吸引力，因为它对编制预算的人来说需要较少的时间投入和专业知识。这种方法的假设是，企业将持续到未来且相对没有变化。因此，这种方法在一个有长期服务或项目的组织和在稳定的经济中特别有用。

基于历史的预算或基于增量的预算的缺点是，无论好坏，它都倾向于维持现有的部门、项目或活动。虽然变革与这种预算编制方法并不矛盾，但是这种预算编制过程也不会促进变革。倾向于维持现状可能使组织目标难以与社区的需求、经济变化、补偿实践变化，或医疗卫生服务的变化相一致。这可能源于关注组织内部而不考虑外部环境的倾向。

零基预算或目标导向的预算方法

与基于历史的方法不同的是，零基预算或目标导向的预算编制方法没有对组织的具体项目或所提供的服务做出延续性假设。预算是以一系列的计划展现的，包括目标、预计结果、成本和收入。每个预算单元都必须是合理的，并且有符合组织使命的明确目标。每个预算单元的提案都要有与组织使命和需求相关的优先权。

零基预算的优势之一是，在预算编制过程中，有一个机制可以让无效或低效的部门或项目停止,而基于历史的预算往往会使现状长期存在。如果一个项目或部门的成本在预期结果或者成本与效益的比率方面不能得到证明,那么就必须考虑删除。零基预算的危险性在于,组织的财务利益可能是唯一的决定因素。还应该注意,要考虑确保无形的利益。必须考虑公众期望、信誉、使命和社区需求。

零基预算另一个优势是,在可能的资金方面,新颖有创意的项目与已建立的项目具有同等的地位。组织可以更好地响应社会、经济和医疗服务环境的变化。新颖有创意的医疗卫生服务方式不是建立在既定的传统服务之上,而是基于社区的需求、循证实践(EBP)的结果、社区干预试验以及企业合作的机会。

零基预算也有潜在的缺点。它比基于历史的方法更耗费时间,并且需要更高水平的预算专业知识。因为持续的资金供应受到质疑以及可能在与其他项目的竞争中受到影响,员工可能会因为他们的工作环境缺乏长期稳定性和生存能力而感到威胁。同样地,部门和项目之间也可能存在一种消极的竞争意识。一个部门或项目的持续存在可能取决于管理者制定单位目标的能力,为实现既定的结果而分配成本,并分析其对整个组织的影响。领导者有责任协助各单位以最佳的方式提出预算方案。

有几种情况可能会影响预算的编制方式。预算是在每个组织的特定时期内制定的,这可能包括一个固定的财政年度或一个持续的滚动过程。预算可能是相对固定的或灵活的。

滚动预算

滚动预算是对未来某一选定时间段的预测,例如,3 个月或 6 个月。在这个预算生效的同时,新的预算将紧随这个时间段被制定出来。因此,预算总是在使用中,并且总是在制定新的预算。虽然这种方法看起来很耗费时间(确实如此),但它与年度预算的差异并不像表面的那么大。实际上,即使在采用年度预算时,组织也在不断地制定未来的预算。滚动预算的优点是允许在当前的预算范围内出现需求和适当性的转变,允许适应优先事项和需求的变化,而不需要调整预算或因预算限制而错过机会。

趋势预算

当预算年度内的服务存在可预测的不平衡时,趋势预算是有用的。如果 9 月、10 月和 11 月提供的服务比 6 月、7 月和 8 月多 20%,这些时间段的预算经费就会有相同比例的差异。这就避免了这几个月出现不必要的预算偏差,也避免了在一段时期内出现资金剩余,而这些资金在另一个时期可能得到更好的利用。

固定预算与弹性预算

固定预算假定每个月的收入、支出都基本相同。用分配给某项支出的年总金额除以 12,来确定每个月的预算金额。相反,弹性预算是可以调整的,以反映诸如数量、劳动力成本和资本支出的变化(Johnston, 2017)。弹性预算的优点也适用于趋势预算，但优点更多。弹性预算方法具有对经济变化、患者护理服务变化、人员需求变化和紧急情况变化的应对能力。弹性预算技术的一个缺点——即需要对内部和外部环境进行持续的监督和同步——实际上是一个商业优势。弹性预算的最大优势是能够在必要时及时进行运作调整（Johnston，2017）。例如，一个家庭保健机构可能会意识到汽油成本增加，旅行支出就会超出预算。使用弹性预算可以识别并设置替代方案，以减少成本的增加。与即时医疗合作，可以在不降低护理质量的前提下，为确定的替代方案提供帮助。在之前的例子中，有可能在不降低质量的情况下，更有效地安排家访顺序。

在过去，成功获取弹性预算所需的数据是不可能的。现在，电子化的信息过程和来源使其变得相对容易。实施弹性预算的第一个挑战是要确保有一个系统来收集所需的数据（Johnston，2017）。约翰斯顿（Johnston）在讲述一个大型中西部组织的经验时解释说，与过去相比，组织对数量、病例组合和费用等因素的控制较弱。

还要注意到，由于再入院和医院获得性疾病导致难以预测的和复杂的绩效薪酬处罚，使得弹性预算编制方法更加重要。这些复杂的情况使得预算能够适应变化和挑战，允许在一年中进行调整，更重要的是为将来的预算提供信息。

预算的组成

组织通常有一个创建预算的模板，包括几个组成部分。这里概述了最常见的组成。经营预算，在前面的讨论中提到过，是组织日常经营活动的支出计划。它包括组织中每个成本中心和所有支出单元的预算，以及收入预测（Yoder-Wise，2011）。人事预算通常是经营预算的最大部分。人事成本包括每个职位和每个员工的工资和薪金、预期薪酬的上涨、人事状况变化的调整、假期慰问、加班费以及临时或季节性的帮助（Talley & Thorgrimson，2018）。在这笔支出中，目前员工福利占到 37.6％（U.S. Department of Labor，2018）。还考虑到招聘和培训新员工的成本。大多数组织都包括一个关于福利成本的单独部分，如雇主支付的所有健康保险和人身保险费，或者退休福利。预算中必须包括工作的时间和带薪休假的时间（方框 9-6）。

方框 9-6　组织经营预算的主要组成

人事

　薪金和工资

　预期的薪酬调整

　福利

　招聘和培训

资本项目

　　设施：土地、建筑物、租赁协议

　　高成本设备

　　升值/贬值

供应品

　　必需品

差旅

　　人员的当地差旅费

　　人员的外地差旅费

　　人员需求通常以全职人力工时（full-time equivalents，FTEs）来计算，而全职人力工时又是使用预测服务单位或服务量来计算的。通常，一个全职人力工时相当于 1 年中每周工作 40 小时，或每年工作 2 080 小时（Yoder-Wise，2011）。服务单位由组织定义（尽管受到支付方定义的强烈影响），可能是就诊次数、入院服务、治疗等。对于一个持续的预算，可以用过去的生产量和生产率来估计未来的需求。对于新的服务，预期服务的描述、类似服务的检查，以及提供的专家意见，都有助于预测人员需求。对于增加的服务或者新的服务，都需要特别考虑员工的适应时间，任何时候员工流动都会是一种损失。

　　资本预算项目是指设备和其他非一次性的或高端的物品采购，例如土地和建筑物、机器和设备等的。每个组织对于资本支出的构成都有自己的指导方针。例如，资本预算中规定的纳入标准，设备和机器项目必须至少花费 1 000 美元，且预期寿命要超过 5 年。需要计算出设备的运行成本和折旧费（Jones et al.，2013）。选择设备应该基于许多因素，包括整体的运营和维护费用、培训员工使用设备的人力资源成本、临床充分和易于使用等。

　　资本预算项目可能是成本中心或工作单位的一部分，或者是组织战略计划的一部分。在某些情况下，根据组织的政策，租赁协议可适用于同一类型的预算提案。对于未来的建设计划，可能会开发出一个单独的预算，称为建设性预算。

　　供应品预算的范围包括一次性的办公材料，如供临床使用的笔和回形针，供应品预算通常是整个预算中最灵活的部分。一些材料可能需要申购表；而另一些必须是可立即使用的。一些供应品费用被认为是"经营活动"的一部分；而另一些可能是可收费的患者用品。一些供应品的价格是稳定的；而另一些则随时间变化。追踪系统必须能够捕捉和匹配这些供用品的分类，并核算其单位预算。

预算编制过程

无论在预算编制中使用何种方法或技术，预算项目或组成必须是合理的。也就是说，决策者应该清楚地知道每项必要提议支出的原因。所有的支出都应该与组织的使命、目标、宗旨和战略计划相联系。

在预算编制过程中，随着利益相关者参与度的提高，对预算优先事项和结果的认同度也会提高。当资源有限时，采用包容性的方法尤其重要。领导者可以将中层管理人员和各部门的护理提供者带入到研讨会中。协作完成预算不仅富有成效，而且还建立了一个培训员工了解预算过程的论坛，讨论组织的使命和目标，并解决问题。

管理预算

灵活性

预算参数的灵活程度受到预算的类型、权力和决策中心以及组织政策的影响。缺乏灵活预算可能会影响决策，表现为"预算不允许我们这样做！"严格遵循预算可能会抑制创造力，压制创新，甚至可以避免灾难，但是人是选择如何花钱的主体。预算只是一个管理工具，而不是管理本身。尽管在做决策时必须始终考虑资源问题，但做出特定选择的责任不在于"预算"，而在于领导。

观察和了解预算偏差

差异报表是确定预算是否符合要求的最有用的工具之一。这里的"偏差"是指在某些预算项目（如工资或供用品）上花费的资金超过或低于分配的数额。初看，你可能会认为，超出预算本身就是一种负面事件，而低于预算则是一种理想的情况。虽然这是事实，但一般来说，评估每一次偏差的发生情况是至关重要的。如果提供的服务不变，供应项目超出预算可能对组织不利，但如果增加的收入抵消掉超额部分，则不会。因此，还应该监督收入以确保与预算的支出一致。例如，组织在提供相同水平的服务，服务单元的收入保持稳定的同时，可能仍然会看到总的补偿金额减少，因为曾经可以收费的用品现在被吸收到组织中。由于有效的电子数据检索和管理，几乎可以"实时"生成报告，也提供了纠正任何不足的机会。

控制图是确定差异模式的有用工具，包括财务业绩和相关的质量指标。它们对预算管理至关重要。控制图是以图表的形式、展示随时间变化的测量工具，它有助于确定变化、可能的原因和指标变化的意义。通常会使用基准，以便立即观察到超出预期范围的差异。特定的计算机程序可以很容易地创建这样的图表，但你也可以调整办公软件以达到此目的。大多数大型组织使用他们自己的图表或者与此类程序的供应商合作。例如，一个常用的、普遍的程序是 Excel，它提供了模板和教程。然而，仅依靠这些图表进行分析是不够的。必须将图表与现实世界中的情况联系起来。例如,如果一段时间内加班时间激增,就必须了解是否因为季节性疾病而导致患者就诊量增加,因为这可能导致员工生病,进而导致缺勤。

在考虑预算超支的原因时,可以提出以下几个问题:

它在你的控制范围内吗？如果是,是否是可以或应该避免的事情。有时候,机会出现了,我们需要抓住机遇并重新审视优先权。是否由于浪费或疏忽导致的？如果它不在你的控制范围内,你可能仍然要考虑你的任何决定或行动是否影响了这件事,或者你的行动是否可以减轻超支带来的影响(Jones et al.,2013)。

反思性问题

回顾你的预算编制经历。

1. 你是否参与创建预算或者管理过预算？
2. 你在预算编制方面的宽松度是多少？
3. 你会关注哪些问题？
4. 你的工作单位(或以前的工作单位)采用什么方法来编制预算？
5. 这是否"合适"？为什么,或为什么不？
6. 你会推荐哪些积极的变革来改善预算过程？
7. 你认为哪种预算方法最具吸引力？为什么？

护理服务的新兴模式：看到财务的未来

对医疗卫生立法改革的批判之一是它试图像营销和销售其他消费品一样,为采购医疗卫生商品创造一个自由的市场氛围(Nix,2013)。大多数人可能赞同,在购买医疗卫生服务时往往带有情感因素,而且经常是紧急需求。然而,文献中已经出现了诸如基于价值的采购和价值奖励——质量指标相关的补偿等术语,并且成为我们当前的真实实践。财务和质量是紧密相连的。按服务收费正在成为一个过时的术语。虽然这些变化很快,令人困惑,并且耗费精力和资源,但它们也为创新变革提供了良好的氛围。现在是成为临床型护理博士的最佳时机。

在财务领域,许多明显的和最经常讨论的变革都是存在于医疗保险的医院支付模式中,而且我们知道其他支付方也经常效仿这些模式。安泰保险公司在2014年通过基于价值的合同支付了超过1/4的医疗卫生补偿,并计划到2020年将这一数字提高到3/4。蓝十字/蓝盾以基于价值的医疗在2012年支付了20%的理赔,这一数额超过650亿美元。此外,该保险公司报告说,由于基于价值的合同,减少了急诊就诊和入院率，增加了获得预防保健的机会，并在 2012 年节省了 5 亿美元（Bryant，2015）。

在初级卫生保健提供方面，支付模式也在继续发生变化。在对 1 624 名初级卫生保健医生、525 名执业护士和医生助理的调查中，超过一半的人报告说收到了基于质量或效率的财务激励。只有 1/3 的医生是完全按服务收费的，而开业护士和医生助理的比率更低（13%）。1/3 的医生承认他们的诊所是一个以患者为中心的医疗机构（Ryan et al.，2015）。

目前，医疗保险正在多管齐下，制定基于价值的支付方式，包括以患者为中心的医疗机构（patient-centered medical homes，PCMHs）、过渡计划、新兴的慢性病管理计划和以人口为重点的举措。以患者为中心的医疗机构是一种初级卫生保健模式，采用团队的方式为患者提供可获得的全面护理。患者和家庭是团队的关键成员。其他的方式正在通过综合初级卫生保健计划的示范项目进行测试（CMS，2015a）。关于这个项目和其他项目的细节超出了本章的范围，但它们说明了在护理环境中创造新的实践方法的机会。

护士是增加可及性和降低成本的创新者

护士在创新和发明方面有着悠久的历史。1911 年，护理教育家 A.劳德·萨瑟兰德（A. Lauder Sutherland）小姐开发了一个用于护理教育的真人大小的玩偶，萨莉·蔡斯（Sally Chase）。紧随蔡斯之后的是能够接受注射的阿拉贝拉（Arabella）。在 20 世纪 60 年代，护士安·摩尔（Ann Moore）开发了斯努吉尔（Snugil），这是一种可以用来携带婴儿的背袋，可以解放双手，就像她观察到的非洲女性使用的披肩一样。这一创意申请专利后，她继续推出了其他发明。不要认为伟大的创意已经衰落了。就在最近，护士金妮·波罗斯基（Ginny Porowski）发明了"GoGown"。通过在防护服内设置一个一次性的袋子，GoGown 减少了防护服使用后的污染机会（Stokowski，2014）。

你知道急救车是护士发明的吗？ 在 20 世纪 60 年代，当急性心脏病学领域正在兴起时，急诊科的一名护士安尼塔·多尔（Anita Dorr）想设计一种旨在促进快速应对心脏事件的推车。急救车的设计依据患者的身体关联而定，能够立即获得物品、材料和工具。安尼塔·多尔让她的丈夫制造了一个原型，但没能获得专利（Stokowski，2014）。大约在同一时间段，但在同一个国家的另一个地区，医学博士约尔·J.诺贝尔（Joel J. Nobel）有一个类似的想法。他能够获得资金来开发这一原型，并获得了专利（Life，1966）。诺贝尔最初的急救车原型被命名为"MAX"，捐赠给了史密森尼研究所（Smithsonian，2010）。

伟大的想法并不全是发明，有时候是为了使产品更适用于特定需求。一个例子是"snugglers"，一款专为最小婴儿设计的纸尿裤，是新生儿重症监护室的护士和金佰利公司合作的产品。这些纸尿裤是为体重不足 2 磅的婴儿开发的，不仅需要调整尺寸，还需要使用适应于特别敏感皮肤的材料(Cision Communications，2017)。

新兴技术为创新提供了更多机会。包括护士萨拉·罗兹(Sarah Rhoads)博士在内的一个跨学科团队在阿肯色大学医学科学学院为新生儿重症监护室开发了天使眼网络摄像系统。对于那些可能住院几个月的孩子，虽然天使眼网络摄像系统作为一种探望孩子的方法，被家长们积极接受，但是由于设施的复杂性和访问时间的限制，其可用性受到阻碍。持续的研究和开发使这些问题得到了解决。这个项目获得了美国护理科学院(AAN)颁发的提高边缘跑者声音奖。该奖旨在"认识护士设计的创新，改善护理和降低成本"(Rhoads，2017)。

近年来，医疗卫生支付的变革，虽然有时令人困惑甚至混淆，但确实为创新提供了机会(和需求)。通过患者保护和平价医疗法案第 3026 条资助，医疗保险和医疗补助服务中心在美国各地发起了 18 个基于社区的护理过渡计划。该计划在 2011—2017 年实施，重点是确定高风险再住院的医疗保险受益人，并在出院时提供支持(CMS，2017a)。护理领导者和创新者有责任意识到当前的需求、趋势和可能性。

在一项真正具有里程碑意义的举措中，罗伯特·伍德·约翰逊基金会进行了一项研究，分析了该基金会近年来资助的 24 个由护士推动的项目。项目研究中出现的主题包括一些可以改善的项目：① 跨学科合作；② 延续性护理；③ 提供护理的环境，如家庭；④ "高用户"的需求，例如，老年人口；⑤ 结果，例如患者对结果或质量指标的感知(Robert Wood Johnson Foundation，2009)。应该注意的是，24 个项目中有 23 个项目为护理创造了新的角色。在对这些申请项目的分析中，根据最后的排名标准，24 个受资助项目的特点包括以下 4 个要素：

● 可复制性，该模式具有在全国的医疗卫生机构中广泛复制的能力。
● 创新性，例如重新设计服务提供者的角色和团队，更多地依赖跨学科团队，引进新技术，提高对患者的反应和(或)重新设计护理的物理环境。
● 可持续性，在原始机构中以及在复制地点的可持续性。
● 在降低成本或使用方面显示出效果，改善患者安全和质量，提高患者和服务提供者的满意度，并最终能够减少对急救护士的长期需求(Robert Wood Johnson Foundation，2009，p.13)。

变革：一个过程和一种经验

将一个想法或需求转变为一个可持续的(和可能产生收入的)产品或项目需要精

心策划。作为护理领导者，你可能不仅要推动自己的创新，还要支持他人的创新。有证据表明，护理人员的创新行为与创业型领导力之间存在正相关。一项涉及 273 名参与者的研究发现，这种领导方式可以刺激和维持想法的产生、实施并支持新的想法（Bagheri & Akbari，2018）。

虽然产品开发或者项目计划和发展的全部细节超出了本章的范围，但对保护护士创新者的经济利益的想法在本章范围。例如，许多时候，获得版权或专利是明智的做法。版权的一个定义如下：

> ……美国法律为"原创作品"提供的一种保护形式，包括文学、戏剧、音乐、建筑、制图、舞蹈、哑剧、图像、图形、雕塑和视听创作。"版权"意味着法律授予版权所有者保护其作品的专属权利。版权保护并不延伸到任何想法、程序、过程、系统、标题、原理或发现。同样，名称、标题、短语、口号、熟悉的符号、仅仅是排版装饰的变化、字母、颜色，以及目录或成分列表，都不受版权保护（Copyright.gov，n.d.）。

出版商想要出版个人或团体提交的稿件，都需要拥有版权。但是，个人也可以对材料申请版权。

商标能够保护文字、短语、符号或者为了识别一方商品或服务来源并将其与其他的商品或服务区分开来的设计（Copyright.gov，n.d）。你看到的大多数代表产品的图像都是注册商标。

然而，专利保护的是发明或发现。思想和发现不受版权法的保护，尽管它们的表达方式可能受到保护（Copyright.gov，n.d.）。专利由美国专利商标局（U.S. Patent and Trademark Office，USPTO）颁发，将产权授予发明者。一般来说，对于一项新专利，提供自申请之日起 20 年的保护权（U.S. Patent & Trademark Office，2015）。

有 3 种类型的专利：① 实用新型——新的且有用的工艺、机器，是原创的或重大改进的；② 设计——新的、原创的、装饰性的制造品设计；③ 植物专利（U.S. Patent & Trademark Office，2015）。

专利申请费相当高。确定你的发明想法是否已经有人拥有专利是一个挑战。虽然最后的检索是由专利局进行的，但你可能要自己进行检索。美国专利商标局的公共检索设施可以在美国各地被指定为专利和商标资源中心的图书馆找到（U.S. Patent & Trademark Office，2015）。很多时候，申请是在专利专家或专利律师的协助下进行的。

然而，在申请专利或其他申请之前，如果需要的话，甚至在向他人介绍这个想法之前，都需要完成很多工作。罗兹（Rhoads）（2017）在回顾天使眼项目时，衍生出了一些问题,以帮助确定干预的重点。

- 是什么使我的项目具有创新性?
- 我在应对什么医疗卫生挑战问题?
- 我的创新是如何体现护理视角的?
- 我如何衡量创新成功——临床结局、财务结果和创新的传播?(Rhoads, 2017,p.44)

一旦解决这些问题,就可以开始这个流程(表9-4)。

表9-4 将想法转变为创新

研究	看看其他人是否已经开始了这项研究。他们是否已经有了明确的"所有权"?虽然这些过程、发明或想法并不是独有的,但是复制不是一个经常的选择。这些文献是如何启发你的想法的?不要把自己局限于护理文献
愿景	鉴于你自己的想法、从其他人和文献中了解到的情况,思考你想发明或创造什么。护士将重点关注对患者护理的影响,但也要考虑实施后对你的职业发展和机会的影响,以及潜在的经济利益
协作和咨询	与有相似兴趣和你信任的人联系,仔细考虑这个问题。你还可以去咨询专业人士(你是否需要一项专利?)
开始计划	将你的愿景具体化。考虑其他人的意见。考虑财务和资源需求
做一个初步的介绍	虽然你需要用一些关键部分的"基本要素"创造一个清晰的愿景故事,但在任何公共论坛上分享之前,要保护好你的信息。你要保护你的优先权和经济利益
决策	决定你是否要坚持这个想法。如果是,那么就从管理工具和流程开始,发展你的想法

理性承担风险

当投入资源以产生特定的结果时,总是存在一定的内在风险。虽然可以开发各种技术来预测影响组织、经济和社会环境变化的因素,但风险还是确切存在的。

理性承担风险是指为所有正当的理由承担风险。它不仅仅是寻求刺激和增加经验;它关注并符合组织的目标、价值观和资源,并且考虑到其他相关人员。这种承担风险的性质可以分为四类:推动组织发展,开发技能,强制性报告和检举(Porter-O'Grady & Malloch,2016,p.20)。

对承担风险的恐惧会使决策瘫痪,并阻碍组织的成功。波特尔-奥格雷迪和马洛赫（Malloch）（2016）提出，理性承担风险是一种需要学习和实践的领导技能。需要将承担风险是一种消极的观念转变为理性承担风险能够开发技能的观念，以促进复杂和不断发展的组织取得成功。

值得再次指出的是，机会无处不在。目前的医疗卫生环境非常需要临床型护理博士的技能。临床重新设计是财务上的必要之事，必须由财务和临床专家合作完成。为了克服平衡成本控制与收益最大化的困难，为了实现可持续性或稳定性以及提高应对变化的能力，为了实现对"传统"护理的持续需求和推动以人口为中心的预防保健的运动，需要团结协作并重视每个团队成员的贡献。需要专业的临床医师探讨护理发展的动态，以确保不但提供个人的最佳护理，而且从改善系统的角度上调整护理服务。

结论

任何关于医疗卫生财务环境快速变化的说法都可能是保守的陈述。然而，随着支付模式和医疗服务模式复杂性的增加，需要关注结局，关注以患者为中心的护理，关注医疗卫生提供者的角色，还有人呼吁要进行更多的变革。事实上，许多人接受并支持这种转变。应该记住，护理角色是护理需求的职能。回忆上述罗伯特·伍德·约翰逊家庭基金会资助的项目和分析，24 个项目中，有 23 个项目为护士提供了新的角色。护理对人口新需求的响应与护理专业的价值观和优先考虑的事项相一致。

在混沌理论中，"混沌边缘"是一个概念性的术语，表示混沌与秩序之间的过渡空间。它涉及不太稳定和陷入动荡之间的矛盾。随着医疗卫生经济的不断变化，服务模式向市场模式的转变，法院、法律和消费者的期望肯定会发生变化，混沌边缘将支持对社会需求的认知和创造力，并不断发展。财务规则、法规、模式、甚至可用资源的变化可能导致在医疗卫生财务领域抛弃熟悉的东西，接受新的创新。有观点认为，创造性破坏是市场经济的驱动力，新的创新是创业者在持续周期性动态变化中取代旧创新而不断产生的（Bloch，2018）。因此，可以推测，从财务的角度来看，当秩序和混乱之间的张力达到最大时，能量和变革动力的潜力最大。对护理领导者来说对这些潜力的认识至关重要。

参考文献

American College of Surgeons. （2019）. Reporting for improvement activities. Retrieved from https://www.facs.org/advocacy/qpp/2019/how-improvement

American Hospital Association. (2014a). Managing an intergenerational workforce: Strategies for health care transformation. Retrieved from https://www. aha. org/system/files/2018 – 01/managing-intergenerational-workforce-strategies-health-care-transformation – 2014.pdf

American Hospital Association. (2014b). Take a look at how market forces will impact health care: The AHA Environmental Scan pinpoints changes in costs, economy, aging generations and more as factors affecting health care. Hospitals &. Health Networks. Retrieved from http://www. hhnmag. com/articles/4012-take-a-look-at-how-market-forces-will-impact-healthcare? dcrPath＝/templatedata/HF_Common/NewsArticle/data/HHN/Magazine/2014/Sep/gate-aha-environment-scan – 2015

American Organization of Nurse Executives. (2015). AONE nurse executive competencies. Chicago, IL: Author. Retrieved from www.aone.org

Bagheri, A., &. Akbari, M. (2018). The impact of entrepreneurial leadership on nurses' innovation behavior. Journal of Nursing Scholarship, 50(1), 28 – 35. doi: 10.1111/jnu.12354

Baker, J. J., &. Baker, R. W. (2011). Healthcare finance: Basic tools for nonfinancial managers (3rd ed.). Sudbury, MA: Jones &. Bartlett.

Bloch, H. (2018). Innovation, creative destruction and price theory. Industrial and Corporate Change, 27(1), 1 – 13. doi: 10.1093/icc/dtx020

Bragg, S. (2017, November 27). The types of budgeting models. Accounting Tools. Retrieved from https://www.accountingtools.com/articles/what-are-the-types-of-budgeting-models.html

Bryant, K. (2015, December). Shift toward population health hampered by lack of coordination. Law &. Health. Retrieved from http://health. wolterskluwerlb. com/2015/12/shift-toward-population-health-hampered-by-lack-of-coordination/

Centers for Medicare &. Medicaid Services. (2013, January). Inpatient measures. Retrieved from https://www. cms. gov/Medicare/Quality-Initiatives-Patient-Assessment-Ins truments/Hospital QualityInits/InpatientMeasures.html

Centers for Medicare &. Medicaid Services. (2014, August). Acute inpatient PPS. Retrieved from https://www. cms. gov/Medicare/Medicare-Fee-for-Service-Payment/Acute InpatientPPS/index. html

Centers for Medicare &. Medicaid Services. (2015a). Comprehensive primary care initiative. Retrieved from https://innovation. cms. gov/initiatives/Comprehensive-Primary-Care-Initiative/index.html

Centers for Medicare &. Medicaid Services. (2015b). Electronic health records (EHR) incentive programs. Retrieved from https://www. cms. gov/Regulations-and-Guidance/Legislation/EHRIncentivePrograms/index.html

Centers for Medicare &. Medicaid Services. (2015c, September). Outcome measures. Retrieved from https://www. cms. gov/Medicare/Medicare-Fee-for-Service-Payment/Acute InpatientPPS/index. html

Centers for Medicare &. Medicaid Services. (2015a). Comprehensive primary care initiative. Retrieved from https://innovation. cms. gov/initiatives/Comprehensive-Primary-Care-Initiative/index.html

Centers for Medicare &. Medicaid Services. (2015b). Electronic health records (EHR) incen-tive programs. Retrieved from https://www. cms. gov/Regulations-and-Guidance/Legislation/EHRIncentivePrograms/index.html

Centers for Medicare & Medicaid Services. (2015c, September). Outcome measures. Retrieved from https://www. cms. gov/Medicare/Quality-Initiatives-Patient-Assessment-Instruments/Hospital QualityInits/OutcomeMeasures.html

Centers for Medicare & Medicaid Services. (2017a). Community-based care transitions program. Retrieved from https://innovation.cms.gov/initiatives/CCTP/Centers for Medicare & Medicaid Services. (2017b). Timeline to phase in the value-based payment modifier. Retrieved from https://www. cms. gov/Medicare/Medicare-Fee-for-Service-Payment/PhysicianFeedbackProgram/ index

Centers for Medicare & Medicaid Services. (2018, July). Value-based programs. Retrieved from https://www. cms. gov/Medicare/Quality-Initiatives-Patient-Assessment-Instruments/Value-Based-Programs/Value-Based-Programs.html

Cision Communications. (2017, February 1). New Huggies brand diaper: Innovation to help the smallest babies. Cision PR Newswire. Retrieved from https://www. prnewswire. com/news-releases/new-huggies-brand-diaper-innovation-to-help-the-smallest babies 300400639.html

Copyright. gov. (n. d.). Definitions. Retrieved from https://www. copyright. gov/help/faq/faq-general. html#patent

Cremades, A. (2018a, June 29). Silicon Valley legend creates pitch deck template for entrepreneurs. Retrieved from https://alejandrocremades. com/silicon-valley-legend-creates-pitch-deck-template-for-entrepreneurs/

Cremades, A. (2018b, July 31). Executive summary template: What to include. Forbes. Retrieved from https://www. forbes. com/sites/alejandrocremades/2018/07/31/executive-summary-template-what-to-include/#2806fbd25ddf

Darden, M., McCarthy, I., & Barrette, E. (2018). Hospital pricing and public payments (NBER Working Paper No. 24304). National Bureau of Economics Research. Retrieved from https://www.nber.org/papers/w2430

Dartmouth Institute for Health Care Policy and Clinical Practice. (n. d.). Transforming microsystems in health care. The Microsystem Academy. Retrieved from https://clinicalmicrosystem.org/

Dyess, S., Sherman, R., Pratt, B., & Chiang-Hanisko, L. (2016, January 14). Growing nurse leaders: Their perspectives on nursing leadership and today's practice environment. OJIN: The Online Journal of Issues in Nursing, 21(1), 7. doi: 10.3912/OJIN.Vol21No01PPT04

Edwards, S. T., & Landon, B. E. (2014). Medicare's chronic care management payment—Payment reform for primary care. New England Journal of Medicine, 371(22), 2049–2051. doi: 10.1056/NEJMp1410790

Godfrey, M. M. (Ed.). (2010). Microsystems at a glance. Lebanon, NH: Dartmouth Institute for Health Policy & Clinical Practice. Retrieved from https://studylib. net/doc/8879258/microsystems-at-a-glance-the-dartmouth-institute-micr...

Harris, J., Holm, C. E., & Inninger, M. (2015). Finance leadership imperatives in clinical redesign. Healthcare Financial Management, 69(3), 66–72.

Harris, J. L. (2010, January). Improving healthcare outcomes: Building the business case. Paper presented at the meetings of the American Association of Colleges of Nursing Doctoral Education Conference, Captiva Island, FL.

Henry J. Kaiser Family Foundation. (2018, November 26). Status of state action on the Medicaid expansion decision. Retrieved from https：//www. kff. org/health-reform/state-indicator/state-activity-around-expanding-medicaid-under-the-affordable-care-act/? currentTimeframe ＝ 0&sort Model＝％7B％22colId％22：％22Location％22,％22sort％22：％22asc％22％7D

Isaac, T., Zaslavsky, A. M., Clearly, P. D., & Landon, B. E. (2010). The relationship between patients' perceptions of care and measures of hospital quality and safety. Health Services Research, 45, 1024－1040. doi：10.1111/j.1475－6773.2010.01122.x

Johnston, J. (2017). With so much uncertainty, how do you build your hospital's budget? Healthcare Financial Management Association. Retrieved from https：//www. hfma. org/Content. aspx?id＝51828

Jones, C., Finkler, S. A., & Kovner, C. T. (2013). Financial management for nurse managers and executives. St. Louis, MO：Elsevier Saunders.

Life. (1966, January 28). MAX, the lifesaver. Life Magazine, 60(4), 35, 36, 40, 41.

Likosky, D. S. (2014). Clinical microsystems：A critical framework for crossing the quality chasm. The Journal of ExtraCorporeal Technology, 46(1), 33－37.

Mann, C. (2018). Considering federal Medicaid policy changes in light of state-level delivery system reforms. To the Point. The Commonwealth Fund. Retrieved from https：//www. commonwealthfund.org/blog/2018/federal-medicaid-policy-changes

Markwich, L. (2016, Winter). Starting your own primary care NP practice—lessons learned. JNPA The Journal. Retrieved from https：//fisherpub. sjfc. edu/cgi/viewcontent. cgi? article ＝ 1023&context＝nursing_facpub

Moseley, G. B., Ⅲ. (2018). Managing healthcare business strategy (2nd ed.). Sudbury, MA：Jones & Bartlett.

Nix, K. (2013, November). What Obamacare's pay-for-performance programs mean for health care quality. Heritage Foundation：Backgrounder. Retrieved from http://report.heritage.org/bg2856

Porter-O'Grady, T., & Malloch, K. (2016). Leadership and nursing practice：Changing the landscape of health care (2nd ed.). Sudbury, MA：Jones & Bartlett.

Rhoads, S. (2017). Improving healthcare through nursing innovation. International Journal of Childbirth Education, 32(3), 43－44.

Robert Wood Johnson Foundation. (2009). New website profiles 24 innovative nursing driven models of health care delivery (p.2). Retrieved from https：//www. rwjf.org/content/dam/farm/reports/program_results_reports/2009/rwjf64543

Robinson, J. (2011). Hospitals respond to Medicare payment shortfalls by both shifting costs and cutting them, based on market concentration. Health Affairs, 30(7), 1265－1271. doi：10.1377/hlthaff.2011.0220

Roussel, L. A. (2014). The nature of the evidence：Microsystems, macrosystems, and mesosystems. In H. A. Hall & L. A. Roussel (Eds.), Evidence-based practice：An integrative approach to research, administration, and practice (pp.171－184). Burlington, MA：Jones & Bartlett.

Rundio, A. (2016, October 22). Budget development for nurse managers. Reflections on Nursing Leadership. Retrieved from https：//www. reflectionsonnursingleadership. org/features/more-features/budget-development-for-the-nurse-manager

Ryan, J., Doty, M. M., Hamel, L., Norton, M., Abrams, M. K., & Brodie, M. (2015, August). Primary care providers' views of recent trends in health care delivery and payment.

Commonwealth Fund and The Kaiser Family Foundation. Retrieved from http://www. commonwealthfund. org/publications/issue-briefs/2015/aug/primary-care-providers-views-delivery-payment

Salmond, S. W. , & Echevarria, M. （2017）. Healthcare transformation and changing roles for nursing. Orthopedic Nursing, 36(1), 12 - 25. doi: 10.1097/NOR.0000000000000308

Shea, J. L. (2014). Prevention of coronary artery disease in patients with type 2 diabetes mellitus: Development of a checklist. Unpublished DNP Project. University of Alabama-Huntsville, College of Nursing, Huntsville, AL.

Smithsonian. (2010, August 31). National Museum of American History collects prototype medical emergency crash cart. Retrieved from http://americanhistory. si. edu/press/releases/national-museum-american-history-collects-prototype-medical-emergency-crash-cart

Stokowski, L. A. (2014, June 6). Quiz: A nurse invented that? Inventiveness, ingenuity, and innovation in nurses. Medscape Nurses. Retrieved from https://www.medscape.com/viewarticle/826122_5

Talley, L. B. , & Thorgrimson, D. H. (2018). Budgeting, productivity, and costing out nursing. In D. Huber (Ed.), Leadership and nursing care management (6th ed. , pp.388 - 400). St. Louis: Elsevier.

United States Department of Labor. (2018, December 14). Employer costs for employee compensation. News Release, Bureau of Labor Statistics. Retrieved from https://www.bls.gov/news.release/pdf/ecec.pdf

United States Patent & Trademark Office. (2015, October). General information concerning patents. Retrieved from https://www. uspto. gov/patents-getting-started/general-information-concerning-patents#heading - 8

United States Small Business Administration. (2016). Accounting glossary. Retrieved from http://www.sba.gov/smallbusinessplanner/plan/getready/serv_sbplanner_gready_glossory.html

Weill, P. , Malone, T. W. , & Apel, T. G. (2011). New research suggests that the stock market particularly values business models based on innovation and intellectual property. MIT Sloan Management Review. Retrieved from https://sloanreview. mit. edu/article/the-business-models-investors-prefer/

Wilson, L. (2011, September 12). Pursuing value: Providers aim for rewards by emphasizing quality metrics used in the new CMS' new purchasing system. Modern Healthcare, 14 - 23. Retrieved from http://www. modernhealthcare. com/article/20110912/SUPPLEMENT/309129999

Yoder-Wise, P. S. (2011). Leading and managing in nursing (5th ed.). St. Louis, MO: Mosby Elsevier.

第十章

在整个护理系统和更大的组织中发挥领导作用

玛利昂·E.布鲁姆和伊莱恩·索伦森·马歇尔

> 你来这里不仅仅是为了谋生,你来到这里是为了让世界变得更为富足,对希望和成功拥有更美好的愿景,更健康的精神。你来这里是为了丰富世界,如果你忘记了使命,你就会使自己变得贫穷。
>
> ——伍德罗·威尔逊

本章目标

- 了解站在其他领导者角度考虑问题的能力对完成共同目标和组织计划的重要性。
- 描述教育和培训对看待问题的角度和协作行为的影响。
- 确定代际差异对领导者方案规划和执行方式的影响。
- 确定护理领导者所处的各种监管和政治领域,并确认提高护理专业能力的策略。
- 描述护士长在更大组织扩大影响范围的行为。

引言

当前的医疗卫生环境是复杂的、不确定的,并且以我们从未想象过的方式发生变化。美国人口结构的重要变化将确保医疗卫生的变化:① 人口的绝对增长和从一个国家的一个地区到另一个地区的迁移模式;② 种族和民族多样性的增加;③ 人口的急剧老龄化;④ 超重和肥胖在年轻一代中普遍存在,同时慢性病也随之增加;⑤ 疾病及其护理的流行病学从急性转为慢性,从医院转为社区。这些变化需要卫生专业、金融和信息技术领域的战略思考者和领导者共同应对医疗领域的诸多挑战。

医疗机构正面临着需要考虑他们以前很少面对的商业决策。将医院、门诊和外科护理中心合并成更大的系统，已经越来越多地改变了医疗卫生系统的格局，并要求领导者针对整个护理系统进行思考和行动（Burnes Bolton，2018）。例如，一个系统可以支持多少初级保健实践，以提供一个"客户群"，从中将患者转诊给系统内的专家？初级保健机构需要多少护士来管理患者的慢性护理需求（Bodenheimer & Mason，2016）？系统必须维护其网络内的所有患者护理服务（例如康复）吗？需要多少初级保健提供者（高级实践注册护士、医师助理和初级保健医师）来管理网络中的人数？数以百计的其他此类问题挑战着各级医疗系统的领导者。随着责任制护理模式重点强调系统内应保障高效益、高质量的结局，所有专业和学科的领导者都将被要求思考新的方法，共同努力，提出系统问题的解决方案，并支持其员工共同参与决策的制定。这些大胆、创造性的举措肯定会改变我们对医疗融资、覆盖、服务和系统的看法（Schur & Sutton，2017）。我们如何预测和准备更美好的未来取决于我们作为领导者如何相互理解以及我们如何合作。

我们从来没有像现在这样需要一支有远见卓识的领导者队伍来参与医疗改革，迎接下一代的挑战。在这些挑战中，最重要的是合作和相互理解。领导者们正在迎接一个时代的挑战，仅仅理解其他学科的语言、实践和文化是不够的。我们必须坐到谈判桌前，了解彼此的观点，一起努力寻求共同的解决方案，以应对医疗卫生面临的挑战。

了解其他领导者并从他们的角度出发

医疗卫生企业由数十名训练有素的临床和管理专家组成，他们代表了包括理论角度、学科知识体系、实践经验和观点等方面的广泛准备。考虑到护士、医生和其他医疗卫生领导者在各自职责范围内处理的问题的数量和复杂性，很容易理解他们平常工昨日的"地窖式做法"。尽管我们与来自其他学科的专业人士进行了亲切的交流，但我们经常并行处理我们的工作，而没有对同事的观点进行有意义的关注。然而，患者、家属和系统中的所有提供者都理所当然地期望我们在一起工作时真正理解彼此。

纵观医疗卫生的历史，各个学科的成员都接受过教育、培训，并且几乎完全是从单一学科的狭隘视角和传统出发从事实践。有时候，一旦我们进入现实的实践世界，我们就会在权力和影响力悬殊的领域相遇。有时，当我们注意到"其他人"正在做我们已经习惯的任务时，这种情况就会发生。当执业护士开处方时，医生会感到苦恼；

护士拒绝在床边使用注册护理技师；当牙科助理接受 X 线检查时，放射技师感到不安。即使在学科内部，注册护士也会抱怨持照实习护士首次插入静脉注射针，而放射科医生会抱怨产科医生首次使用超声波机。我们就产钳、静脉穿刺、X 线机按钮的所有权以及最近谁可以被称为"医生"等问题展开了纪律斗争。我们维护教授的技能和工具的权威。例如，来自医学界的政策声明继续为高级护理实践设置障碍（Hain & Fleck，2014）。这样的行为与那些以治疗和利他主义为核心的职业格格不入。

　　就护理模式的效率和成本效益而言，目前的系统不是一个可持续的模式。最近一项研究表明，注册护士在最大许可范围内用于练习的时间百分比，平均不到 10%（DeGroot & McIntosh，2018）。这只是一个例子，说明一个专业团体没有利用技能和教育在最高级别发挥作用。我们的医疗卫生系统在责任重叠和提供的医疗服务中的差距方面存在冗余，需要新的跨专业医疗模式，以节省资金并提高使用率和质量（Dy，Major-Joynes，Pegues，& Bradway，2016；Ireland，2016）。患者、家庭和我们服务的社区应该得到更好的服务。这意味着下一代领导者必须真正理解并通过跨专业合作来应对。卓越的医疗卫生需要我们在最基本的层面上具备理解和合作的能力。

　　重要的是要了解目前局势演变的背景。学科界限及专业知识的储备、实践范围对于确认秩序、发展专业知识和提供有关专业责任的清晰公共信息非常重要，但公众需要的是智慧，而不是关于工具、程序和头衔的争论。我们必须为集体的利益而共同努力，并从专业角度培养换位思考的基本技能。

　　换位思考是移情地理解他人的观点、思维方式、动机或感受（Dugan，Bohle，Woelker，& Cooney，2014）。它不仅仅是对"他者"的简单理解，还包括从他或她的参照系中解释他或她的观点以及传达同理心的能力。它要求我们反思自己的观点，并练习通过他人的棱镜看世界。从跨专业的角度来看，我们可以通过了解彼此的经历和传统，通过反思我们的相似之处、不同之处和共同的优先事项、通过阅读对方的文学作品和政策，以及在我们合作的过程中，相互尊重并认识到彼此的需要来建立真正的工作关系（Burnes Bolton，2018）。

　　指出别的学科存在问题很简单，也很普遍。将"其他"学科视为问题是一种简单化和司空见惯的做法。首先，医生和护士的不礼貌行为继续互相指责对方不文明，并因护理失误而受到指责，这已经变得陈旧和疲倦，并且在许多情况下，当医生和护士沟通中断时，会使患者处于危险之中。其次，我们过分强调自身纪律的优点而不是我们如何尝试合作。例如，护理领导者往往强调护理的贡献或对"护理之声"的宣传。通常，需要采取其他医疗卫生学科的观点来推动医疗卫生的改善议程。采取更广泛的观点可以增强对意图和行为的"原因"的理解，同时不要求人们同意这种推理或行为。当然,护理和医学并不是唯一面临这种紧张关系的学科;在某种程度上,所有职业都存在一种自我中心主义。明智的领导者至少意识到这一趋势,并愿意通过不同的参照系来看待这一趋势。

一个人是如何开始从另一个学科的角度来看待问题的? 第一步是了解该学科中采用的教育和培训。在过去的 5 年里,各学科领域发生了巨大的变化。例如,药学院教授注射技能,医学院将临床经验转移到第一年,护理学院增加了大量社区健康实践经历,并增加了慢性病护理管理的准备。另一个简单的策略是向你遇到的下一位医生或物理治疗师提问。你可能会问,"你在照顾患者方面最愉快的经历是什么?""你认为你所受教育的哪一部分最具挑战性?""你为什么决定成为一名医生、药剂师或物理治疗师?"他们的回答会告诉你很多关于其他医疗行业同事的信息,也一定要分享你的故事。

专业学科中的另一个常见问题是专注于专业内具有时间价值的活动,而不考虑资源或整体底线。"跟着钱走"是老生常谈(Steinbrook,2009)。显然,我们需要另一个短语,如"关注患者的护理"(Cassell & Guest,2012)。以患者为中心的护理是许多卫生系统网站的核心价值。我们如何践行核心价值才是真正重要的。医疗卫生中有太多的系统、政策和程序是以提供者为中心的(不仅仅是其他职业,护理也是)。

如果我们不了解其他学科的同事,我们就无法充分地从他人的角度看待问题。我们需要了解支撑各学科知识和实践的基本理念,如何以及为什么我们以这种方式让临床医生做好准备,以及我们的价值观是什么。我们需要了解彼此的恐惧、希望和愿望。我们相信你会发现,作为护士,我们与其他卫生专业人员有很多共同之处。

跨学科、风格和模式工作

希望就在眼前。在美国,我们开始促进医学和护理之间的合作,特别是在学习教学、临床和循证实践(EBP)技能等专业教育方面(Albarqouni, Glasziou, & Hoffman, 2018；Melnyk, Gallagher-Ford, Long, & Fineout-Overholt, 2014)。在全球范围内,以护士为主导的新型护理模式越来越普遍,有证据支持新型护理模式可有效降低再入院率(Ireland, 2016；Lambrinou, Kalogirou, Lamnisos, & Sourtzi, 2012),以及在所有情况下均能改善健康结局和降低成本(Oliver, Pennington, Revelle, & Rantz, 2014)。

"跨风格工作"不仅指学科或个性之间的不同特征,还指实际的实践风格或实践模型设计。跨学科的领导者需要掌握多种语言来制定和实施这样的组织原则。跨学科整合的系统能够更好地满足人群对医疗卫生服务的需求,将提供者和患者之间的信息系统联系起来,并协调不同环境下的护理。建立"综合实践单位"的模式不仅可以治疗疾病,还可以让个人参与护理,鼓励坚持治疗,提供健康教育,支持必要的行为改变。然而,这些过程需要一种"综合性单位"方式来提供护理。团队将有一个主要目标:通过评估绩效数据来改善结局,开发和测试新方案,收集数据以实现个性化护理,并评估患者和提供者绩效的变化(Porter & Lee,2013)。关于谁做什么的纪律争论将会影响最佳的表现,并影响医疗服务的获取、质量和成本。

初级卫生保健是当前健康保健相关辩论中的一个重要案例。为了满足初级卫生保健的需求,医师、医师助理和高级实践注册护士共同努力,了解对方的观点,从而更好地为公众服务,这一点尤为重要。这将影响执业、商业事务、从业人员的教育准备和执照规定。例如,零售诊所是初级卫生保健领域的增长趋势。CVS 或沃尔玛等大型超市或药店内的诊所引起了争议和争论,很大程度上是因为它们"与众不同",但越来越多的顾客认为它们的方式和便利很有吸引力。全美近 3 000 家此类诊所(自 2010 年以来增加了 3 倍)为变革型领导者提供了一个机会,不仅可以跨学科合作,还可以跨新的护理方法合作,但是,这些诊所的成本效益受到国家规定的实践范围的影响,这些规定的变化很慢(Robert Wood Johnson Foundation,2016)。现在亚马逊已经进入了这个市场,很难说未来的前景会是什么样子。许多模式通过高级实践注册护士为常见健康状况提供高质量、具有成本效益的护理,目前没有理由认为这一趋势会减少。因此,护理领导者需要了解这些新模式,以及他们如何在其医疗系统中提供护理,并考虑开发新的跨专业护理模式,该模式可以提供高成本效益、高质量、可获得的护理。

另一种跨专业模式是"医疗之家",这一概念由美国家庭医生学会、美国儿科学会、美国医师学会和美国骨科协会于 2007 年联合提出。它被正式命名为以患者为中心的医疗之家(Kellerman & Kirk,2007)。医疗之家的早期原则包括为每位患者提供私人医生、注重初级保健、医生指导的医疗实践、以患者为中心、协调或整合护理、质量和安全、增加获得护理的机会,以及"确认提供附加值"的支付结构(Kellerman & Kirk,2007,pp.774 - 775)。当前迭代反映了基于团队的模式(医生、高级实践注册护士、医师助理和医疗助理),该模式已扩展到在门诊护理中提供慢性病管理(Bodenheimer,2011;Washington,Coye,& Boulware,2016),以及整个社区的护理提供模式。医疗之家越来越多地将护士纳入模式的核心(见 Aktan,2016;Corso & Gage,2016)。

尽管最初存在缺陷,但高度重视初级保健的"家"模式以及患者和家庭的协调护理是非常必要的,有助于构建以认识基于价值的护理优势为特征的进步型卫生系统。我们现在面临的挑战是,在构建改善患者体验和提供者满意度的护理模式时,确保患者、社区和医疗卫生学科的最广泛视角(Buerhaus,2018)。

跨代工作：每位领导者的挑战和机遇

随着医疗从业人员更加多元化，领导者将有机会与来自不同学科背景的人合作，也将有机会与不同代际的人合作。我们现在认识到各代人有一些普遍的共同特征。当然，这些共性并不代表特定的个体，但它们确实为理解不同时代观点提供了一般指南。

1925—1945 年出生的传统主义者（沉默的一代）认可当前的流行文化，他们在整个职业生涯中都被社会化，待在特定的工作场所，甚至是相同的职位，因此可能会抵制改变。出生于 1946—1964 年的婴儿潮一代（婴儿潮一代）通常也忠于自己的工作和雇主。然而，出生于 1965—1980 年的 X 一代（X 一代）却没有表现出这样的忠诚，他们更愿意寻求即时的回报、晋升、认可和利益。X 一代是追求职业意义和目标的个人主义者。他们对权威或传统的等级组织印象不深。如果他们得不到他们想要的，他们就会去别的地方。我们现在也在与 Y 一代（Y 一代或千禧一代）合作，他们生来就为电子技术而着迷（Chou，2012）。他们寻求技术为他们提供的即时定制服务，他们不太愿赞同为雇主做出个人牺牲的价值观（Malleo，2019）。2000 年至现在出生的新一代，被称为新沉默一代（Z 世代），即将诞生。

参与调查的护士遵循一些相同的信念和工作-生活行为模式。基普纽斯（Keepnews）、布鲁尔（Brewer）、科维纳（Kovener）和信（Shin）（2010）研究了 2 369 名新注册护士，发现婴儿潮一代、X 一代和 Y 一代在工作-生活的 12 个不同维度上存在显著差异，包括工作满意度、监督支持、工作与家庭冲突和组织承诺。例如，Y 一代的工作满意度、工作家庭冲突和群体凝聚力最高，在自主性、组织承诺和与医生的同事关系方面没有差异。最近对 3 347 名护士进行的一项调查（Faller，2018）显示，与其他几代护士相比，Y 一代对进入领导岗位更感兴趣，对影响其健康的工作环境更为担忧，对特定雇主的忠诚度更低。现在，美国至少 35％ 的员工是 Y 一代。

明智的领导者在这样的社会和文化信息中培养背景。基普纽斯等人提醒我们，必须认识到专业护士的工作氛围差异，包括从定位到评估等各个方面。为了培养和支持下一代的领导者，权威储备护理领导者必须认识到年轻的护理专业人员如何看待他们的工作以及满意度来源，然后利用机会最大程度地提高生产力。例如，对年轻的专业人士来说，工作与生活的平衡显然更重要，这为塑造护理服务提供了另一个维度。在与 Y 一代共事时，领导者可能需要更多思考的一个特殊区别是，需要对他们的表现提供一致的反馈。通常，他们向他人学习，并倾向于根据建设性的具体反馈来塑造自己的表现（Stewart，Oliver，Cravens，& Oishi，2017）。

反思性问题

1. 你属于哪个年龄组？这一代人的价值观、传统和观点以及他们的经历如何影响你的领导方式？

2. 为你工作的护士中，超过40%来自千禧一代。去年，这个年龄组的流失率比其他年龄组高50%。一群人来到你面前说，关于他们的表现需要"更多成长""更多学习""更多聆听"。你将如何让他们参与到能够解决他们的问题并提高留职率的活动？

3. 受雇于你的诊所或单位的年轻应届毕业生一直在寻求导师的指导。你决定要求管理部门改变人员配置模式，这样你就可以在半个工作周的间接护理计划中包括一名备受尊敬、知识渊博、经验丰富的护士，作为这些护士的导师和资源。你将如何向管理层提出要求，以证明这一改变的合理性？在接下来的一年里，你会建议这位护士如何与5位新员工相处？

监管机构的成功

在专业医疗文化中，监管的力度一直很重。事实上，医疗卫生已成为现代社会中监管最严格的行业之一。金特尔（Ginter）、邓肯（Duncan）和斯韦恩（Swayne）（2013）描述了许多监管医疗卫生的外部组织，包括：

- 政府机构，如医疗保险和医疗补助服务中心（CMS）、疾病控制和预防中心（CDC）、食品和药物管理局（FDA）、职业安全和健康管理局（OSHA）。
- 提供认证或规范医疗卫生实践的商业组织，如医疗卫生组织认证联合委员会（JCAHO）、国家质量保证委员会和美国护士协会（ANA）的磁性认证机构™（Magnet™）。

此外，还有其他具体的合规要求，如《健康保险可携带性和责任法案》（HIPAA）中的隐私保护、研究中的人体受试者保护、健康信息技术标准、非歧视法规。大多数医疗卫生机构和大学医疗专业学校的员工都需要完成多达5~7项不同合规政策和法规的培训（有时线上，有时线下）。对于任何级别的领导者来说，执行大量的外部法规都是令人望而生畏的，但它们不能被忽视。最重要的是，领导者通过按时完成需求以及为他人的成功提供帮助来设定这一领域的节奏，这是至关重要的。

尽管这些责任可能看起来过于繁重，但大多数经过认证的医疗卫生机构都有流程和人员，以帮助组织保持对各种法规的遵守。作为领导者，你的工作是确保这些办公室和人员发挥最大的作用，支持他们的工作，支持法规遵从性，并将法规遵从性与你自己的愿景相结合，以及在你的组织内整合质量和绩效。

美国专业护理实践的第一级监管机构是州护理委员会，其权力来自州立法机构。美国每个州都有自己的执业法案，管辖护理执业范围和自己的监管机构，通常被称为护理委员会。实践法案概述了许可的权限、范围和标准。各州的管理委员会差别很大，特别是在高级护理实践的要求和各州护士的实践范围方面。

作为一名领导者，了解和理解当地和州的法规非常重要。与自主性和实践权力相关的关键问题，特别是对高级实践注册护士而言，尚有待解决。例如，在规定性权限方面仍有大量的国家规定。截至 2019 年，共有 23 个州允许执业护士"全面执业"，即有权"评估患者，诊断、订购和解释诊断性检查，并在州护理委员会的独家许可授权下启动和管理治疗，包括处方药物和受控物质"（美国执业护士协会，2019 年；行动运动，2019 年）。这些州主要位于美国的西部和中西部地区。更多限制执业的州位于东南部地区，那里的健康状况全国最差。高级护理实践随着消费者需求和财务问题的发展而发展，但由于州一级的公共政策挑战，其作用在某些领域仍然受到限制，尽管联邦政府的某些领域已经以实质性的方式改变了报销模式，而且预计还会发生更大的变化（Iglehart，2013）。

作为领导者，你必须引人注目，并与监管机构建立关系，包括护理委员会成员、立法者和其他对医疗有影响的公民领袖。关于执业范围，立法者往往受到专业组织的严重影响，如国家医学协会。成为州护士协会的积极成员，并提供证据支持扩大高级实践注册护士的作用，以便改善患者就医，降低医疗卫生成本。作为变革型领导者，成为整个专业团体中不可或缺的一员至关重要。在立法改革中，人际关系往往比写作上乘、理由充分的提案更能发挥作用。

虽然工会可能不被认为是监管组织，但它们可以对组织内的法规和实践产生相当大的影响。2019 年，工会代表了美国 10.5％的工人，2019 年，工会代表了 20.4％的注册护士（该数据来源于 Registered Nursing.org，2019）。最著名的工会是美国护士联合会，成立于 1999 年，是全美护士协会的独立分支机构。与公共医疗卫生机构的劳动关系相关的法律，各州各不相同。作为一名领导者，你需要意识到这些规则是如何影响你与立法者、工会护士等对话的能力的。一般来说，员工有权进行集体组织和谈判、罢工、哀悼和仲裁。许多工会代表的问题不仅直接影响护士，还会直接影响护理服务（Turner，2018）。

无论监管负荷如何，都要以领导者的视角看待问题。记住，这些规章制度和程序是为了让你更好地工作而制定的。不要让自己被埋在铺天盖地的"事务"中，也不要被顺从或保证人类关怀的幻想所迷惑。记住你的愿景和目的，帮助他人促进健康和护理病患。你是组织中人性化流程和人性的守护者。

与管理委员会合作

作为领导者,与组织的管理委员会合作可能是你生活中最独特、最有价值的方面之一。董事会通常包括经过挑选的社区成员,在医疗卫生方面有的成员毫无经验,有的成员经验丰富。由于董事会负有代表社会的信托责任,人民对其财务监管方面的期望越来越高。这需要大量的指导、培训和有效服务的准备(Walton, Lake, Mullinix, Allen, & Mooney, 2015)。这通常是组织领导的工作,与董事会的主管或主席一起完成。

在你作为领导者的职业生涯中,你可能负责招聘、直接与董事会合作或在董事会任职。如果你在医院或非营利性组织工作,你可以直接与董事会合作。2014 年,美国护理学会(AAN)与包括美国退休人员协会(AARP)、美国护士协会(ANA)、Sigma Theta Tau 国际组织(Sigma Theta Tau International)和美国护士管理者组织(AONE)等 34 个组织成立战略合作伙伴关系和赞助关系,以推动到 2020 年任命 10 000 名护士进入董事会。该全国联盟将实施一项战略,旨在鼓励具有专业知识的护士加入卫生相关部门的管理委员会(行动运动,2014 年)。截至 2019 年,董事会的注册护士超过 10 000 人,注册护士填补董事会席位超过 6 000 人。

董事会是医院的管理机构。董事会的成员可以为 10～20 人,通常来自工业和商业、非营利组织、具有商业经验的临床医生领导以及社区成员。董事会成员负责制定医院的总体战略计划,安排任务,审查财务。董事会通过制定战略计划和决策来指导医院的长期目标和政策。董事会成员不参与管理;相反,作为其监督职责的一部分,董事会通过仔细监督制定愿景并评估其实施情况。董事会为首席执行官(CEO)制定职位描述,并负责招聘、解雇和监督 CEO。董事会通常根据战略计划为首席执行官设定明确的目标和期望。董事会监督员工认证过程,确保医疗专业人员得到适当的培训、许可和认证(Boardeffect, 2018)。每个董事会的情况都是独一无二的。如果你有机会为自己的顾问或管理委员会招募成员,请从战略角度考虑。考虑董事会本身的需要,尤其是组织的需要。董事会的所有成员都必须非常关心你的组织,忠诚是首要条件。如果你需要筹款,请确定哪些人会做出重大捐赠或与可能有捐赠的人有联系。准备好适应各种类型的参与。我(马歇尔)曾在一个董事会任职,该董事会的一名成员很少直接参与董事会活动,但与立法机构有着重要的联系。创造性地将这些董事会成员纳入董事会会议之外的活动、委员会附属委员会,以及组织中对整个社区信息知情的倡导者或代表。确保所有董事会成员都理解组织的使命,并讲述你的故事!

作为一名有声望的领导者，你很可能会被邀请到你所在社区的另一个机构的董事会任职。有些董事会成员会得到报酬，其他成员将提供志愿服务。如果你在董事会任职，你可以从与其他董事会成员的积极个人关系中获益，从而影响决策、资源分配和组织的战略方向（Dimatio，2015）。这引起了更广泛的关注。特别是在董事会工作中，必须考虑利益冲突的可能性。

当个人利益干扰专业或公共责任或公共利益时，就会发生利益冲突。作为一名领导者，有时候你将面临潜在的利益冲突。它可能是提供不适当的个人礼物或从专业或公共努力中获得个人利益的机会。利益冲突涉及利用职位、权力或影响力为自己或他人谋取利益，很少因实际恶意而发生。这些优势可以大也可以小，可以是个人的、政治的或经济的。利益冲突可能是实际的、可感知的或潜在的。

认识到利益冲突并不总是那么容易的。问这样一个问题很有帮助，"如果这对我有效，我会认为这是合适的吗？"或者，"如果这件事出现在报纸上，我会感到骄傲吗？"然后相信你内心的声音。与明智的导师或领导者商议。有时候，仅仅公开披露潜在的利益冲突就足够了，这样所有相关人员都会意识到你在这个问题上有一些个人参与。其他时候，你必须从这种情况中解脱出来，拒绝这个提议，或者拒绝这个机会。如果潜在冲突是重大的，甚至是模棱两可的，咨询组织内部的法律顾问可能会有所帮助。如果冲突使你无法在董事会提供服务，请放心，还会有其他机会。无论你采取什么行动，道德上的回应总是给你带来个人的平静和潜在的未来机会。在许多机构中，要求每年披露一次相关利益冲突。这些冲突可能包括教授们通常认为是为专业提供的服务。我（布鲁姆）是护理学院官方期刊《护理展望》的编辑。在这个每周耗费我10～12小时时间的角色中，我从出版商那里得到了一笔为数不多的津贴。在我的年度利益冲突（conflict of interest，COI）披露中，我分享了该角色和我的薪酬。该表格将交给大学的合规办公室审核，我被要求制定一份COI计划，该计划将防止我干预我的COI，例如，我不会参与图书馆委员会决定订购哪些期刊。

最后，请注意，有时候，作为董事会成员所做的决定不会受到其他护士的欢迎（Dimatio，2015）。作为一名董事会成员，你在那里不仅仅代表护理，而是代表整个系统的利益。这并不是说你作为一名经验丰富的护士，在患者、家庭和护理系统中工作的观点不会受到重视；答案是肯定的，但你的角色不是为护士或护理部辩护。这可能会让你陷入困境，但如果你有正确的理由支持你的决定，你晚上会睡得更好。人们尊重有道德的领导者。

关于护理领导及其作为管理委员会成员的角色资源见方框10-1。

方框 10-1　相关新媒体资源：护士领导和管理委员会

TED 演讲

Drew Dudley：《Everyday Leadership》2010（6 分钟）

Stanley McChrystal（退役将军）：Listen，learn … then lead，2011（16 分钟）

Susan Carter：“What's love got to do with it?”（6 分钟）

视频

Bob Dent. "2018 AONE Year-End Address" January 2，2019. YouTube：AONL Nurse Leaders.

Terence Mason，RN，BSN（2017）. "The reason I serve"护士委员会联盟（www.nursesonboard.org）

Transforming Health Care Through Nurse Leadership：Campaign for Action,（2015）

2019 Nurse Dcry at the Capitol. Texas Nurses Association.

www.texasnurses.org. Andrew Cates' interview

博客

Blog.modernhealthcare.com

Blog.Tedmed.com

Thehealthcareblog.com

与律师、立法者和决策者合作

护理的实践和领导与法律、政府、公共和私人支付组织以及各种其他法律实体的决策密切相关。这些团体影响着标准、实践和护理费用。

如果你担任领导，你可能会随时被卷入诉讼。大多数涉及护士主管的诉讼都与患者安全或下属向其报告的职责违反行为有关。第一次面临诉讼的领导者很快意识到他或她在学校里没有学到这些，而且，由于没有人在工作中谈论它，你可能会感到毫无准备和无助。在这种情况下，很容易想到，"我一定是唯一一个遇到这种情况的人"。这是不正确的。由于大多数诉讼问题都是谨慎、保密的，而且往往令人痛苦，因此很少有人谈论这些问题。通常情况下，这些问题与你作为护士主管的个人关系不大或根本没有关系；更确切地说，你被提到是因为你所担任的特定的领导职务。无论何种情况，此类事件的对抗性都可能是压倒性的，有时甚至是毁灭性的。

如果你发现自己处于这种情况，请立即寻求法律援助。如果有的话，首先联系组织内的法律顾问。在任何领导职位上，你都应该与你所在机构的法律总顾问（即律师）建立积极的关系。如果在案件中存在个人问题，请找你自己的律师。记住，机构顾问的首要任务是保护公司，而不是你个人。如果你被传唤作证或被要求在与你无关的案件中作证，仍然要寻求律师的帮助。你需要一个律师来帮你应对。通常，无论在证词中还是在法庭上，机构律师会帮你准备证词。当你被免职或在法庭上宣誓作证时，不要忘记以下三条简单的规则：

1. 听问题。

2. 回答问题（并且只回答问题）。

3. 然后停止说话。

还请记住，大多数法律案件似乎会持续发生。你必须找到与案件共存的生活方式。让它显露出来，在需要时关注它，并继续你作为领导者的最佳表现。与此同时，在案件展开的同时你要对案件的所有细节保密。对于任何一位领导者来说，这都是困难的，因为提起诉讼的人可能会与你的同事分享他或她的故事。这可能是其他人听到该案件的唯一来源，在某些情况下，可能会相信这一方。只要坚持下去，耐心点。如果被问及该案件，只需说明你无法提供任何信息，因为该案件正在诉讼中。

公共领域的大多数活动不会产生直接的法律影响，而是与影响公共政策有关。公共政策特指规则、行动和决策的资源，特别是来自政府机构。简单来说，政策包括关于如何将资源分配给特定目的的官方计划、规则和决策。卫生政策包括"政府和民办机构制定的规则、行动和决策——这些规则、行动和决策影响医疗服务的提供和医疗服务的实施过程"（Keepnews，2008，p.270）。

医疗卫生领域的变革型领导者必须精通与医疗政策相关的问题和活动。医疗资源、法规和决策越来越受到立法和专业政策的影响。流畅的政策使领导者有机会提供意见，主动向影响医疗机构的措施做出反馈。大量护理医生（DNP）实践计划包括关于健康政策的课程，以提高对政策问题的理解和谈判技巧，如实践范围、医疗补偿、护理模式的效果和相关问题。为了提高政策素养，护士领导几乎可以参加每一家主要医疗机构提供的政策培训计划、研究生课程或信息研究。

2019年，有两名护士在美国国会任职，更多的护士在州立法机构任职（ANA，2019）。他们中的许多人都认为，他们的护理背景为他们提供了人际交往、分析及代表选民的宣传技能。国会护理核心小组是一个由两党成员组成的小组，他们的背景有助于他们在国会就医疗卫生需求和护理专业价值发表意见。这些成员对解决专业护理问题方面特别有帮助。

在2014年的一次采访中，两名护士众议员洛伊斯·卡普斯（Lois Capps）（D-CA）和黛安·布莱克（Diane Black）（R-TN）强调了护士领袖的重要性，他们可以为国家医疗卫生政策议程提供建议和技能（Robert Wood Johnson Foundation，2014）。美国护理学院协会（AACN）每年都准备有价值的成套资料，概述与立法者会面的问题和谈话要点(AACN, 2015)。这是与你自己的州或国会立法者交谈的重要机会。

与立法者互动的要点包括:

- 为不超过 15 分钟的访问做好准备。

- 准备你的电梯演说,其中应仅包括几个强有力的要点。

- 包括支持你前提的简短数据点。

- 用有所作为的护士的故事或例子。

这些故事对为立法者准备简报的立法助理特别有帮助。其中故事中提到的许多技能和你准备与患者或家人交谈时所使用的技能相同。

要将你的实践、研究或项目转换为政策,请观察立法者和决策者最好接受哪些类型的证据,以及资助哪些类型的项目。确定组织中的人脉网络并成为它们中的一员。路易斯(Lewis)(2009, p.125)称为"影响力网络"。他们利用跨学科团队的一线护理人员的知识和实践,为决策者提供真实的故事,以及使政策需求成为现实的形象。

请随时准备好 30 秒的电梯对话。对自己练习,最多强调三个要点。准备一个内部脚本,你可以在任何情况下满怀激情地背诵它,简短、清晰和令人信服,然后观察并等待完美的机会。我(马歇尔)认识一位领导者。我(马歇尔)知道一位有影响力的领导者是要有准备的。他需要来自公司高层——公司总裁的支持来进行重大变革。没有定期访问或最佳时机,她只是准备和等待。她练习了 30 秒的方法。她注视着,等待着。最后,她在机场安检线上碰巧遇到了总统。当他问这个一般无伤大雅的问题时,"进展如何?"她准备好了。她知道她只有 30 秒左右的时间。她毫不犹豫;她没有强迫、咕哝、摸索或抱怨。她只是重复了她排练了几个星期的要点。她通过充分的准备,利用了这种情况的"运气"。总统兴致勃勃地回答。很快,她被邀请到总统办公室与大家分享她的想法,最终她的计划得到了全力支持,她成为该机构值得信赖的最高级别的专业同事。

在政治舞台上施展影响力

影响力就是力量。知识也是如此,因此在与其他领导者合作时,请利用你的知识和专长来塑造你想要讲述的故事。影响力是迫使思想、行动和结果发生变化的能力。作为一名领导者,拥有影响力是最重要和最有成就感的天赋之一。这也是任何领导人都必须谨慎、明智使用的天赋。

正如政策最终决定资源如何分配一样,政治在很大程度上是权力的分配。权力涉及决定在人们认为能为组织的使命带来最大利益的地方使用资源,而政治权力在于谁能做出决定(Gebbie, 2010)。资源可以是时间、人力或金钱。领导力包括政策和政治因素。在更大范围内，医疗卫生领导力还包括对政策和政治的有效反馈及有效影响。路易斯(2006)分析了医学力量对政策的影响史。所有医疗卫生学科都可以从医学的例子中学习如何使用关联关系，以及如何有效利用职位和个人影响力。要成为有效的领导者，你应该参与政策领域并与其他有影响力的人建立联系。来自医学研究所(2010年)的报告《护理的未来》提示我们，护理并没有最大程度地发挥其政治权力，要创造持久的变革，我们必须学会这样最大限度发挥护理的政治权力。除非我们运用我们的政治权力和影响力，否则仅靠教育是不够的。

众所周知，对政策的影响需要跨各种利益的协作和网络。"战略联盟"是促进跨组织协作的一种方式，致力于解决政策相关的共同问题。当代建设性联盟的一个例子是护理和美国退休人员协会(AARP)之间的联盟。在这一合作关系中，两个团体共同影响社区中与老年人健康和福祉相关的政策。当护士测试改善老年人健康的创新护理模式(Popejoy et al.，2015)时，AARP致力于传播有关创新的信息，并影响决策者思考护理体弱老年人的新方法。

那么这一切和你现在有什么关系呢？你可能正在领导、规划甚至考虑一些非凡的或创新的项目，这些项目可能会扩展到你的组织之外，从而在更大的社区中发挥作用。一开始，要想得更大一些。将政策制定者纳入你的团队。邀请当地政府官员、州议员，甚至国会代表。积极了解和参与监管举措。法规的制定通常是由于护理不善而不是促进良好工作的结果(Mason，2010)。影响变革的唯一途径是你自己参与并让决策者也直接参与到你的良好工作中来。

梅森(Mason)(2010)概述了与限制创新护理模式发展的政策相关的障碍因素。其中包括国家立场声明和限制无医师资格者执医范围的州法规(Buerhaus，2018)。其他障碍因素包括保险公司和支付方对无医师资格者的补偿限制。这些障碍因素进一步扩展到医疗或健康之家的定义和认证。在许多情况下，此类限制对于医疗质量不是必需的，并且可能会干扰就医。梅森(2010)还指出了一系列与护士相关的障碍因素，这些因素阻碍政策支持创新项目。这些因素包括"缺乏临床和财务结果数据"，将报告局限于对项目和受试者的描述，"未能认识到将研究转化为实践和政策的任务"。另一个关键障碍因素是无法将本地使用的创造性干预措施转化或"扩大"到更大的应用领域(Mason，2010)。

美国继续卷入有关国家医疗卫生政策的辩论(Auerbach，Buerhaus，& Staiger，2018)。这些问题高度集中于卷入医疗保险改革，强制医疗保险覆盖范围；医疗卫生结构和模式，例如医疗或保健之家；卫生专业人员的教育；各种卫生专业人员的实践范围和作用；以及持续存在的医疗卫生成本、可及性和质量问题。最困难的问题包括如何支持健康促进和疾病预防举措、促进创新、管理慢性病以及覆盖农村和服务不足的人群(Auerbach et al.，2013)。所有这些领域都最需要护士和卫生专业人员的创造性领导。

然而，太多护士选择退出政策讨论。由于提供的教育准备很少或根本没有提供政策培训，并且在临床环境中大量参与患者护理的护士通常不把政策参与视为优先事项。医疗卫生的需求现在要求护理领导者与其他专业领导者共同影响和实施政策。作为即将转为变革型领导者的专业临床医生，你有领导的准备和工具，有影响政策的社会责任。梅森(2010)提醒，"社会和护士本身应该对护士能够取得的成就有更高的期望，而且……护士不仅应该直接提供优质的护理服务，还应该提供'政策'方面的医疗卫生领导力。"

参与改变政策和政治的机会比比皆是。就机构和公共政策畅所欲言。作为专家，与决策者就具体问题进行沟通；通过传统媒体和新兴社交媒体在公共论坛上进行交流；并与其他医疗卫生领导者建立联系和合作伙伴关系。从新的角度创造性地思考影响政策的问题。例如，每个州土地出让机构都有一个提供有价值的公共信息的农业推广服务。如果我们有健康信息推广服务会怎样？只是想一想，政策含义是什么？最后，寻求并抓住机会在地方、州和国家各级的公司董事会、医院董事会、健康董事会和非营利组织董事会任职。如果你的专业协会是护士委员会联盟(2016)的一部分，请通过他们的办公室，让他们知道你是谁，你的经验是什么，以及你对委员会服务的兴趣。考虑在当地竞选公职，包括卫生委员会、市议会或州议会。谁知道它会把你引向何方，你又将引向何方？向公众传达你的信息。

在这些经历中，你可以借此机会向他人学习，广泛阅读，并研究伟大公众领袖的传记。加入并积极参与国家专业组织。利用一切机会广泛合作。指导、赞助并授权他人扩大你自身领导力的影响力。想想你自己在不同领域的运作：本地、全国和全球。变革型领导者认可并将提升他人的才能。他们超越了官僚主义，将所有员工提升到更高的水平。

在更大的集体中改变实践和政策

无论你是实践还是领导角色，你的工作环境都包括你所在机构以外的社区。正如个人必须从跨专业合作的角度进行领导一样，社区内的组织是相互依存的，在更大的社区视角下运作最佳。有各种刺激性的服务方式。

当继续变革型领导者之旅时，你将有机会与各种社区机构合作，包括非营利组织。在这个交叉合作、伙伴关系和合并的时代，为了所有人的利益而表现出与他人合作的真正兴趣本身就是一门艺术。作为受人尊敬的社区领导者，你可能会被邀请到非营利组织的董事会任职。了解非营利组织的一般特征很重要。尽管医院通常被认为是非营利的，尤其是那些与学术健康中心相关的医院，但我们这里讨论的是非营利社区机构。

大多数非营利组织都有特定的使命。"他们在特定事业的旗帜下联合起来"（Rangan，2004，p.112)，例如，无家可归或其他服务不足的人群。非营利组织特别受使命驱动。兰根（Rangan)（2004，p.114)解释说："毕竟，使命是激励创始人创建组织的动力，它吸引董事会成员、员工、捐助者和志愿者参与其中。更重要的是，创始人经常刻意使他们最初的愿景是得到下一代领导人的拥护。"非营利组织通常严重依赖私人捐款和赠款奠定的财务基础。因此，非营利组织与其所在社区紧密相连，董事会成员的贡献通常集中在帮助确保捐助者的安全上。

如果你在非营利组织或任何其他社区机构工作，那么你在战略规划和成果评估方面的经验会特别有用。尽管大多数非营利组织的使命感都很强，但他们在将使命陈述转化为运营使命和战略过程方面的能力却相对较弱。因为它们通常以单一任务为中心，所以几乎不需要确定特定项目的集成。作战任务可以对"崇高"的鼓舞人心的任务进行定量测量和评估。然后，可以实施具体的目标和战略。作为医疗卫生领域的领导者，这当然是一个你可以运用自己技能的领域（国家非营利委员会，2019 年）。

反思性问题

1. 你是否曾经就自己擅长并且其他人想更多了解的话题写过观点论文？如果没有，请开始写，并将其发送到当地的报纸。

2. 你知道你们州议员的名字吗？美国国会议员呢？这些名字很容易在你的专业组织或美国护士协会（ANA）的网站上查找到。把你的评论发给他们！

3. 在你的职业协会、地方分会或州护士协会中竞选一个委员会。然后努力进入那个组织的董事会。你将学到很多东西，认识其他护理领导者，并有机会改变其他护士的生活。

影响力的准备

这本书的内容主要针对计划开启领导者生涯的专业临床医生。当你考虑自己的影响力准备时，请考虑终端学位以外的高级领导力准备。护理学国际名誉学会（2019 年）和美国护士领导者组织（注意，2019 年，AONE 更名）均提供领导力培训，从短期会议到为期 18 个月的领导力专科院校。如今，大多数医疗卫生系统都非常关注弹性员工，关注如何长期留住他们，关注如何提升他们的职业生涯，以及如何建立你可以利用的领导力项目。利用这一机会参与更大的领域，在那里你可以与所有学科的领导者进行互动。承诺永不停止学习或成长。

　　一些正式的领导力发展计划旨在帮助你在现有准备和经验的基础上提升影响力。这里简要介绍了一些示例。沃顿护理领导者计划（沃顿商学院高管教育，2019年）针对的是准备担任医疗机构或院长职位的高级护理领导者。该计划解决了医疗卫生、战略规划、资源管理、决策和团队建设中领导力的复杂性。哈佛商学院（2015年）提供了几项领导力发展的短期和长期项目，包括管理医疗卫生服务和高等教育的项目。

　　如果你渴望成为高等教育领域的领导者，AACN（2019年）和美国教育委员会（2019年）将提供许多课程和奖学金。高等教育资源服务（2019年）专门为有志成为高等教育领导者的女性提供短期居留计划。创新领导力中心（2019年）还为担任管理职位的女性和少数民族成员提供了一系列计划。其他几项旨在促进特定领域领导力发展的创造性项目提供课程、咨询或信息。例如，罗伯特·伍德·约翰逊基金会与凯洛格基金会联合，以支持国家医疗卫生领导中心（2019），它创建了卓越领导力网络，作为医疗系统分享领导力发展最佳实践的平台。许多声誉卓著的大学商学院都提供高管培养课程，查询并参与你所在机构可能提供的课程。与其他领导者进行简单的搜索和交谈会产生各种各样的计划和机会。这类计划的成本差异很大，从1 000美元到10 000美元。选择最好的，并在你的组织中说明他们在你作为领导者的准备和人际关系方面的投资回报。为你的准备工作进行谈判本身就很有指导意义，可以提高你的技巧，以便就与你作为领导者的更大管理职责相关的想法、项目和变化进行谈判。

　　出于同样的原因，作为领导者，创造力也是管理工作的重要组成部分。"向前传递"包括他人的发展，以及为你所在机构内的人创建学习型组织（方框10-2）。在正式的领导力发展计划中为员工提供支持不仅有助于个人，而且在支持组织的进步和卓越方面也很有影响力，它还可以吸引有用的人际网络参与到你的工作中。你的影响力对下一代领导者也至关重要。从创造力的角度来看，明智的影响包括各级的继任计划。在领导力规划方面，医疗卫生一直落后于其他行业（Carriere, Muise, Cummings, & Newburn-Cook, 2009; Titzer, Phillips, Tooley, Hall, & Shirey, 2013）。整个护理组织的职位继任计划要求花费时间识别潜在的领导者，并为他们提供组织外的发展机会，对他们的绩效进行反馈，并定期评估他们的学习情况。

方框 10-2　行动中的领导力：培养新兴领导者

　　作为一名护士长，有义务为健康中心的医学、药学、护理和社会工作的新兴领导者制定一项领导力计划。你需要向系统执行领导团队提交你的提案，该团队包括首席执行官（CEO）、首席营销官（CMO）、首席谈判官（CNO）、人力资源副总裁和首席财务官（CFO）。制作 PowerPoint，包括 15 张幻灯片，强调以下几点：

- 该计划的必要性
- 学习课程以外所需的时长和频率
- 主题和学习活动
- 时间表
- 组织成本，包括远离患者护理活动的直接和间接时间
- 预期投资回报率（ROI）
- 评价战略
- 你认为有助于证明利用组织资源培养下一代领导人的其他内容。

资料来源：Hagemann，B.：Creating a leadership development program，1 hour. Lynda.com（这个非常有用的资源可以通过大多数大学网站访问）

引领转型

了解领导力中的各种影响力是很重要的。在你的医疗卫生机构内，主要目标是支持那些为机构服务的人员或人群提供直接护理的人。在这个级别上，护士经理、主管和管理人员现在都有预算，他们必须监控并控制预算。他们就资源分配和管理做出决策。在州、地区或国家服务的更高层面，你有权影响法规、政策和资源。在这一层面，你和你的护士同事有义务就如何分配资金以及提供哪些服务做出决策。在国际层面，你有影响力为各国的医疗卫生政策提出建议。

在世界各地，提升你影响力的机会比比皆是。不要限制自己。在国际层面，你可以影响全球改善医疗卫生的政策。全球议题要求领导层解决全球医疗卫生专业人员（尤其是护士）紧缺的问题，以及国际灾难和人道主义服务的其他重要问题（Negus，Brown，& Konoske，2010）。了解并参与国际组织。国际护士理事会（ICN）是一个由来自130个国家或地区的国家护理组织组成的联合会，代表着全世界超过1 300万名护士。国际护士理事会目前的举措包括在全球范围内宣传护士的贡献和形象，倡导所有护士发展护理专业，并对健康、社会、教育和经济政策建言献策（ICN，2020）。全球化思考：你将如何参与其中？作为一名美国护士，你可以为该领域带来哪些知识、技能和见解？关于医疗卫生领导力，你可以从国际同事那里学到什么？

国际或全球影响力可以采取全球层面的参与形式，如国际护士理事会（ICN）或世界卫生组织（WHO），或通过更为本地化的国外伙伴关系视角，与国际伙伴就具体问题进行合作，例如在发展中国家进行直接护理的护士能力建设，或参与众多国际护理任务中的一项任务。与另一个国家的伙伴合作具有挑战性，但非常值得。它打开了你的视野，让你对旧问题有新的看法。你可以深入了解文化的影响。你会学到新的时间观。你会发现不同的优先事项。当发展中国家的合作伙伴需求可能像水卫生

一样基本时,你将发现不同的资源。你可以分享不同技术的成果(Riner & Broome,2014)。世卫组织最近宣布 2020 年为"护士和助产士年",以肯定、认可和庆祝护士对世界各地人民健康所做出的贡献。在你的组织中也想办法庆祝下!

你已经准备并培养了变革型领导者的特征和习惯。你能够在广泛的环境中发挥领导作用,并且你了解文化的力量。你接受挑战。你了解保持传统和勇于创新的时机。你构建和培养团队。你懂经济和金融。你已经准备好成为世界所需要的领导者。

如果你诚实并说实话,作为变革型领导者,你将产生最大的积极影响。真实性意味着你了解并理解自己。你意识到你对他人产生的影响和你受到的来自他人对你的影响。你可以从另一个角度看问题。你了解自己的价值观和优势,也可以认可他人的价值观和优势。你对工作环境很敏感,你"自信、充满希望、乐观、有弹性,并且具有高尚的品格"(Avolio,Gardner,Walumbwa,Luthans,& May,2004,p.804)。人们可以相信你并依靠你,他们希望与你合作,为你服务。活出你的价值。

如果你觉得自己不是所描述的人,你可以通过每天练习成为那样的人。在一天结束时反思你的进步,找出每天最好的部分。你将临床实践经验的可信度作为治愈环境带到你创造的快乐场所。

参考文献

Aktan,N. M. (2016,August). Transforming nursing practice: The patient-centered medical home. American Nurse Today,11(8). Retrieved from https://www. american nursetoday. com/transforming-nursing-practice-patient-centered-medical-home/

Albarqouni,L.,Glasziou,P.,& Hoffmann,T. (2018). Completeness of the reporting of evidence-based practice educational interventions: A review. Medical Education,52(2),161–170. doi: 10.1111/medu.13410

American Association of Colleges of Nursing. (2015). From patient advocacy to political activism: AACN's guide to understanding policy and politics. Washington,DC: Author. Retrieved from https://docplayer.net/3712922-From-patient-advocacy-to-politicalactivism-aacn-s-guide-to-understanding-healthcare-policy-and-politics.html

American Association of Colleges of Nursing. (2019). About AACN. Retrieved from https://www.aacnnursing.org/

American Association of Nurse Practitioners. (2019). State practice environment. Retrieved from https://www.aanp.org/advocacy/state/state-practice-environment

American Council on Education. (2019). ACE fellowship program. Retrieved from https://www.acenet.edu/leadership/Pages/default.aspx

American Nurses Association. (2019). Nurses serving in Congress. Retrieved from https://www.nursingworld.org/practice-policy/advocacy/federal/nurses-serving-in-congress/

Auerbach, D., Buerhaus, P., & Staiger, D. (2018). How fast will the RN workforce grow through 2030? Projections in 9 regions of the country. Nursing Outlook, 65(1), 116 - 122. doi: 10.1016/j. outlook.2016.07.004

Auerbach, D., Chen, P., Friedberg, M., Reid, R., Lau, C., Buerhaus, P., & Mehrotra, A. (2013). Nurse-managed health centers and patient-centered medical homes could mitigate expected primary care physician shortage. Health Affairs, 32(11), 1933 - 1941. doi: 10.1377/hlthaff.2013.0596

Avolio, B. J., Gardner, W. L., Walumbwa, F. O., Luthans, F., & May, D. R. (2004). Unlocking the mask: A look at the process by which authentic leaders impact follower attitudes and behaviors. Leadership Quarterly, 15, 801 - 823. doi: 10.1016/j.leaqua.2004.09.003

Boardeffect. (2018). The roles and responsibilities of a Board of Directors for a College or University. Retrieved from www. boardeffect. com/blog/roles-responsibilitiesboard-directors-hospital

Bodenheimer, T. (2011). Lessons from the trenches: A high-functioning primary care clinic. New England Journal of Medicine, 365, 5 - 8. Retrieved from http://www. nejm. org/doi/full/10.1056/NEJMp1104942♯t=article

Bodenheimer, T., & Mason, D. (2016). Registered nurses: Partners in transforming primary care. New York: Josiah Macy Foundation. Retrieved from https://macyfoundation. org/publications/registered-nurses-partners-in-transforming-primary-care

Buerhaus, P. (2018). Nurse practitioners: A solution to America's primary care crisis. Washington, DC: American Enterprise Institute.

Burnes-Bolton, L. (2018). Reflections of sage nurse leaders. Nurse Leader, 16(4), 206 - 208. doi: 10.1016/j.mnl.2018.05.004

Campaign for Action. (2014). Leveraging nursing leadership. Retrieved from http://campaignforaction.org/campaign-progress/leveraging-nursing-leadership

Campaign for Action. (2019, July). State practice environment for nurse practitioners. Retrieved from https://campaignforaction.org/resource/state-practice-environment-nurse-practitioners/

Carriere, B. K., Muise, M., Cummings, G., & Newburn-Cook, C. (2009). Healthcare succession planning: An integrative review. Journal of Nursing Administration, 39(12), 548 - 555. doi: 10.1097/NNA.0b013e3181c18010

Cassell, C. K., & Guest, J. A. (2012). Choosing wisely: Helping physicians and patients make smart decisions about their care. Journal of the American Medical Association, 307(17), 1801 - 1802. doi: 10.1001/jama.2012.476

Center for Creative Leadership. (2019). Business school. Retrieved from https://www. iedp. com/providers/ccl-center-for-creative-leadership-ccl/

Chou, S. Y. (2012). Millennials in the workplace: A conceptual analysis of millennials' leadership and followership styles. International Journal of Human Resource Studies, 2(2), 71 - 83. doi: 10.5296/ijhrs. v2i2.1568

Corso, K. A., & Gage, D. (2016). Nurses and psychologists advancing the patientcentered medical home model. Nursing Administration Quarterly, 40 (3), 192 - 201. doi: 10. 1097/NAQ. 0000000000000176

DeGroot, H., & McIntosh, L. (2018). Evaluating care delivery models in nursing: Essential considerations. Voice of Nursing Leadership, 16(6), 10 - 12.

Dimattio, M. K. (2015). A view from the hospital boardroom. Nursing Outlook, 63, 533 – 536. doi: 10.1016/j.outlook.2015.07.002

Dugan, J. P., Bohle, C. W., Woelker, L. R., & Cooney, M. A. (2014). The role of social perspective-taking in developing students' leadership capacities. Journal of Student Affairs Research and Practice, 51(1), 1 – 15. doi: 10.1515/jsarp – 2014 – 0001

Dy, S., Major-Joynes, B., Pegues, D., & Bradway, C. (2016). A nurse-driven protocol for removal of indwelling urinary catheters across a multi-hospital academic healthcare system. Urologic Nursing, 36(5), 243 – 249. doi: 10.7257/1053 – 816X.2016.36.5.243

Faller, M. (2018, May 10). National survey shows millennial nurses rewriting the rules. Becker's Hospital Review. Retrieved from https://www.beckershospitalreview.com/hospital-management-administration/national-survey-shows-millennial-nurses-rewriting-the-rules.html

Gebbie, K. M. (2010, January). Preparing doctoral students for health policy leadership. Paper presented at the meetings of the American Association of Colleges of Nursing, Captiva Island, FL.

Ginter, P. M., Duncan, W. J., & Swayne, L. E. (2013). The strategic management of health care organizations (7th ed.). San Francisco, CA: Jossey-Bass.

Hain, D., & Fleck, L. M. (2014). Barriers to NP practice that impact healthcare redesign. Online Journal of Issues in Nursing, 19(2), Manuscript 2. Retrieved from http://www.nursingworld.org/MainMenuCategories/ANAMarketplace/ANAPeriodicals/OJIN/TableofContents/Vol – 19 – 2014/No2-May – 2014/Barriers-to-NP-Practice.html

Harvard Business School. (2015). Executive education: Managing healthcare delivery. Retrieved from http://www.exed.hbs.edu/programs/mhcd/

Higher Education Resource Services. (2019). HERS Institute: Higher education leadership development program. Retrieved from https://www.hersnetwork.org/programs/hers-institute/

Iglehart, J. K. (2013). Expanding the role of advanced nurse practitioner—risks and rewards. New England Journal of Medicine, 368(20), 1935 – 1941. doi: 10.1056/NEJMhpr1301084

Institute of Medicine. (2010). The future of nursing. Washington, DC: National Academies Press.

International Council of Nurses. (2020). ICN mission, vision and strategic plan. Retrieved from https://www.icn.ch/who-we-are/icn-mission-vision-and-strategic-plan

Ireland, A. M. (2016). Leading change: Implementation of a new care coordination model. Oncology Nursing Forum, 43(3), 278 – 280. doi: 10.1188/16.ONF.278 – 280

Keepnews, D. M. (2008). Health policy. In H. R. Feldman et al. (Eds.), Nursing leadership: A concise encyclopedia (pp.269 – 273). New York, NY: Springer Publishing Company.

Keepnews, D. M., Brewer, C. S., Kovner, C. T., & Shin, J. H. (2010). Generational differences among newly licensed registered nurses. Nursing Outlook, 58(3), 155 – 163. doi: 10.1016/j.outlook.2009.11.001

Kellerman, R., & Kirk, L. (2007). Principles of the patient-centered medical home. American Family Physician, 76(6), 774 – 776.

Lambrinou, E., Kalogirou, F., Lamnisos, D., & Sourtzi, P. (2012). Effectiveness of heart failure management programmes with nurse-led discharge planning in reducing re-admissions: A systematic review and meta-analysis. International Journal of Nursing Studies, 49(5), 610 – 624. doi: 10.1016/j.ijnurstu.2011.11.002

Lewis, J. M. (2006). Being around and knowing the players: Networks of influence in health policy.

Social Science & Medicine, 62(9), 2125 - 2136. doi: 10.1016/j. socscimed.2005.10.004

Lewis, J. M. (2009). Understanding policy influence and the public health agenda. New South Wales Public Health Bulletin, 20(7/8), 125 - 129. doi: 10.1071/NB08063

Malleo, C. (2019, January 12). Each generation brings strengths, knowledge to nursing field: A nurse's journal. Everything Cleveland. Retrieved from https://www. cleveland. com/healthfit/ 2010/02/each_generation_brings_strengt.html

Mason, D. (2010, January 28). Nursing's visibility in the national health care reform agenda. Paper presented at the meetings of the American Association of Colleges of Nursing Doctoral Education Conference, Captiva Island, FL.

Melnyk, B. M., Gallagher-Ford, L., Long, L. E., & Fineout-Overholt, E. (2014). The establishment of evidence-based practice competencies for practicing registered nurses and advanced practice nurses in real-world clinical settings: Proficiencies to improve healthcare quality, reliability, patient outcomes, and costs. Worldviews on Evidence-Based Nursing, 11(1), 5 - 15. doi: 10.1111/wvn.12021

National Center for Healthcare Leadership. (2019). Leadership excellence networks. Retrieved from http://www.nchl.org/static.asp? path=2854

National Council of Nonprofit Boards. (2019). Conflicts of interest. Retrieved from https://www. councilofnonprofits.org/tools-resources/conflicts-of-interest

Negus, T. L., Brown, C. J., & Konoske, P. (2010). Determining medical staffing requirements for humanitarian assistance missions. Military Medicine, 175(1), 1 - 6. doi: 10.7205/milmed-d - 09 - 00051

Nurses on Boards Coalition. (2016). Retrieved from https://www.nursesonboard scoalition.org/

Oliver, G. M., Pennington, L., Revelle, S., & Rantz, M. (2014). Impact of nurse practitioners on health outcomes of Medicare and Medicaid patients. Nursing Outlook, 62(6), 440 - 447. doi: 10. 1016/j. outlook.2014.07.004

Popejoy, L. L., Stetzer, F., Hicks, L., Rantz, M. J., Galambos, C., Popsecu, M., ... Marek, K. D. (2015). Comparing aging in place to home health care: Impact of nurse care coordination on utilization and costs. Nursing Economics, 33(6), 306 - 313.

Porter, M. E., & Lee, T. H. (2013, October). The strategy that will fix health care. Harvard Business Review. Retrieved from https://hbr.org/2013/10/the-strategy-that-will-fix-health-care

Rangan, V. K. (2004). Lofty missions, down-to-earth plans. Harvard Business Review, 82(3), 112 - 119.

RegisteredNursing. org. (2019). Do unions benefit or harm healthcare and nursing industries? Retrieved from https://www.registerednursing.org/do-unions-benefit-harm-healthcare-nursing/

Riner, M. E., & Broome, M. E. (2014). Sustainability of international nursing programs. In M. Upvall & J. Leffers (Eds.), Global health nursing: Building and sustaining partnerships (pp.285 - 300). New York, NY: Springer Publishing Company.

Robert Wood Johnson Foundation. (2014). Two nurses serving in Congress discuss nurse leadership. Retrieved from https://www.rwjf.org/en/blog/2014/05/two_nurses _servingi.html

Robert Wood Johnson Foundation. (2016). How price transparency can control the cost of health care. Retrieved from https://www. rwjf. org/en/library/research/2016/03/how-price-transparency-controls-health-care-cost.html

Schur, C., & Sutton, J. (2017). Physicians in Medicare ACOs offer mixed views of model for health care cost and quality. Health Affairs, 36(4), 649 - 657. doi: 10.1377/hlthaff.2016.1427

Sigma Theta Tau International. (2019). New Academic leadership academy. Retrieved from https://www.sigmanursing.org/learn-grow/sigma-academies/new-academic-leadership-academy

Steinbrook, R. (2009). Easing the shortage in adult primary care: Is it all about money? New England Journal of Medicine, 360(26), 2696 - 2699. doi: 10.1056/NEJMp0903460

Stewart, J. S., Oliver, G. E., Craves, K. S., & Oishi, S. (2017). Managing millennials: Embracing generational differences. Business Horizons, 60(1), 45 - 54. doi: 10.1016/j.bushor.2016.08.011

Titzer, J., Phillips, T., Tooley, S., Hall, N., & Shirey, M. (2013). Nurse manager succession planning: Synthesis of the evidence. Journal of Nursing Management, 21(7), 971 - 979. doi: 10.1111/jonm.12179

Turner, J. (2018, October 29). Nurse legal rights in the workplace. Minority Nurse. Retrieved from https://minoritynurse.com/nurse-legal-rights-in-the-workplace/

Walton, A., Lake, D., Mullinex, C., Allen, D., & Mooney, K. (2015). Enabling nurses to lead change: The orientation experiences of nurses to boards. Nursing Outlook, 63(2), 110 - 116. doi: 10.1016/j.outlook.2014.12.015

Washington, A. E., Coye, M. J., & Boulware, L. E. (2016). Academic health systems' third curve: Population health improvement. Journal of the American Medical Association, 315(5), 459 - 460. doi: 10.1001/jama.2015.18550

Wharton Executive Education. (2019). Wharton nursing leaders program. Retrieved from https://executiveeducation.wharton.upenn.edu/for-individuals/all-programs/whar ton-nursing-leaders-program/